下肢静脈瘤
血管内焼灼術
レーザーおよび高周波焼灼術

お茶の水血管外科クリニック院長
広川雅之 著

第2版 序文

　2011年7月に初版『下肢静脈瘤血管内レーザー治療』を出版してから，4年半が経過しました．そもそも本書は，私の恩師である小越章平先生の名著『イラスト外科セミナー』をオマージュして，できるだけ平易な言葉でイラストを多用した今までにない専門書にしようとの思いで執筆しました．

　小越先生に初版はご覧頂くことができましたが，その後2013年にお亡くなりになられたため，この改題改訂第2版をご覧頂くことができずとても残念です．

　初版出版時は，血管内レーザー治療の保険収載に合わせて私たちの9年間の経験と基本的なテクニックを知って頂くことが目的でした．その後は，技術の進歩に従って5年ぐらいを目処に本書の改訂が必要だと考えていました．しかし，2011年に980nmレーザーが保険収載されると，わが国における下肢静脈瘤の治療は私たちの予想を超えたスピードで大きく変貌しました．あっという間に血管内焼灼術はストリッピング手術の件数を凌駕し，2014年には新たに1,470nmレーザーと高周波焼灼術が認可され，現時点で4機種の血管内焼灼術が保険認可されています．この急激な変化の中で本書は予想よりも多くの先生方のご支持を頂き，また，種々の血管内治療が登場してきたことから，今回，5年を待たずに改訂することとなりました．

　第2版ではタイトルを『下肢静脈瘤血管内レーザー治療』から『下肢静脈瘤血管内焼灼術』に変更し，新たに高周波焼灼術の歴史，メカニズムおよび治療の実際とstab avulsion法による瘤切除を書き加えて増補改訂しました．さらに，本書の特徴である実際の臨床ですぐに役に立つような実践的な内容となるようにすべてを見直しました．

　本書が，新たに血管内焼灼術を始める先生方だけではなく，既に血管内焼灼術を行っている先生方にも手元に置いて頂き，日常診療の一助となれば幸いです．

2016年1月
広川雅之

第1版 序文

　下肢静脈瘤に対する血管内レーザー治療が2011年1月に保険収載されました。これはただ単に1つの術式が保険適用となったというだけでなく，下肢静脈瘤の診療全体が大きく変わるきっかけになると考えられます。

　下肢静脈瘤の治療はこの10年間に高位結紮術からストリッピング手術への回帰，フォーム硬化療法の導入，超音波検査による診断と様々な変革が起こっています。しかし，これらの治療が広く一般的に行われているかというとそうでもなく，まだ一部の専門施設でのみ行われているのが現状です。ところが血管内レーザー治療が全国的に普及すれば，従来の静脈撮影による診断と入院によるストリッピング手術から，超音波検査による診断と日帰りの血管内レーザー治療へと，下肢静脈瘤の治療が一気に180度転換するでしょう。患者さんにとっても福音であり，今まで治療をあきらめていた人が治療へ踏み切るきっかけとなると思われます。

　本法が2002年に日本で開始されてから，保険収載されるまでに約9年もの歳月がかかっており，世界的にみても10年以上の遅れをとっています。しかし，この遅れは決して無駄ではなく，その間にレーザー治療のいろいろな問題点とその解決法が明らかになっています。したがって，私たちはゼロからのスタートではなく，既にある程度完成されたテクニックを基本にしてレーザー治療を開始できるのです。

　本書では私達の経験をふまえてレーザー治療の基本的なテクニックを述べていますが，これはあくまでも現時点でのベストであり，5年後10年後にはもっと別の新しいテクニックが開発されていることでしょう。読者が本書の内容をただ単に踏襲するのではなく，本書を出発点として自分なりの方法を考え，実践されること切望します。

　レーザー治療が保険収載され全国に普及しようとしている今こそ，私達の過去9年間の経験を広く知って頂く必要があると考え，本書を執筆いたしました。本書が新たにレーザー治療を始めようとする医師にとって，レーザー治療の基本的な知識と手技を習得し，安全に治療を行うために役立つことを期待しています。

2011年6月

広川雅之

献　辞

本書を，静脈学を愛し情熱を傾けた故・清水康廣先生と故・玉井 諭先生に捧げます。

略語一覧

本書では紙面を煩雑にしないよう，また読みやすくするために，出てくる頻度の高い用語を（一部を除き）略語を用いて記載しています。

ASV（accessory saphenous vein）　副伏在静脈
DVT（deep vein thrombosis）　深部静脈血栓症
EVLA（endovenous laser ablation）　血管内レーザー焼灼術
FV（femoral vein）　大腿静脈
GSV（great saphenous vein）　大伏在静脈
HL（high ligation）　高位結紮術
PFA（profunda femoris artery）　大腿深動脈
PPV（popliteal vein）　膝窩静脈
RFA（radiofrequency ablation）　高周波焼灼術
RFカテーテル（radiofrequency catheter）　高周波カテーテル
RFジェネレーター（radiofrequency generator）　高周波発生装置
SEV（superficial epigastric vein）　浅腹壁静脈
SFA（superficial femoral artery）　浅大腿動脈
SFJ（sapheno-femoral junction）　大伏在静脈－大腿静脈接合部
SPJ（sapheno-popliteal junction）　小伏在静脈－膝窩静脈接合部
SSV（small saphenous vein）　小伏在静脈
ST（stripping）　ストリッピング

01 血管内焼灼術の歴史
02 血管内焼灼術の基礎
03 静脈瘤はエコーで診断！
04 血管内焼灼術の適応
05 血管内焼灼術のテクニック
06 合併症とその対策
07 EVLAの実際
08 RFAの実際
09 この症例をどうする？
10 分枝静脈瘤はどうするの？
11 トラブルシューティング

参考資料

目次

contents

01 血管内焼灼術の歴史

1. 血管内焼灼術は古代ローマ時代から？ ── 2
2. 近代の血管内焼灼術 ── 2
3. 日本における血管内焼灼術 ── 5
4. 科学研究費にみる血管内焼灼術 ── 7
5. EVLT™？ EVLA？ ── 7
6. 保険収載への道 ── 8
7. ガイドライン策定，実施医，専門医制定 ── 9
8. ストリッピングから血管内焼灼術へ ── 10

02 血管内焼灼術の基礎

1. レーザーについて ── 14
   1) レーザーとは？ ── 14
   2) レーザーの生体に対する反応 ── 14
   3) 波長 ── 14
   4) 出力 ── 15
   5) 発振形式 ── 15
   6) 光ファイバー ── 16
2. レーザーによる焼灼メカニズム ── 16
   1) 血管内でのレーザー照射 ── 16
   2) steam bubble theory ── 16
   3) 現在考えられている焼灼メカニズム ── 17
3. レーザーの波長とEVLA ── 18
   1) 吸収係数（μ_a）と光侵達度（δ_p） ── 18
   2) 水特異性波長とヘモグロビン特異性波長 ── 19
   3) 全周照射型ファイバー（radial fiberとradial 2ring fiber） ── 21
   4) 波長とEVLAの治療成績 ── 22
4. RFAの焼灼メカニズム ── 25
   1) 高周波とは？ ──電波と電流 ── 26

  2）高周波電流の特徴と臨床応用 — 26
  3）ClosurePLUS™とClosureFAST™カテーテル — 27
  4）RFAの治療成績 — 29

03 静脈瘤はエコーで診断！

1. **静脈エコー検査の基礎** — 34
 1）エコー装置 — 34
 2）プローブの持ち方 — 35
 3）ドプラ法による弁不全の評価 — 35
 4）ミルキング法による逆流の誘導 — 36
 5）パルスドプラ検査の実際 — 37
 6）カラードプラ検査の実際 — 38
 7）筋膜と伏在静脈 — 40
2. **血管内焼灼術のためのエコー検査** — 41
 1）血管内焼灼術の適応となる静脈 — 41
 2）静脈径の計測 — 44
 3）静脈の性状 — 46
 4）逆流源はどこか？ — 47
 5）深部静脈血栓症の有無 — 48
 6）エコーによる神経の描出 — 49

04 血管内焼灼術の適応

1. **血管内焼灼術の適応と除外基準** — 52
2. **ガイドラインの適応決定の経緯** — 54
3. **血管内焼灼術だから適応！** — 55
4. **血管内焼灼術だから適応外！** — 55
 1）静脈径 — 56
 2）SFJおよびSPJの形態 — 57
 3）瘤状変化 — 58
 4）焼灼静脈長が短い症例 — 59
5. **注意すべき薬剤** — 60
 1）血栓形成傾向がある薬剤 — 60
 2）出血を助長する薬剤 — 61
 3）易感染性を起こす薬剤 — 62
 4）リドカイン代謝阻害薬 — 62
6. **注意すべき併存疾患** — 62
 1）疾患そのものに注意が必要な場合 — 62
 2）疾患の治療に用いられる薬剤に注意が必要な場合 — 63
7. **勘違いしないで！** — 64

05 血管内焼灼術のテクニック

1. 準備が大切 — 66
- 1) 血管内焼灼術は手術室でやる？ 処置室でやる？ — 66
- 2) 機器の配置 — 66
- 3) 手術台 — 67
- 4) 照明は大切！ — 67

2. 術前マーキング — 68
- 1) 術前マーキングはどうやるの？ — 68
- 2) 何をマーキングするの？ — 69

3. エコー下穿刺による静脈アクセス — 70
- 1) 静脈アクセスの種類 — 70
- 2) なぜエコー下穿刺か？ — 71
- 3) エコー装置 — 71
- 4) 穿刺部位の選択 — 72
- 5) 長軸法か？ 短軸法か？ それが問題だ！ — 73
- 6) エコー下穿刺の実際――(1) 準備 — 74
- 7) エコー下穿刺の実際――(2) 皮膚の穿刺 — 75
- 8) エコー下穿刺の実際――(3) 静脈壁の穿刺 — 76
- 9) エコー下穿刺の実際――(4) 血液逆流の確認 — 77
- 10) エコー下穿刺成功のコツ――(1) 穿刺する静脈の状態 — 78
- 11) エコー下穿刺成功のコツ――(2) プローブのグリップ — 79
- 12) エコー下穿刺成功のコツ――(3) 穿刺針の刺入方向 — 80

4. tumescent local anesthesia (TLA麻酔) — 82
- 1) 血管内焼灼術の麻酔 — 82
- 2) TLA麻酔とは — 82
- 3) TLA麻酔の組成 — 83
- 4) TLA麻酔の作製方法 — 84
- 5) 特殊な症例に対するTLA麻酔 — 85

5. TLA麻酔の実際 — 86
- 1) saphenous compartmentとは？ — 86
- 2) エコー下TLA麻酔 — 86
- 3) 逆向きTLA麻酔 — 89
- 4) SFJ周囲のTLA麻酔 — 89

6. 焼灼開始部位の決定――どこから焼くの？ — 91
- 1) 焼灼開始部位の決定――GSV — 91
- 2) 焼灼開始部位の決定――SSV — 92

7. レーザー焼灼のポイント — 94
- 1) レーザー照射開始時 — 94
- 2) ファイバー牽引とLEED — 96
- 3) LEEDで本当にいいの？ — 97

- 8. 高周波焼灼 ——————————————————— 98
  - 1) 高周波焼灼のポイント　98
  - 2) 温度と出力のモニター　98
  - 3) 焼灼サイクル――何回焼くの？　100
- 9. 術後はどうするの？ ——————————————— 101
  - 1) 術後圧迫療法　101
  - 2) 生活指導　102
  - 3) 術後エコー　102
  - 4) 再発とその治療　104

06 合併症とその対策

- 1. 大腿部疼痛 ——————————————————— 110
  - 1) "必ず起こる！"　110
  - 2) いつ起こる？　どんな痛み？　110
  - 3) 軽い疼痛への対処法　111
  - 4) ひどい疼痛への対処法　111
  - 5) 防ぐことはできるのか？　111
- 2. 大腿部皮下出血 —————————————————— 112
  - 1) "皮下出血＝疼痛"ではない！　112
  - 2) いつ・なぜ起こる？　112
  - 3) 対処方法　112
  - 4) 防ぐことはできるのか？　113
- 3. DVT と Endovenous heat-induced thrombus (EHIT) ——— 113
  - 1) 高位結紮をしなくて大丈夫？　113
  - 2) EHIT（イーヒット）って何？　114
  - 3) PASTE って何？　115
  - 4) EHIT (PASTE) は怖くない！　116
  - 5) 治療方針　116
  - 6) EHIT (PASTE) を防ぐには　118
- 4. 神経障害 ———————————————————— 119
  - 1) 血管内焼灼術と神経障害　119
  - 2) 小伏在静脈瘤と神経障害　119
  - 3) 偶発的神経ブロック　121
- 5. 皮膚熱傷――恐れる必要はない ——————————— 121
- 6. 動静脈瘻 ———————————————————— 122
- 7. その他の稀な合併症 ———————————————— 123
  - 付記　水疱形成　123

07 EVLAの実際

1. 大伏在静脈瘤 — 128
2. 小伏在静脈瘤 — 138

08 RFAの実際
— 144

09 この症例をどうする？

1. 大伏在静脈瘤 — 152
    1) 標準的術式とは？　症例1⇨157 — 152
    2) SFJの瘤状変化　症例2 3⇨158,159 — 152
    3) SFJの破格　症例4⇨160 — 153
    4) GSVの重複　症例5⇨161 — 153
    5) GSVが浅在化している場合　症例6⇨162 — 154
    6) GSVの分枝が大腿部で瘤となっている場合　症例7⇨163 — 154
    7) Dodd穿通枝不全が逆流源の場合　症例8⇨164 — 154
    8) 低位分枝型　症例9⇨165 — 155
    9) 高位結紮術後再発症例　症例10⇨166 — 155
    10) 血栓性静脈炎を合併している場合　症例11 12⇨167,168 — 156
    11) GSVが太い場合　症例13⇨169 — 156
2. 小伏在静脈瘤 — 170
    1) 標準的術式とは？　症例1⇨173 — 170
    2) SPJの破格　症例2⇨174 — 170
    3) PPVの重複　症例3⇨175 — 171
    4) SPJの瘤状変化　症例4⇨176 — 171
    5) SPJの強い蛇行　症例5⇨177 — 171
    6) Giacomini静脈による小伏在静脈瘤　症例6⇨178 — 172
3. その他の下肢静脈瘤 — 179
    1) 副伏在静脈瘤　症例1 2⇨181,182 — 179
    2) 大伏在と小伏在静脈瘤　症例3⇨183,184 — 179

10 分枝静脈瘤はどうするの？

1. 分枝静脈瘤はとるの？　とらないの？ — 186
2. stab avulsion法とは？ — 187
    1) stab avulsion法の歴史 — 187
    2) stab avulsion法の定義 — 188

3. マーキング — 188
4. TLA麻酔 — 189
5. 使用する器具 — 190
6. 皮膚切開 — 191
7. 静脈の吊り上げ — 193
8. 静脈の牽引 — 194
　1) 基本的な牽引方法 — 194
　2) 切開創が小さい (1〜2mm) 場合の牽引方法 — 196
　3) 切開創が大きい (3mm以上) 場合の牽引方法 — 197
9. 部位別の特徴 — 198
　1) 大腿部 — 198
　2) 膝 — 198
　3) すね — 198
　4) 足部 — 198
10. 術後処置 — 199
11. 合併症 — 200
　1) 水疱とかぶれ — 200
　2) 創部出血 — 201
　3) 神経障害 — 201
　4) その他の合併症 — 201
12. エコーガイド下stab avulsion法 — 202

11 トラブルシューティング

1. 適応編 — 206

解剖学的要因
　1) SFJに破格がある (GSVの合流形態が通常と異なる) — 206
　2) SPJに破格がある (SSVの合流形態が通常と異なる) — 206
　3) 陰部静脈瘤がある — 206
　4) GSV (SSV) に瘤状変化がある — 207
　5) Dodd穿通枝不全からの静脈瘤 — 207
　6) GSVが皮膚に近いところにある — 207
　7) 静脈が蛇行している — 208
　8) 二次性静脈瘤である (DVTの既往がある) — 208
　9) 副伏在静脈瘤がある — 209
　10) 大伏在静脈瘤および小伏在静脈瘤が両方ある — 209
　11) うっ滞性潰瘍がある — 209
　12) 血栓性静脈炎の既往がある — 210

その他のトラブル
　1) バイアスピリン®等, 抗血栓薬を内服している — 210
　2) 膠原病がある — 210
　3) 心筋梗塞の既往がある, 狭心症を合併している — 210

4) 精神疾患がある　211
　　　5) ピル，ホルモン製剤を内服している　211
　　　6) 局所麻酔薬アレルギーがある　211
　　　7) 血小板が少ない　212
　　　8) 感染症がある　212
　2. 準備編　212
　　　1) 座位がとれない手術台である　212
　　　2) 部屋が暗くできない　212
　　　3) 術中にエコー装置が壊れた！　213
　　　4) TLA麻酔のつくり方がわからない　213
　3. 治療編　213
　　穿刺
　　　1) 静脈が細くなり見つけられない　213
　　　2) エコー下穿刺がうまくできない　214
　　　3) 穿刺針から血液が逆流しない　214
　　ガイドワイヤー（RFカテーテル）・シース挿入に関するトラブル
　　　1) エコーでガイドワイヤー（RFカテーテル）がみえない　214
　　　2) ガイドワイヤー（RFカテーテル）挿入時に抵抗があり，上がらない　215
　　　3) ガイドワイヤーが抜けてしまった　216
　　　4) シースが挿入できない　216
　　　5) シースが上がらない　216
　　　6) シースにファイバーが挿入できない　217
　　TLA麻酔に関するトラブル
　　　1) TLA麻酔がsaphenous compartmentにうまく拡がらない　218
　　　2) TLA麻酔をしたらSFJ・SEVがわからない　218
　　　3) SPJの位置がわからない　218
　　レーザーおよび高周波焼灼に関するトラブル
　　　1) aiming beamが見えない　219
　　　2) レーザーが照射できない　219
　　　3) 高周波焼灼ができない　219
　　　4) 焼灼中に痛みがある，TLA麻酔が効かない　220
　　　5) 深部静脈内で焼灼を行ってしまった　220
　　　6) 静脈が閉塞していない　220
　4. 術後編　221
　　術直後のトラブル
　　　1) 手術台から立ち上がれない，歩けない　221
　　　2) しびれている　221
　　　3) 包帯から出血している　221
　　　4) 足がつった　222
　　翌日〜1週間のトラブル
　　　1) 大腿部がかぶれた，かゆみがある　222
　　　2) 大腿部に水疱ができた　222

3）皮下出血が起きた 223
4）治療翌日に痛みがある 223
5）静脈が閉塞していない 223
6）SFJ（SPJ）に浮遊する血栓がある 224
7）大腿部がつっぱる，痛みがある 224

遠隔期のトラブル

1）大腿部がしびれている 224
2）弾性ストッキングがはけない 224
3）皮膚熱傷が起きた 225
4）神経障害が起きた 225
5）再疎通が起きた 225
6）再発が起きた 226

参考資料

1. 下肢静脈瘤の治療に必要な医療機器と供給先 ── 228
2. 下肢静脈瘤診療に使用される書類 ── 234
3. 下肢静脈瘤に対する血管内焼灼術の実施基準 ── 247

索引 ── 249

Textbook of Endovenous Ablation for Varicose Veins

01 血管内焼灼術の歴史

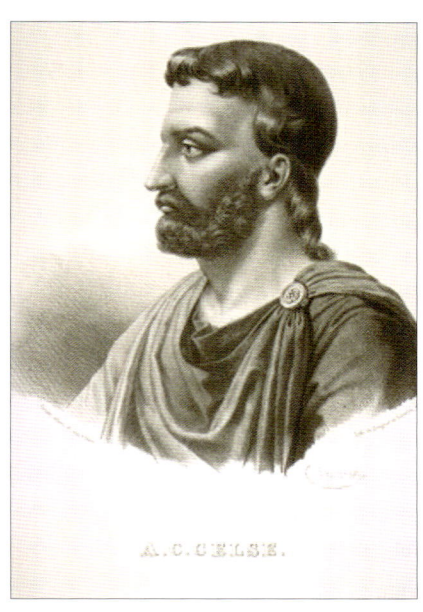

図1　Aulus Cornelius Celsus（紀元前25年〜西暦50年頃）
〔ウィキペディア（https://ja.wikipedia.org/wiki/）より引用〕

1. 血管内焼灼術は古代ローマ時代から？

▶ 下肢静脈瘤の歴史は古代エジプトまでさかのぼります。静脈瘤の記述が初めて記録上に現れたのは紀元前1550年頃に書かれたエーベルス・パピルスであり，下肢の蛇の形の拡張物（静脈とは書いていない）と記され，外科手術は避けるように記述されています。

▶ 下肢静脈瘤の治療法に関して最初に正確にそして詳細に記述したのは，古代ローマの学者（医師ではない）Aulus Cornelius Celsus（紀元前25年～西暦50年頃）（図1）です。Celsusは，彼の著書"De medicina（医学論）"（図2）において，下肢静脈瘤の治療に関して以下のように記述しています[1]。

> 第七巻31章
>
> 次は脚に移ろう。脚にできる脈瘤は，むずかしくない方法で除去される。～中略～それゆえ，害されたすべての血管は，焼灼して消失させるか，手で除去するかである。まっすぐな場合，また横行していても単純な場合，中くらいの大きさの場合は焼灼したほうがよい。曲がっている場合，何か輪のようにもつれている場合，数が多く互いに巻き込んでいる場合は切るほうが有益である。
>
> 焼灼の方法は次の通りである。皮膚は上のほうだけ切開する。血管が現れたら，薄くてなまくらにしてある鉄器を熱して適度に押しつける。切開口そのものの傷口を焼かないよう避けるが，鉤で引っ張るのが簡単である。これを，約4本指の幅の間を開けながら，脈瘤全体に行う。それから，火傷を治す薬剤を上に当てがう。

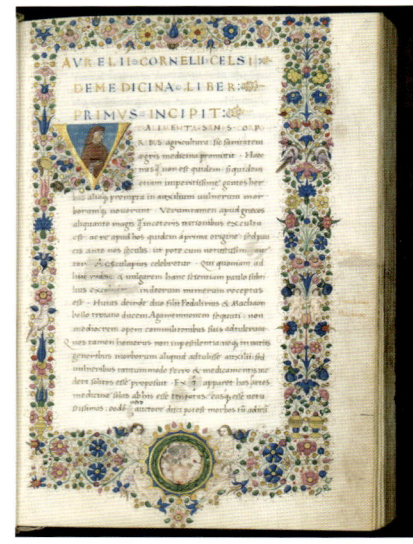

図2 De medicina（医学論）
〔World digital library（http://www.wdl.org/en/）より転載〕

▶ つまり，静脈がまっすぐな部位は熱した鉄器（英訳：a red-hot iron with a thin and blunt tip）[2]で焼灼し，分枝静脈瘤は瘤切除を行うという治療方法で，とても興味深いことに2000年前に現在の熱凝固による血管内治療と瘤切除による治療と同じ原理で治療が行われていたことがわかります。ストリッピング手術が始まるはるか以前に下肢静脈瘤の治療は血管内焼灼術から始まっていたのです。

2. 近代の血管内焼灼術

▶ 近代になって，最初に実用化された血管内焼灼術はレーザーではなく高周波（ラジオ波）焼灼術です。1854年にイタリアのGaetano

Conti[3]が"electro-puncture and cauterizations of varicose veins"と題する大伏在静脈（GSV）の電気凝固術を発表し，1959年にPolitowskiら[4]が高周波による血管内焼灼術を初めて報告しました（図3）。彼らは単極電極を静脈内に挿入して焼灼を行っていますが，皮膚熱傷，神経障害や再発が高頻度に認められています[5]。

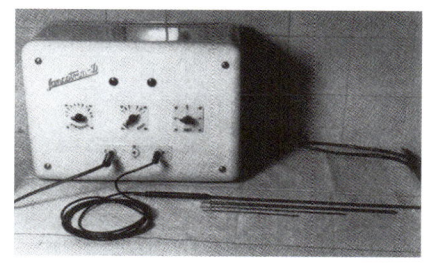

図3　Politowskiらの使用した高周波発生装置（RFジェネレーター）
（文献4より転載）

▶ 最初のレーザーによる血管内焼灼術は1989年にStrasbourgで行われたIUP World Congressでイタリアのpuglisiが報告しています[6]。しかし，彼の方法はその後発展することなく，血管内レーザー焼灼術（EVLA）が世界中に広まるのは2001年のNavarroらの報告[7]を待たなくてはなりませんでした。

▶ Navarroらの論文[7]は，1998年にスペインのBoné医師が始めたEVLAを米国のNavarro医師とMin医師が追試した治療成績を報告したもので，高位結紮をせずに経皮的に光ファイバーを挿入しエコーガイド下に治療を行うなど，TLA麻酔でなく通常の局所麻酔であったこと以外は，ほぼ現在行われているのと同じ方法でした（図4）。

▶ 2002年にはDiomed社の波長810nmレーザーシステムが初めてFDAに認可されました。しかし，初期のEVLAは術後の疼痛や皮下出血が強く，焼灼後の静脈の再疎通も頻繁に認められ，満足できる治療成績ではありませんでした。

▶ そのため，新しい波長や光ファイバーの開発が進み，各社のレーザーシステムが次々にFDAに認可されていきました。レーザーの出力や照射パターンも改善され，2008年に報告されたメタ解析では，主にClosurePLUS™カテーテルによる高周波焼灼術（RFA）に比べ術後5年の治療成功率は有意に良好でした[8]。

▶ RFAに関しては，1995年にVNUS Medical Technologies社（米国）が設立され，双極電極カテーテルによる高周波治療システ

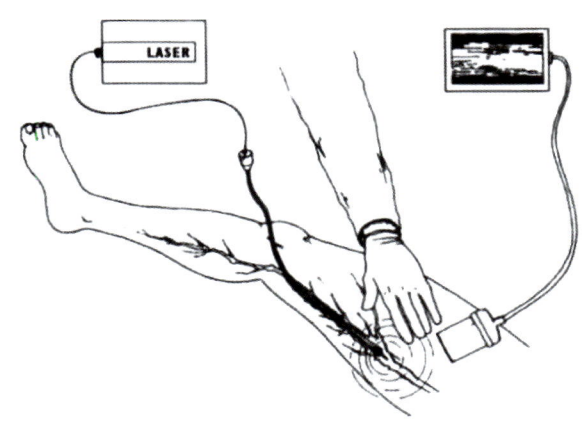
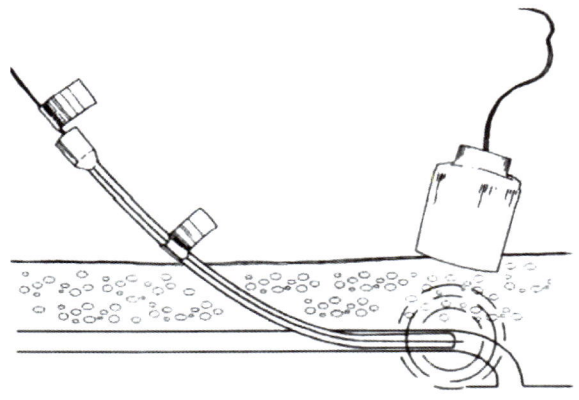

図4　Navarroらの論文におけるEVLAの図
（文献7より転載）

ムが開発されました。
- 当初は，Restoreカテーテル（図5A）を用いて，加熱によって静脈径を減少させて弁不全の修復が試みられましたが，血栓性閉塞と治療後の静脈径の拡張が多く認められました。
- そのため，静脈を焼灼・閉塞させるClosureカテーテルが開発されました。このClosureカテーテルとRFジェネレーターからなる"VNUS Closure system™"が1998年に欧州で，1999年に米国FDAに認可されました。
- その後，欧米を中心に広く普及し，2003年にはClosureカテーテルの操作ハンドルを改良したClosurePLUS™カテーテル（図5B）が，2004年には第2世代のRFジェネレーターが発売されています。
- ClosureおよびClosurePLUS™カテーテルは，双極電極で6Frと8Frの2種類の太さのものがあり，最大静脈径は12mmまで治療が可能でした。高周波電流を電極に流しながら連続的に高周波（RF）カテーテルを牽引し，温度と電気抵抗をモニターして静脈を85℃で加熱・閉塞するものでした。
- しかし，牽引速度が2～3cm/分と遅く，焼灼中に炭化が起こると電気抵抗が増加し本体がシャットダウンするため，RFカテーテルをいったん引き抜いて炭化物質を除去してから再度焼灼を行わなければなりませんでした。
- 実際の焼灼時間は20～30分程度かかり，また，術後合併症として深部静脈血栓症（DVT）や神経障害が比較的高頻度に認められました[9]。
- そのため，2006年にClosureFAST™カテーテル（図5C）が開発されました。ClosureFAST™カテーテルは先端に7cmの加熱部を持ち，120℃で6.5cmずつ焼灼を行う分節的焼灼（segmental ablation）を特徴としており，従来のRFカテーテルに比べて焼灼時間が劇的に短縮されました。現在は，ClosureFAST™カテーテルのみが販売されています。
- 2005年には不全穿通枝治療用のVNUS closureRFS™ Styletが，2015年には第3世代のRFジェネレーターが発売されています。また，VNUS Medical Technologies社は，2009年にCovidien社（米国）に買収され，そのCovidien社は2015年にMedtronic社（米国）に買収されています。

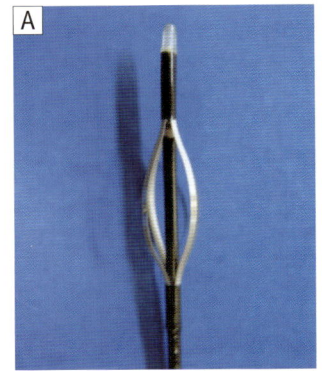

Restoreカテーテル（1995）

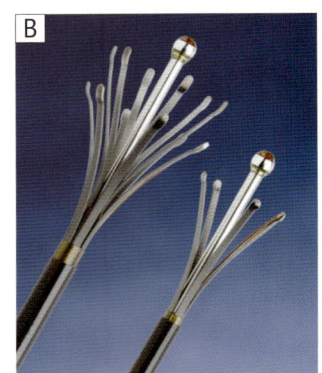

Closureカテーテル（1998），
ClosurePLUS™カテーテル（2003）

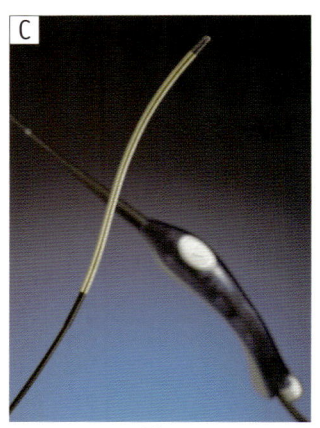

ClosureFAST™カテーテル（2006）

図5 RFAカテーテルの変遷

- その他のRFAとして，2006年にドイツのCelon社（後にオリンパス社に買収）から双極電極システムのCeleron RFITT™（図6A）が，2009年にベルギーのF Care Systems社から単極電極システムのEVRF®（Endo Venous Radio Frequency）（図6B）が発売されています。しかし，RFAに関してはCovidien社がほぼ1社独占の状態であり，現在までに世界で180万症例以上が行われています。
- 欧米ではレーザーおよび高周波による血管内焼灼術は急速に普及し，米国では下肢静脈瘤の手術は90％以上が血管内焼灼術となっており，RFAが約4割，EVLAが約6割を占めています。

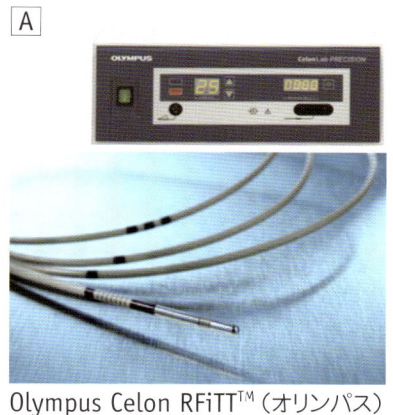

Olympus Celon RFiTT™（オリンパス）

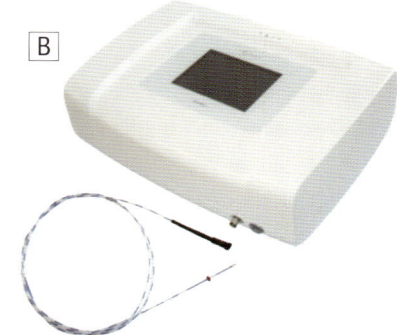

EVRF®（F Care Systems）

図6　その他の高周波焼灼装置

3. 日本における血管内焼灼術

- 日本で最初に血管内焼灼術を行ったのは高知医科大学（現在は高知大学医学部）第二外科の小田勝志先生と松本康久先生です（図7）。
- 2人とも筆者と同じ医局の出身であり，小田先生は1999年から2001年までカナダで心臓血管外科のクリニカルフェローシップを終了し，エキシマレーザーによるペースメーカーリード抜去術の経験を積んで大学に帰局されていました。
- 松本先生は高知医科大学の下肢静脈瘤診療の責任者であり，この2人が協力して2002年3月に高知医科大学附属病院でEVLAの第1例目が行われました。同年11月の第43回日本脈管学会で，小田先生が「EVLT（Endo Venous Laser Treatment）半導体レーザーを用いた下肢静脈瘤に対する新しい手術の経験」と題して報告を行っています[10]。
- 筆者は，EVLAの存在はその前年9月にローマで開かれたIUPで既に知っていましたが，レーザーの使用経験がまったくなかったため，どこから手をつけてよいのかわからずそのままになっていました。しかし，2002年6月の金沢での日本静脈学会で松本先生からレーザー焼灼術を開始したと聞き，すぐにEVLAを開始すること

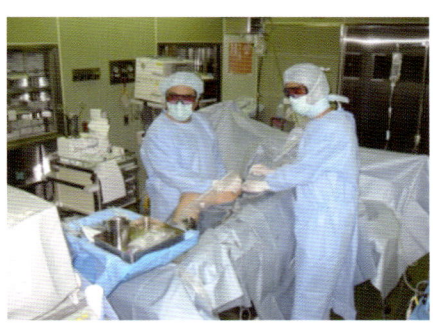

図7　EVLAを行う松本先生（左）と小田先生（右）

- にしました。
- レーザー装置はオリンパス社の波長810nmレーザー（UDL-15）（図8）が使用でき，高知医科大学では通常の局所麻酔で行っているためレーザー照射時に患者さんが疼痛を訴えることが多い，との話も聞いていました。そこで，筆者らが当時行っていた日帰りストリッピング手術のTLA麻酔が応用できるのではないかと考え，松本先生とも相談し，同年10月からTLA麻酔下のEVLAを開始しました。
- 当初は短期入院で，最初の10例は高位結紮アプローチで行っていましたが[11]，その後はNavarroらの方法に従って上行性アプローチに切り替えました。
- しかし，退院後最初の外来受診時に多くの患者さんが痛みで足を引きずってくることや，大腿部の皮下出血が多いことに悩まされるようになりました。その頃に米国Goldman医師より波長1,320nmレーザーが紹介されました。
- 1,320nmレーザーシステムは，パルス発振方式の水に特異的に吸収される波長のレーザーで，ファイバーを牽引装置で牽引するなど当時としては画期的なシステムであり，2004年6月から同装置を用いて日帰りEVLAの臨床試験を東京医科歯科大学医学部附属病院で開始しました。
- この1,320nmレーザーシステムは810nmレーザーと比べ格段に皮下出血，疼痛が少なかったのですが，長期経過を追うと再疎通が多数認められ，照射条件の変更を余儀なくされました。筆者らはよりよいEVLAを求め，波長980nm，2,000nm，1,470nmレーザーを次々に使用する機会を得て現在に至っています。
- その後，小田・松本両先生は精力的に活動を行い，2005年2月には高知医科大学附属病院で下肢静脈瘤に対するEVLAが先進医療として承認され，その後の保険収載への道筋をつけるという大きな功績を残しています。
- RFAは，2002年に金沢で開催された第22回日本静脈学会総会の招請講演にてDr. KistnerがClosurePLUS™カテーテルによるRFAをわが国に初めて紹介しています[12]。2004年に小川らが初期成績の報告を行っています[13]が，その後は保険認可が遅れたためあまり普及はせず，一部の施設で少数例が施行されているのみでした。

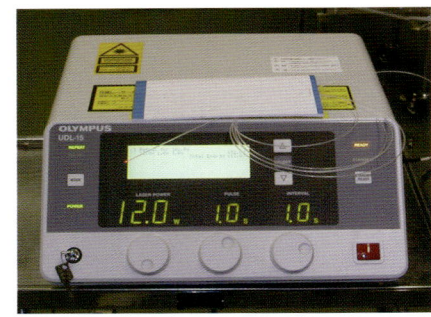

図8　初期に使用された波長810nmレーザー（UDL-15，オリンパス）

4. 科学研究費にみる血管内焼灼術

▶ 日本における血管内焼灼術の基礎的な研究はどうなっているのでしょうか？　科学研究費補助金データベースを検索すると，下肢静脈瘤の血管内焼灼術に関連する研究は4件検索されます。

▶ 最初の研究は2002～2004年度の阿部らの「血管壁の加熱融着による下肢静脈瘤の治療に関する基礎研究」で，レーザーファイバーの先端にステンレス製のホットチップを装着して静脈内から加熱融着して治療しようという基礎研究が行われています。

▶ 2003～2006年度にかけて保坂らが「下肢静脈瘤に対するインターベンション血管閉塞療法の基礎的検討と臨床応用法の確立」と「静脈内レーザー照射の慢性期作用の解明と下肢静脈瘤に対する日帰り根治療法の確立」という2つのテーマでEVLAの動物実験および臨床研究を行っています。

▶ 2005～2007年度にかけて筆者らは「下肢静脈瘤に対する血管内1,320 nmレーザー治療法の確立」というテーマで波長1,320 nmレーザーを用いた臨床研究を行いました。

▶ さらに，科研費以外にも2007（平成19）年度厚生労働科学研究費補助金によって「下肢静脈瘤に対する血管内レーザー治療の適正出力」に関する研究が笹栗らによって行われています。

5. EVLT™？　EVLA？

▶「血管内レーザー焼灼術」の文献をみると様々な表記が目につきます。

▶ 代表的なものを挙げるとEVLT™，ELT，EVLAなどがあります。Navarroらが初めて「血管内レーザー焼灼術」を報告したときはendovenous laser treatmentと言っていたのですが，その後，Diomed社がendovenous laser treatmentの略語であるEVLT™を登録商標としてしまったため，他のメーカーがEVLTという呼称を使用できなくなってしまいました。そのためELTあるいはEVLAという呼称が使われることが多くなっています。

▶ 日本語でも様々な用語が用いられています。小田ら[14]は2003年の最初の論文で「エンドレーザー法」という呼称を用いていますが，2005年の先進医療および医療機器に承認されたELVeS®レーザーの添付文書内ではEVLT™を訳した「血管内レーザー治療（法）」という呼称が用いられています。しかし，2010年に発表された「下

肢静脈瘤に対する血管内治療のガイドライン」[15]および6学会に承認された実施基準では「血管内レーザー焼灼術」となっています。インターネットで時折みかける「レーザーストリッピング」は，筆者が2005年頃一般向けに考えた造語で，正式な呼称ではありません。

▶ 日本語では登録商標はありませんので「血管内レーザー治療」あるいは「血管内レーザー焼灼術」のどちらを用いてもかまいません。本書は初版（2011年）で「血管内レーザー治療」という呼称を使用していましたが，本書（第2版）では「下肢静脈瘤に対する血管内治療のガイドライン」および「下肢静脈瘤血管内焼灼術実施・管理委員会」にならい，呼称を「血管内レーザー焼灼術」(EVLA)に変更しました。

6. 保険収載への道

▶ EVLAの保険適用は，2005年1月頃，株式会社インテグラルがドイツBiolitec社で開発された波長980nmのELVeS®レーザーの製造販売承認をめざしたことから始まっています。

▶ 製造販売といっても実際にインテグラル社が製造するわけではなく，薬事法上は輸入の場合も製造業となるため製造販売承認の取得が必要となりました。新医療機器の承認は厚生労働省の所管ですが，実質的な審査業務は独立行政法人医薬品医療機器総合機構（以下，PMDA）で行われます。ELVeS®レーザーは既に米国で後発医療機器である510KとしてFDAの承認を取得していましたが，日本では新医療機器とされたため，臨床試験（治験）が行われることになりました。

▶ ストリッピング手術を比較対照とした治験は，全国5施設にて2006年4月から2007年12月まで行われ，承認申請書を2008年5月にPMDAに提出し，その年の秋に審査が開始されました。結局，審査に2年2カ月かかり，2010年6月，株式会社インテグラルは厚生労働省より下肢静脈瘤血管内レーザー治療装置ELVeS®レーザーの製造販売承認を取得しました。

▶ 製造販売承認後に保険適用の申請が必要になります。保険収載されていないものの申請については，以前は2年に1回の診療報酬改定の際のみ可能でしたが，現在は1年に4回その機会があります。そのためELVeS®レーザーは承認取得後すぐ，2010年7月末に保険適用申請をC2区分（新機能・新技術）で行いました。その後，11月に保険収載が決定し2011年1月から適用となりました（K617-4

- 下肢静脈瘤血管内焼灼術・14,360点）。結局，治験の計画から6年かかってEVLAが保険に収載されました。
- その後，さらにradial 2ring fiber（ELVeS Radial 2ring™ fiber, Biolitec社，ドイツ）と波長1,470nmレーザー（Leonardo®, Biolitec社，ドイツ）の治験が，ELVeS®レーザーを対照として2012年9月から2013年3月まで全国5施設共同で行われ，2014年3月に認可され，同年5月より保険適用となりました。申請から認可まで8カ月と非常に短期間での認可でした。
- 一方，RFAは，レーザーと同じく2006年にClosurePLUS™カテーテルによる治験を行ったのですが，申請の途中でClosureFAST™カテーテルが発売されたため，カテーテル変更に伴って製造販売承認が大幅に遅れ，最終的に2014年にClosureFAST™カテーテルおよび第2世代RFジェネレーターが認可されています。
- 2015年10月にはLSO Medical社の波長1,470nmレーザー（Endotherme™ 1470）とsingle radial fiber（Ringlight radial fiber, 外径1.8mm）（図9）がメディコスヒラタ社により製造販売承認を取得し，合計4機種の血管内焼灼術が保険診療で行えるようになりました。

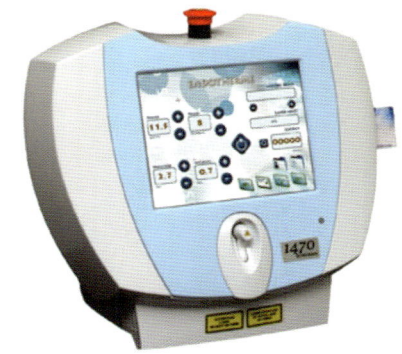

波長1,470nmレーザー（Endotherme™ 1470）

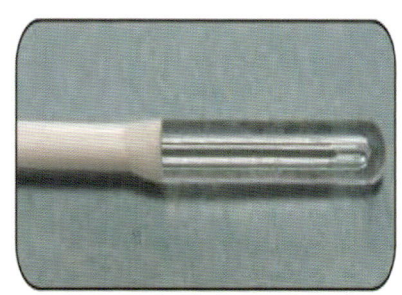

Single radial fiber（Ringlight radial fiber, 外径1.8mm）

図9 波長1,470nmレーザーシステム（LSO Medical）

7. ガイドライン策定，実施医，専門医制定

- ELVeS®レーザーが医療機器に承認され，EVLAが保険収載される過程において，PMDA・厚生労働省より学会主導のガイドライン，実施基準の策定が要求されました。
- まず，2009年7月の第29回日本静脈学会総会にて下肢静脈瘤に対する血管内治療のガイドライン作成のための小委員会が設置されました。2010年には「下肢静脈瘤に対する血管内治療のガイドライン」[15]が『静脈学』に発表され，同時に提言された「血管内治療の実施基準」を叩き台にして「下肢静脈瘤に対する血管内レーザー焼灼術の実施基準」が作成されました。その後，日本静脈学会，日本脈管学会，日本血管外科学会，日本インターベンショナルラジオロジー学会，日本皮膚科学会，日本形成外科学会の6学会にて，「下肢静脈瘤に対する血管内レーザー焼灼術の実施基準」が承認されています（**参考資料247頁参照**）。
- この実施基準は2011年1月から施行され，7月にこの実施基準に基づく実施医および指導医の認定に必要な第1回血管内レーザー焼灼術研修会が開催されています。2014年にはRFAの認可に伴い，

名称が「下肢静脈瘤に対する血管内焼灼術の実施基準」に変更されています。

8. ストリッピングから血管内焼灼術へ

▶ 血管内焼灼術はわが国で2002年から始まりましたが、保険認可されていなかったため、一部の施設でのみ行われなかなか普及しませんでした。2008年に行われた日本静脈学会によるサーベイでは、血管内焼灼術を施行していたのは10施設（18％）で、外科治療数の5％に過ぎませんでした[16]。

▶ しかし、2011年のEVLAの保険適用に伴い、血管内焼灼術の件数は年々増加し、2014年には4万件以上が行われています（**図10**）。その一方で、ストリッピング手術の件数は年々減少し、2013年には血管内焼灼術と件数が逆転しています[17]。今後もしばらくはこの傾向が続き、数年以内に米国と同様に下肢静脈瘤の外科治療の9割以上が血管内焼灼術となると考えられます。

▶ さらにその先はどうなるのでしょうか？ 最新の治療は、もはや血管内"焼灼術"ではなく、熱焼灼を行わない、したがってTLA麻酔が必要ないNTNT（non thermal, non tumescent）が開発されています。これに対して、従来のレーザーや高周波による熱焼灼術はTT（Thermal, Tumescent）と呼ばれ区別されるようになっています。

▶ NTNTでは、硬化療法によるClarivein™（2008年）、Varithena®

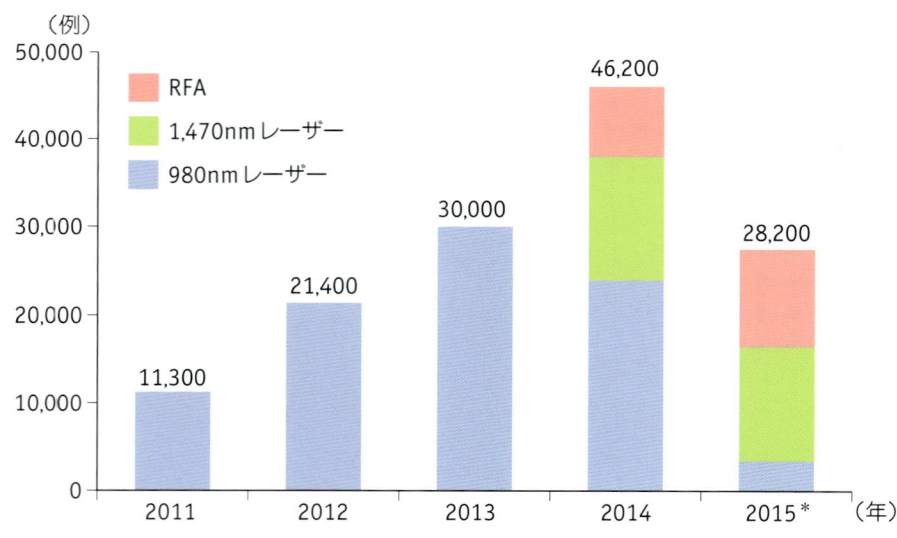

図10 保険収載後のわが国における血管内焼灼術症例数
＊6月までの症例数　　　　　　（インテグラル、Covidienからの情報）

（2013年）や瞬間接着剤（cyanoacrylate）によるVenaseal™（2015年）が既にFDAに認可されており，特にVenaseal™が今後の血管内治療の主流になると最も有望視されています。

▶ 当面はTTが主流であることは間違いありませんが，次回，本書が改訂される頃には本書のタイトルは「下肢静脈瘤血管内焼灼術」ではなく，「下肢静脈瘤血管内治療」になっているかもしれません。

参考文献

1) 石渡隆司，他：ケルスス『医学論』（13）（古典医学書翻訳）．医事学研究 13：37-75，1998．
2) Muller R：History of Ambulatory Phlebectomy. Ambulatory phlebectomy 2nd ed. ed by Ricci S, et al, Florida, Taylor & Francis group, 2005, p xxxiii-xl.
3) Caggiati A, et al：Chapter 1 Historical introduction. The vein book. ed by Bergan JJ, Massachusetts, Elsevier Academic Press, 2007, p1-14.
4) Politowski M, et al：Varices of the lower extremities treated by electrocoagulation. Surgery 56：355-360, 1964.
5) Politowski M, et al：Complications and difficulties associated with electrocoagulation treatment of varices of lower extremities. Surgery 59：932-934, 1966.
6) Puglisi B, et al：L'application du laser ND-YAG dans le traitement du syndrome variqueux. 10ème congres mondial Union Internationale de Phlefbologie vol.2. ed by Davy A, London, John Libbey Eurotext Ltd, 1989, Strasbourg, France, Libbey, 1989, p839-842.
7) Navarro L, et al：Endovenous laser：a new minimally invasive method of treatment for varicose veins-preliminary observations using an 810nm diode laser. Dermatol Surg 27：117-122, 2001.
8) van den Bos R, et al：Endovenous therapies of lower extremity varicosities：A meta-analysis. J Vasc Surg 49：230-239, 2009.
9) 広川雅之：下肢静脈瘤に対する血管内治療の現況．脈管学 49：239-245，2009．
10) 小田勝志，他：EVLT（Endo Venous Laser Treatment）半導体レーザーを用いた下肢静脈瘤に対する新しい手術の経験．脈管学 42：723，2002．
11) 広川雅之，他：下肢静脈瘤に対する静脈内レーザー治療　術中硬化療法及び高位結紮術の併用．手術 57：1683-1686，2003．
12) Kistner RL：Endovascular obliteration of the great saphenous vein：The closure procedure. 静脈学 13：325-333, 2002.
13) 小川智弘，他：下肢静脈瘤に対する高周波焼却術（radiofrequency endovenous obliteration）の成績―静脈抜去術との比較．静脈学 15：315-320，2004．
14) 小田勝志，他：エンドレーザー法を用いた下肢静脈瘤に対する新しい低侵襲手術の経験．脈管学 43：27-31，2003．
15) 佐戸川弘之，他：下肢静脈瘤に対する血管内治療のガイドライン 2009-2010 年小委員会報告．静脈学 21：289-309，2010．
16) 岩田博英，他：下肢静脈瘤―本邦における静脈疾患に関するSurvey XII．静脈学 24：432-439，2013．
17) 大木隆夫：下肢静脈瘤治療の地殻変動が外科医リクルートと育成に及ぼす影響と対策．日外会誌 116：171-174，2015．

Textbook of Endovenous Ablation for Varicose Veins

02
血管内焼灼術の基礎

レーザーおよび高周波による血管内焼灼術を安全に効果的に行うためには，まずそのメカニズムをよく知っておかなければいけません。本章ではレーザーおよび高周波の基礎と，どのようなメカニズムで静脈焼灼を行っているのかを最新の知見を交え解説します。

1. レーザーについて

1) レーザーとは？

- レーザー（LASER）という用語は"誘導放出による光の増幅（Light Amplification by Stimulated Emission of Radiation）"という言葉の頭文字からつくられています。
- 1916年にアインシュタインが発表した光の誘導放出理論を基本原理として，1960年にMaimanらが人工ルビーを媒質として赤色レーザーの発振に世界で初めて成功しました。
- レーザー光は非常に波長の短い電磁波で，自然光と違い，波長が均一な連続したきれいな光です。そのため，高指向性，高干渉性，高集光性および単色性という特徴を持っています。
- レーザーはレーザー発振の元になる物質によって，固体，液体，気体，半導体の4つに分けられます。

2) レーザーの生体に対する反応

- レーザー光の生体への作用は，高エネルギー光化学作用，光機械作用，光熱作用，低エネルギー光化学作用の4つに分類され，EVLAのメカニズムとして最も重要なのは光熱作用です。
- 光熱作用はレーザーエネルギーによる熱発生を利用した治療作用で，蛋白質の変性する凝固，組織内の水の蒸発，さらに高出力レーザーによる蒸散などがあります。

3) 波長

- 光は電磁波の一種であり，その基本的性質は波長によって決まります。
- 光が1秒間の間に進む距離に存在する波の数が周波数で，1秒間の間に進む距離を周波数で割ったのが波長です（図1）。
- 波長が短いほど周波数が多くなります。可視光の範囲では波長によって色が決まります。たとえば410nmでは紫，680nmでは赤となります。可視光より短い波長の電磁波が紫外線，γ線，X線であり，長い波長が赤外線，マイクロ波，ラジオ波になります（表1）。
- EVLAで使用されるのは，808〜2,000nmの赤外線領域の波長のレーザーです。

表1　電磁波の種類

電磁波	波長
ラジオ波	＞1mm
マイクロ波	1mm〜25μm
赤外線	800〜100,000nm（EVLAで使用）
可視光	400〜750nm
紫外線	100〜400nm
X線	1pm〜1nm
γ線	＜1pm

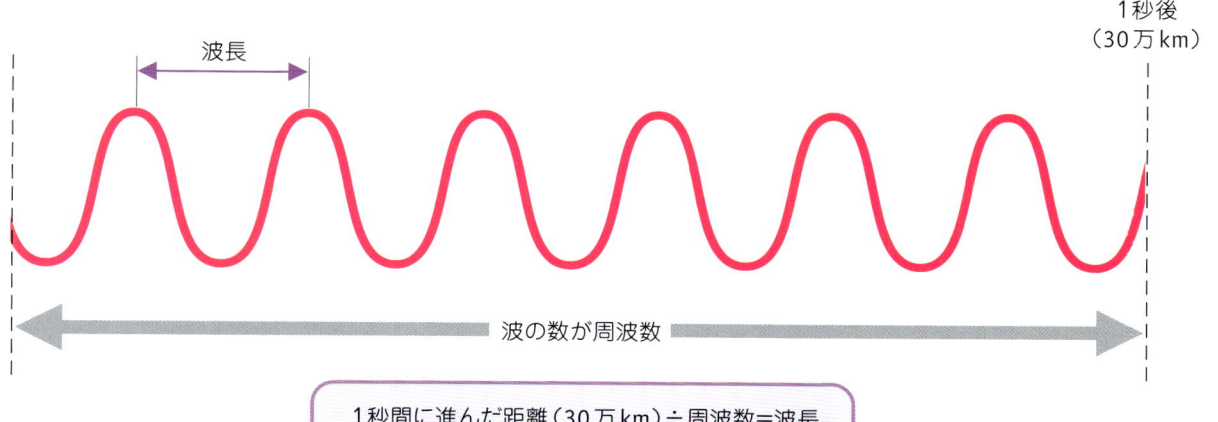

図1 光の波長と周波数

4) 出力

▶ レーザーの強さ（出力）は電力と同じ単位でワット（W）を用います。

▶ 1Wは1J（ジュール）/秒ですので，たとえば15Wの出力で10秒間レーザーを照射すると15×10＝150Jのエネルギーを与えたことになります。

5) 発振形式

▶ レーザーの発振形式には，連続発振（CW）とパルス発振（PW）があります（図2）。

▶ 連続発振は一定の出力を連続して発振するため，光熱作用を起こすのに有利な発振方法です。したがって，多くのEVLA用レーザーは連続発振を採用しています。

▶ パルス発振は瞬間的な発振を一定の間隔で繰り返す発振方法で，基本的な生体反応は光熱作用です。しかし，パルス幅が短くなると周囲の組織に熱が伝わる時間が短くなり光熱作用が起こりにくくなります。

▶ パルスの幅が10^{-6}秒（μsec）より短くなると瞬間的なエネルギー（ピークパワー）が非常に大きくなり，連続発振レーザーとは違った性質が発生します。衝撃波などの光機械作用が生じやすくなり，吸収係数も変化し透過性が高くなります。

▶ これは周囲に熱損傷を及ぼさずに硬い組織を治療しようとする場合には適していますが，軟らかい静脈壁を治療するEVLAにはあまり適していない発振方法です。

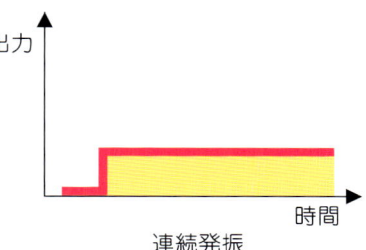
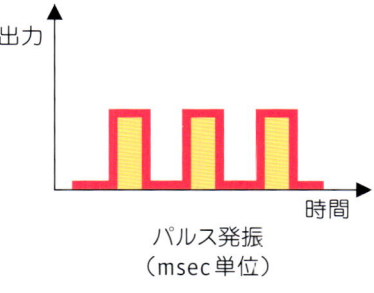
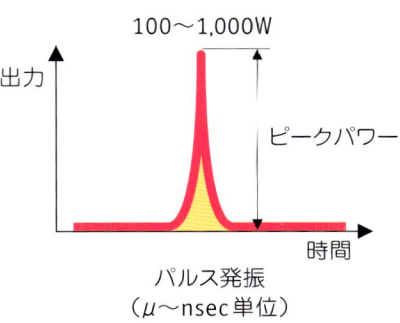

図2 連続発振とパルス発振

6) 光ファイバー

▶ レーザー光を目的の部位に届けるために光ファイバーが必要となります。光ファイバーは，屈折率の高いコアを屈折率の低いクラッドと呼ばれる管状の層で覆った構造をしています。レーザー光はこのコアを通ってクラッドとの境界で反射しながら伝送されます（図3）。

▶ 一般にEVLAに使用されるファイバーの先端は平坦なbare-tip fiberですが，最近では各社からいろいろなタイプのファイバーが販売されています。

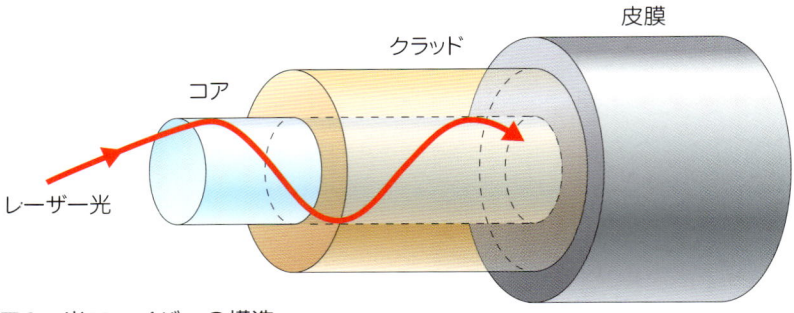

図3 光ファイバーの構造

2. レーザーによる焼灼メカニズム

1) 血管内でのレーザー照射

▶ レーザーが医療に応用される場合，多くは体表面から用いられており，血液が存在する血管内で照射されることはほとんどありません。

▶ 血管内でのレーザー照射は，動脈狭窄病変に対する血管形成術として1980年代前半から始まっていますが，その頃から，血液内でレーザーを照射すると血液凝固が起こり血栓症を引き起こすことはよく知られていました。

▶ そのため動脈内におけるレーザー照射は，生理食塩水で血液を排除した状態で行われました。

▶ また，動脈疾患の場合は動脈の内腔を確保するのが目的であり，静脈を閉塞させるのを目的とするEVLAとは本質的に治療目的，メカニズムが異なっています。

2) steam bubble theory（図4）

▶ 最初にEVLAにおける閉塞メカニズムを提唱したのはProebstleら[1, 2]で，ストリッピング手術で切除したGSVを生理食塩水，血

漿および血液で満たしてレーザー照射を行い，血液の場合のみ照射部より離れた部位に静脈内皮の熱損傷を認めました。

▶ さらに，in vitro実験で血液中でレーザーを照射するとその出力に比例して血液が沸騰して蒸気の泡が発生することを観察し，照射部より離れた部位の静脈内皮の熱損傷はこの蒸気の泡によって起こると考えました。

▶ 当時のEVLAでは治療後の静脈は血栓性閉塞するため，Proebstleらの理論と閉塞状況が合致し，"steam bubble theory"として広く信じられました。

▶ しかし，その後，EVLAの治療成績を向上させるためには静脈を血栓性閉塞させるのではなく，十分な熱エネルギーによって静脈壁自体を収縮・閉塞させなければいけないことがわかってきました[3～6]。

▶ 蒸気の泡の温度は約110℃であり，steam bubble theoryでは静脈壁の収縮を起こすほどの熱エネルギーを与えられないため，現在では，沸騰した蒸気の泡が静脈閉塞に果たす役割は少ないと考えられています。

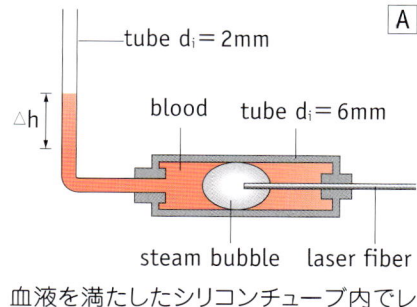

血液を満たしたシリコンチューブ内でレーザーを照射する

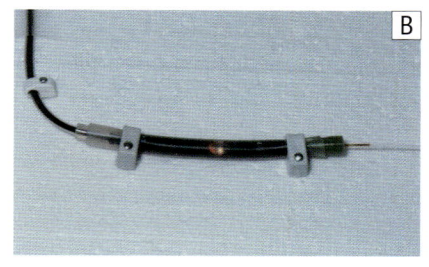

Proebstleらのin vitro実験装置

図4　Steam bubble theory

（文献2より転載）

3) 現在考えられている焼灼メカニズム

▶ 現在考えられているレーザーによる静脈焼灼のメカニズムは2つです（図5）。1つ目はレーザーが血液に照射されたことにより起こる現象，もう1つはレーザーが直接静脈壁に照射されたことにより起こる現象です。

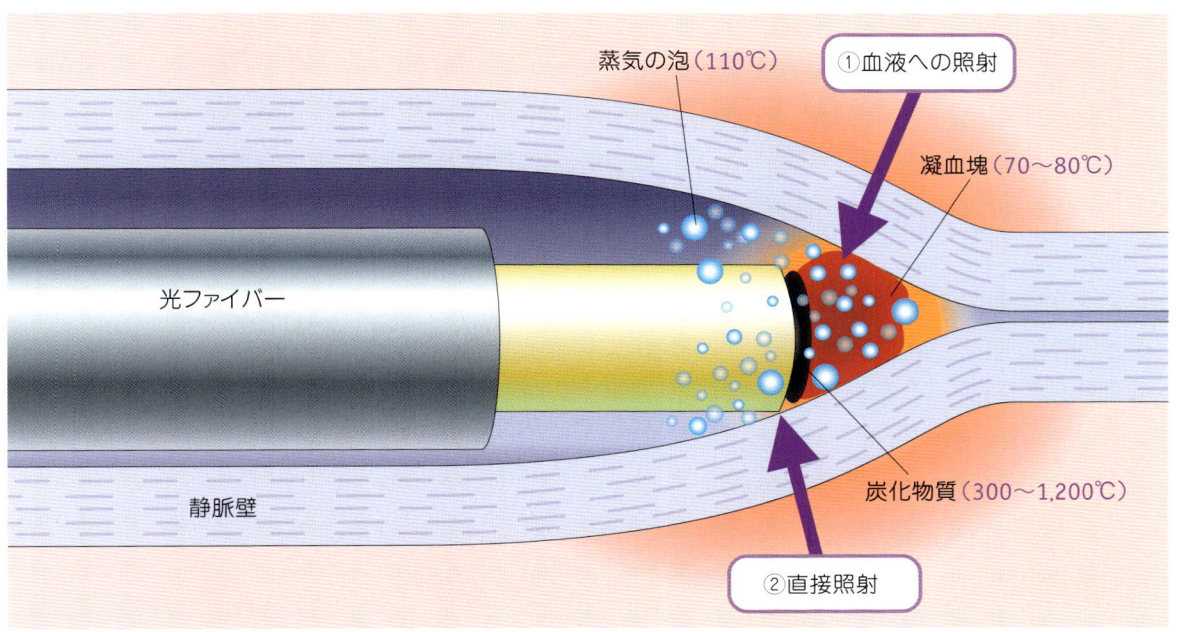

図5　レーザーによる静脈閉塞機序

- 血液にレーザーを照射するとレーザー光が血液中のヘモグロビンや水に吸収されて熱に変換され温度が上昇します[7]。温度が70～80℃になると，ファイバー先端に凝血塊が形成され（coagulation），100℃で血液中の水分が沸騰して蒸気が発生します（vaporization）。蒸気を含んだ凝血塊が200～300℃に達すると，炭素とガスに分離してファイバー先端に炭化物質として付着します（carbonization）。
- この炭化物質は効率的にレーザーエネルギーを吸収し，炭素はプラズマとなってファイバー先端の温度は1,000～2,000℃に達します。
- ファイバー先端の温度が1,000℃以上の高温になることはWeiss[8]も羊の頸静脈による実験で報告しており，ファイバー先端の温度が1,200℃以上になると先端が溶解し，沈着した炭化物質と相まって照射効率は低下します[9]。
- 一方，ファイバーが静脈壁に密着してレーザーが照射された場合は，レーザーの波長に応じた吸収係数による深さにレーザーは浸透し，静脈壁内の水と蛋白質に吸収されて熱に変換され，50℃を越えると膠原線維の収縮が始まり，70～100℃で壊死が起こります。
- この2つの機序がどの程度の割合で働くかは，静脈内の状況，ファイバーの形態やレーザーの波長に大きく影響されます。
- 実際のEVLA中は，静脈周囲のTLA麻酔とエコープローブによる圧迫によって，静脈内には少量の血液しか存在しません。また，静脈壁の状態によって，ファイバーが静脈壁に接触しているかどうかも一定ではありません。

3. レーザーの波長とEVLA

1）吸収係数（μ_a）と光侵達度（δ_p）

- レーザー光を生体組織に照射すると一部のレーザーエネルギーは組織表面で反射され，残りのエネルギーは生体組織に吸収され最後に生体内部で散乱して減衰します（図6）。
- 生体組織に吸収されたレーザーエネルギーが光熱作用によって蛋白質変性を起こします。
- レーザーエネルギーがどの程度吸収されるかは"吸収係数（μ_a）"によって決まってきます。吸収係数が大きければレーザーは生体組織の浅い部分で吸収されてしまい，逆に吸収係数が小さければ組織に吸収されずに深部まで到達します。

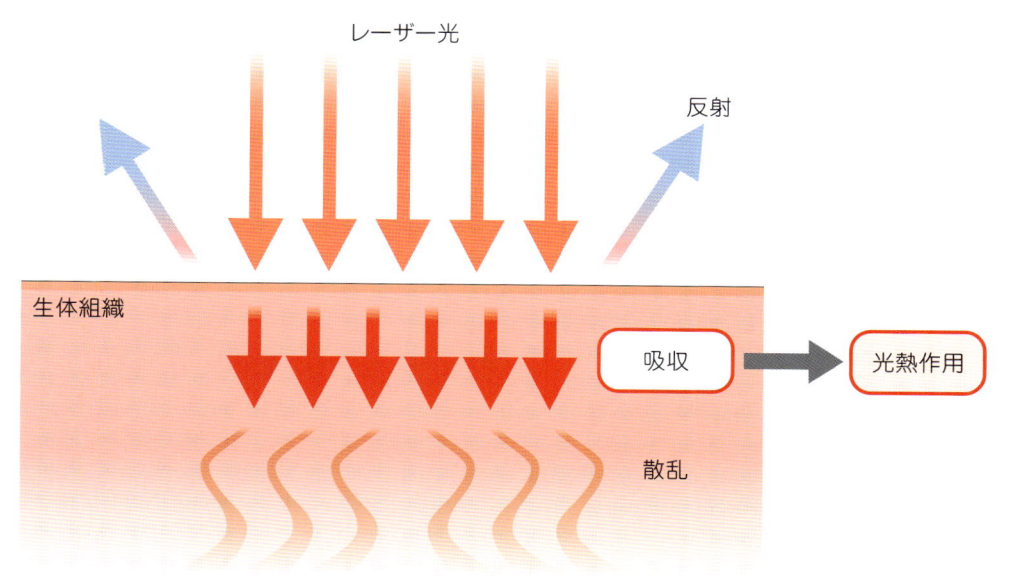

図6　レーザーの反射・吸収・散乱

- 吸収係数によってレーザーが生体組織に進入する深さ，すなわち光熱作用が起こる深さである"光侵達度（$δ_p$）"が計算されます．

2）水特異性波長とヘモグロビン特異性波長

- 吸収係数と光侵達度は，レーザーの波長と対象となる光吸収物質（chromosphere）で異なります．生体における近赤外レーザー（700～2,500nm）に対する主な光吸収物質は"水"と"ヘモグロビン"です．

- EVLAで使用されるレーザーは，波長1,000nm以上の水に特異的に吸収される水特異性波長（water-specific laser wavelength；WSLW）とヘモグロビンに特異的に吸収されるヘモグロビン特異性波長（hemoglobin-specific laser wavelength；HSLW）に分類されます[10]（図7）．

- レーザーは，波長1,000nm以上では水に強く吸収され，波長1,200から1,740nmではヘモグロビンにほとんど吸収されません[11,12]（図8）．当初使用されていた810nmレーザーはヘモグロビンには吸収されますが，水には吸収されません．1,470nmレーザーは水に強く吸収され，ヘモグロビンには吸収されません．980nmレーザーはその中間になります．

- ここで注意しなければならないのは，血液はヘモグロビンと水の両方を含んでいるため，いずれの波長でも吸収されます．したがって，血液の中でこれらのレーザーを照射した場合，いずれも吸収されて光熱反応が起こり，波長による違いはほとんどありません．

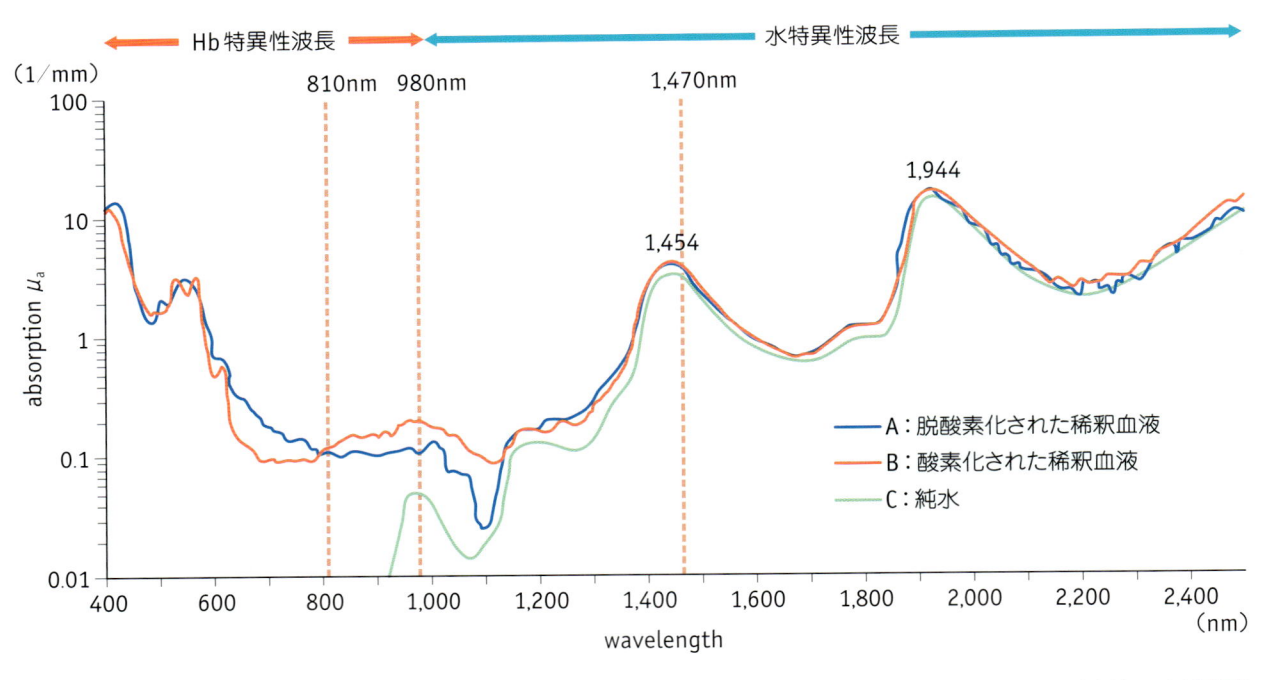

図7 水と血液の吸収係数 　　　　　　　　　　　　　　　（文献11より引用）

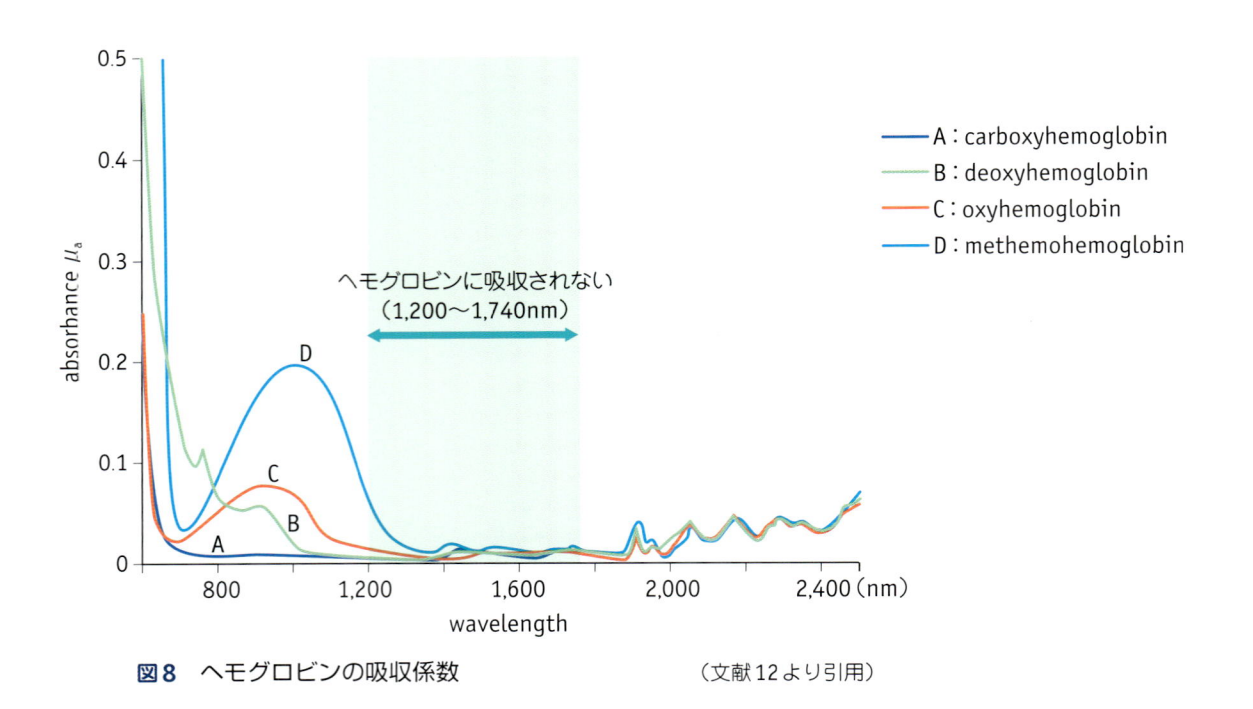

図8 ヘモグロビンの吸収係数 　　　　　　　　　　　　　（文献12より引用）

- しかし，水を含む静脈壁に照射した場合，水に吸収されない810nmレーザーではほとんど何の反応も起こりません。水に吸収される980nmと1,470nmレーザーでは静脈壁の水にレーザーエネルギーが吸収され光熱反応によって熱が発生し静脈壁の蛋白質に凝固・変性します。
- 静脈壁は70～80％が水ですが，蛋白質やその他の成分も含まれています。また，解剖学的な構造も吸収係数に影響します。はたして

水への吸収係数の違いによって静脈壁の吸収係数は違ってくるのでしょうか？

▶野添ら[13]は980nmおよび1,470nmレーザーにおけるヒトGSVの侵達度は1.26mmおよび0.22mm（静脈壁は約0.8mm）であり，1,470nmレーザーでは980nmレーザーに比べ低いエネルギー密度で静脈の収縮が始まると報告しています。

▶つまり，水によく吸収される1,470nmレーザーは静脈壁の水分に強く吸収され，熱エネルギーに変換されるので，静脈壁に深く浸透せずエネルギーが拡散しないで効率的に熱が発生し，静脈壁の強い収縮を起こします。また浸透距離が短いため穿孔が起こりにくくなります（図9）。

▶したがって，WSLWレーザーでEVLAの成績を向上させるには，いかに血液内に照射されるレーザーを減らして静脈壁に直接レーザーを照射できるかにかかっています。

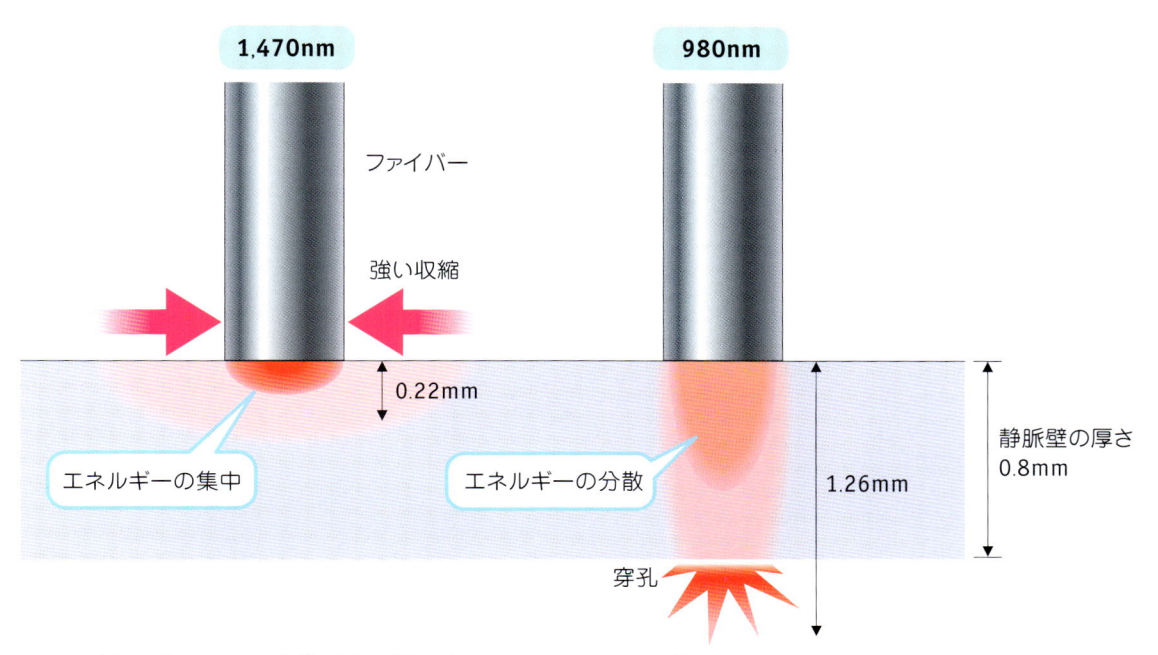

図9　波長の違いによる生体反応の違い（1,470nm vs. 980nm）

3）全周照射型ファイバー（radial fiberとradial 2ring fiber）

▶血液内に照射されるレーザーを減らすためには，体位やTLA麻酔によって静脈内の血液を排除するのも有効ですが，従来のbare-tip fiberでは限界があります。

▶そのために2008年に開発されたのがradial fiber（ELVeS Radial™ fiber, Biolitec社, ドイツ）です（図10）。

▶radial fiberは，光ファイバー先端にプリズムを内包する樹脂製キ

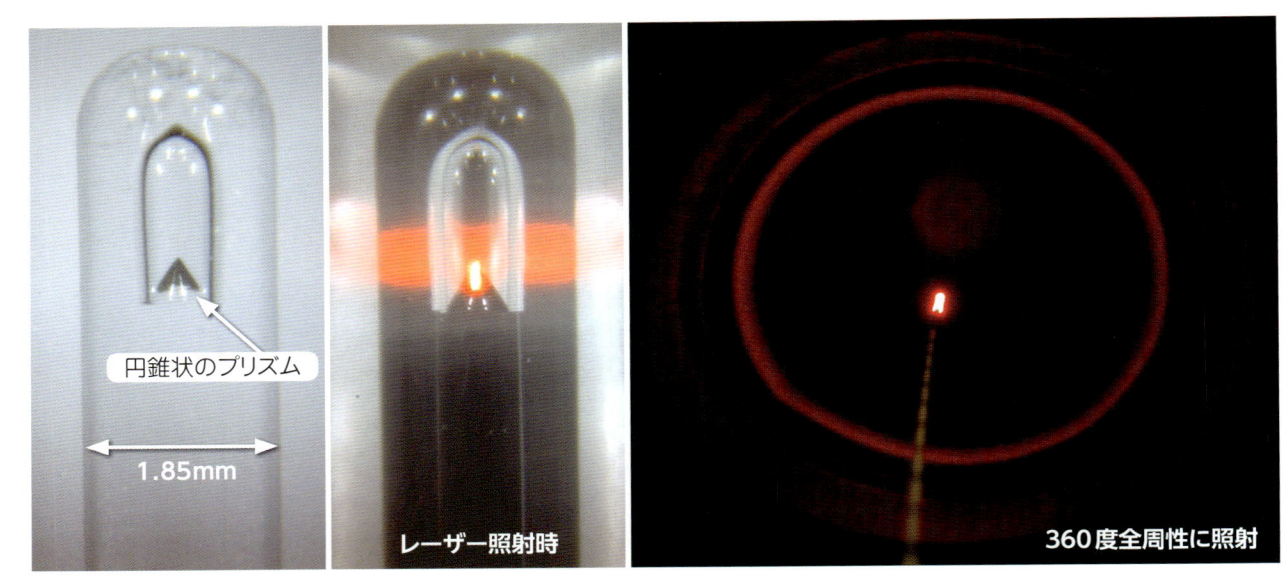

図10 Radial fiber

ャップを装着したもので，レーザー光をファイバーの側方から360度全周性に照射します。
- 外径が1.85mmと太いため照射面が静脈壁と密着して血液を排除することができ，bare-tip fiberと比べ照射面積が広く，単位面積当たりの照射エネルギー（fluence）は約1/9となります[14]。
- 直接静脈壁に接しながら低いfluenceでレーザーが照射されるので，穿孔を起こしにくく，均一に静脈壁を焼灼できます。
- さらに，2012年にはプリズムを2個持つradial 2ring fiber（ELVeS Radial 2ring™ fiber，Biolitec社，ドイツ）が開発されています（**図11**）。
- radial 2ring fiberは，2個のプリズムでレーザー光を分散するためradial fiberよりさらにfluenceが低く，静脈壁を2回焼灼するため均一で確実な焼灼を行うことができます（**図12**）。
- また，radial fiberで問題となっていたファイバーと静脈壁が接着する"sticking"現象も起こりにくくなっています[15]。

4）波長とEVLAの治療成績

- EVLAには波長808〜2,000nmのレーザーが使用されています（**表2**）。最近では，WSLWレーザーが積極的に使用される傾向がありますが，波長の違いがEVLAの治療成績に影響を与えるのでしょうか？
- Kabnic[16]により，少数例（$n=51$）における810nmレーザーと980nmレーザーのランダム化比較試験（RCT）が行われています。
- この研究では静脈閉塞率は短期も長期も両群間で差は認められま

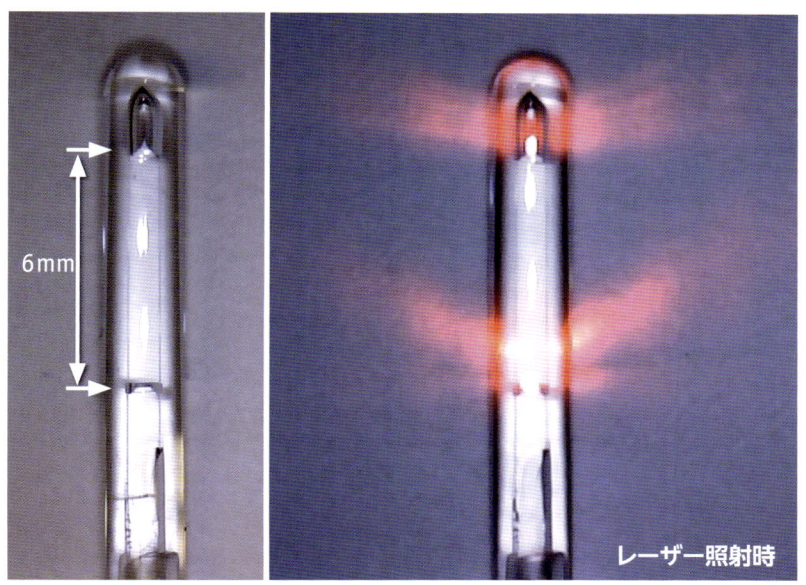

図11　Radial 2ring fiber
2個のプリズム（➡）を持つ

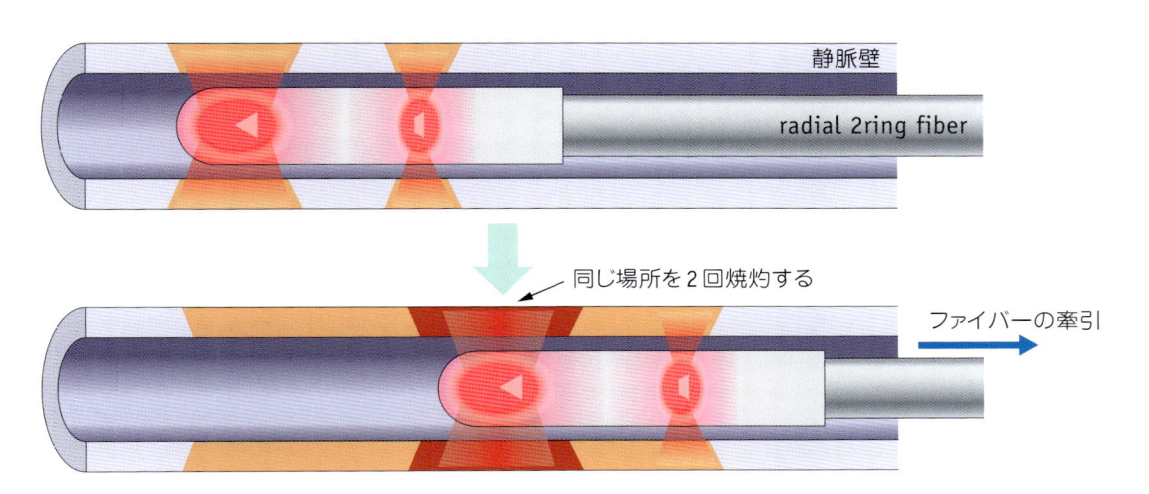

図12　Radial 2ring fiberの焼灼メカニズム

表2　各種波長レーザーによる治療成績

波長	肢	疼痛*	皮下出血*	閉塞率	観察期間
810nm	26	35%	59%	77%	1年5カ月
980nm	2,636	5%	14%	95%	2年
1,320nm，5W	57	9%	7%	48%	4年10カ月
1,320nm，8W	243	9%	12%	98%	2年8カ月
1,470nm＋BF[19]	242	7%	19%	99.5%	4年
1,470nm＋RF[19]	211	1%	2%	100%	2年8カ月
1,470nm＋2RF[20]	75	1%	0%	100%	7カ月
2,000nm*	27	20%	32%	100%	1年

BF：bare-tip fiber，RF：radial fiber，2RF：radial 2ring fiber，記載のないものはBF
＊中等度以上の疼痛と皮下出血

せんでしたが，810nmレーザー群で治療後1週間後の皮下出血，疼痛と4カ月後の肉眼的な静脈瘤が980nmレーザーと比べて有意に多く認められました。

▶ Proebstleら[17]は後ろ向き研究で940nmと1,320nmレーザーを比較し，治療後3カ月後の静脈閉塞率で差は認められませんでしたが，疼痛，鎮痛薬の必要性，皮下出血が1,320nmレーザーで有意に少なかったと報告しています。

▶ bare-tip fiberを用いた980nmレーザーとradial fiberを用いた1,470nmレーザーによるEVLAのRCT[18]では1,470nmレーザーで術後疼痛，皮下出血が有意に少なく，術後1カ月後までのVenous Clinical Severity Score（VCSS）が有意に良好でした。

▶ 筆者らも今までに810～2,000nmのレーザーを使用しています（図13）が，皮下出血や疼痛など短期的な結果には波長による違いよりも照射パターン，レーザー出力や光ファイバーの種類が大きく関与していました（表2）。

▶ 特に，全周照射型ファイバーの使用によって疼痛や皮下出血は激減しました。

▶ 2012年にわが国で行われたradial 2ring fiberと1,470nmレーザーのbare-tip fiberと980nmレーザーを対照群としたRCT[19]では，術後12週における治療静脈の血流遮断率は両群共100％で，疼痛発生率，皮下出血および疼痛のVAS最高値は1,470nmレーザー群で有意に低値でした（表3）[18]。

▶ また累積静脈閉塞率も1,470nmレーザーとbare-tip fiberとの併用で99.5％（術後4年），radial fiberとの併用で100％（術後2年8カ月）と良好でした[20]。

▶ 現時点ではradial 2ring fiberと1,470nmレーザーの組み合わせ（図14）が，術後疼痛，皮下出血の面からも，静脈閉塞率の面からも最も良好な成績を示しています[21]。

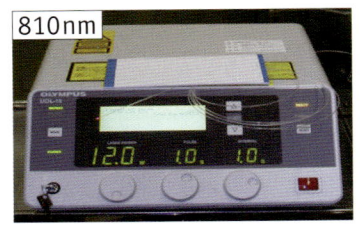

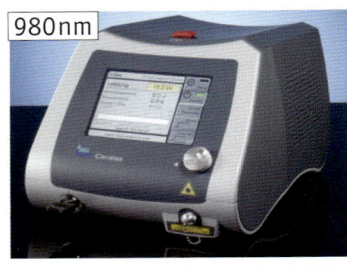

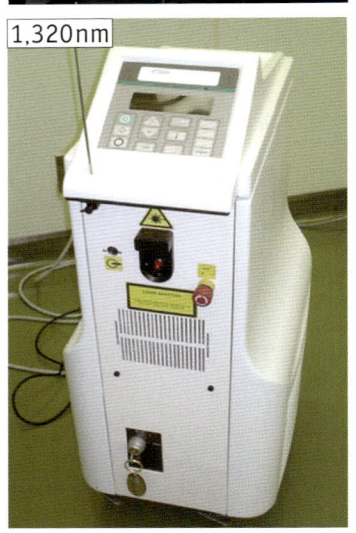

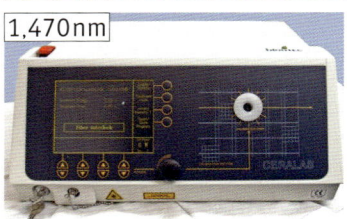

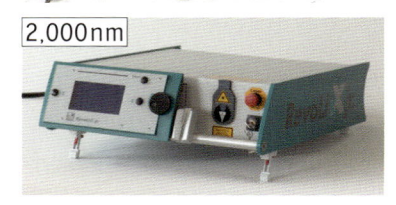

図13 各種波長レーザー

表3 1,470nmレーザーの治験結果

	1,470nmレーザー + radial 2ring fiber	980nmレーザー + bare-tip fiber	P値
n	57肢	56肢	
静脈閉塞率（12週）	100％	100％	NS
疼痛	0％	25.0％	<0.0001
VAS最大値	6.3	22.8	<0.0001
皮下出血	7.0％	57.1％	<0.0001

VAS：visual analogue scale（0～100），NS：not significant （文献18より引用）

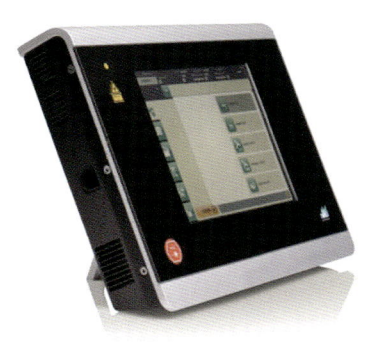

波長1,470nm半導体レーザー
（Leonardo®）

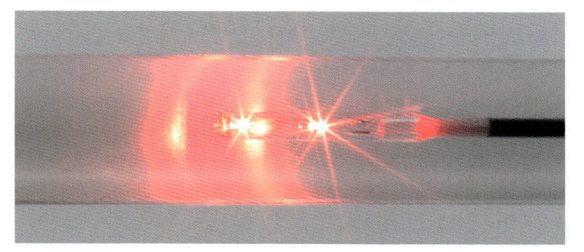

Radial 2ring fiber（ELVeS Radial 2ring™ fiber）

図14　1,470nmレーザーシステム（Biolitec，ドイツ）

4. RFAの焼灼メカニズム

1）高周波とは？ ——電波と電流

▶ 単純に「高周波」と言う場合は，電波の無線周波数（radio frequency；RF）を指し，電波法では300万MHz以下の周波数を持つ電磁波のことです。

▶ しかし，医療分野での「高周波」とは，一般に周波数の高い交流電流のことを指します。

▶ 交流電流は，電流の向きと大きさが周期的に変化する電流で，英語ではalternating current（交互に替わる電流：AC）と呼ばれます。

▶ 電波における周波数（Hz）は，レーザー光と同様に（図1）1秒間に繰り返す波の数ですが，交流電流の場合は1秒間に電流の向きが替わるサイクル数を指します（図15）。

「ラジオ波」は電波
「高周波」は交流電流

交流電流：電流の向きが周期的に変化する

1サイクル

1秒間のサイクル数 ＝ 周波数（Hz）

レーザーの周波数とは異なる！

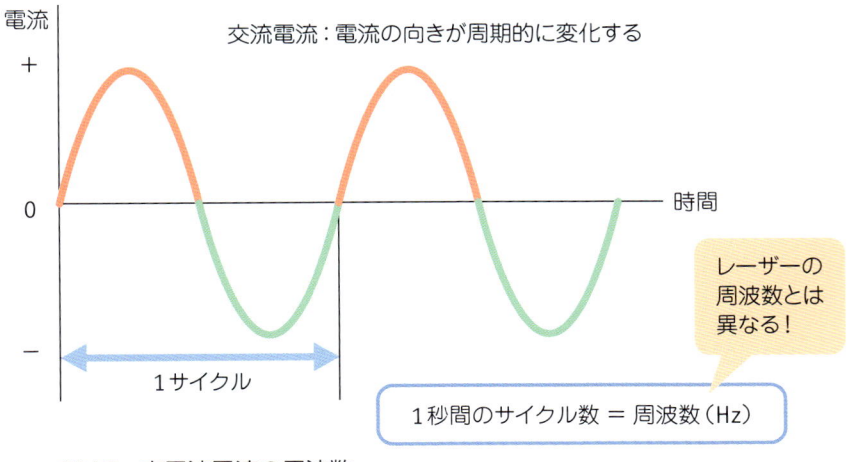

図15　高周波電流の周波数

- このサイクル数（周波数）が多いものを「高周波」と呼びますが，厳密な定義はなく，総務省の高周波利用設備の定義では10kHz以上を高周波電流と定義しています[22]。
- ClosureFAST™のRFジェネレーターの周波数は460kHzで，家庭用交流電流は50Hzおよび60Hzです。
- 医療分野での「高周波」は交流電流のことなので，無線のラジオ波（radio frequency）とは異なるものですが，俗称としてラジオ波（RF）と呼ばれます。
- 一般に利用されている高周波電流ではIHクッキングヒーターが有名です。
- IHは誘導加熱（induction heating；IH）のことで，コイルに高周波電流を流して発生した磁力線によって対象に電流を誘導して，その電気抵抗によるジュール熱で加熱を行います（図16）。
- 通常，20～30kHzの周波数が用いられています。
- よく似ているのが電子レンジですが，こちらは電流ではなく電波を利用した誘"電"加熱で，2.4～2.5GHzの周波数の"電波"が用いられています。

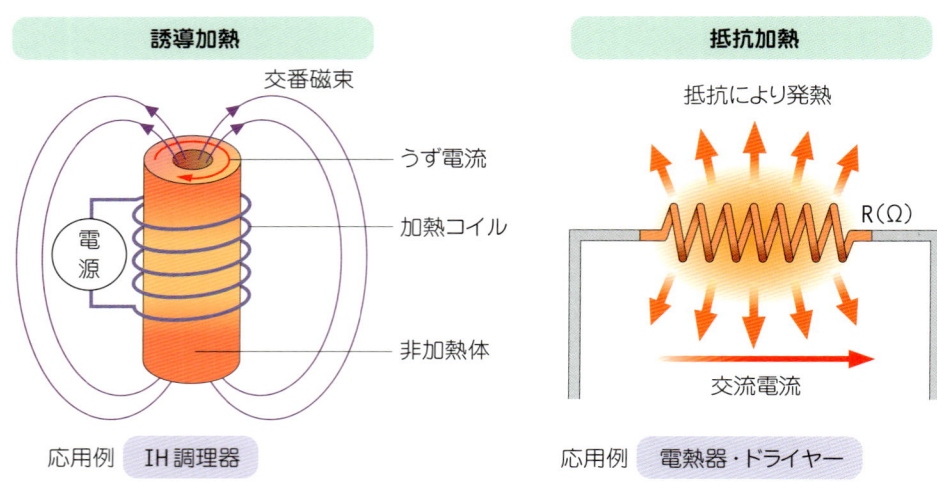

図16　高周波電流による加熱

2）高周波電流の特徴と臨床応用

- 高周波電流が医療に用いられる理由の1つが，人体に対する刺激が小さく「感電しない（ビリビリしない）」ため，安全性が高いということです。
- 周波数が1kHzを越えると周波数に反比例して人体に流れる電流は少なくなり，電気刺激が小さくなります。
- 医療分野では誘電加熱ではなく，通常は高周波電流を生体に流して

その抵抗によるジュール熱で生体を加熱します。
- 最も代表的なのが電気メスで，500kHz〜5MHzの周波数を使用しています。
- その他には肝癌に対するラジオ波焼灼術や温熱療法（ハイパーサーミア）で高周波が利用されています。

3）ClosurePLUS™とClosureFAST™カテーテル

- RFAの焼灼メカニズムはどうなっているのでしょうか？
- 最初に発売されたClosureカテーテルおよびClosurePLUS™カテーテルは，どちらも双極（バイポーラ）型電極です（図17）。
- 静脈内で電極を傘状に拡張して静脈壁に直接接触させます。その電極から高周波電流を流して，このときの抵抗によって発生するジュール熱で静脈を85℃に加熱します（図18）。
- 基本的に電気メスや肝癌のラジオ波焼灼術と同じ原理になります。
- 電極が常に静脈壁に接触している必要があるので，静脈径に合わせて2種類の径のRFカテーテルが必要でした。
- ClosurePLUS™カテーテルの欠点（焼灼速度が遅い）を解決するために開発されたのが，ClosureFAST™カテーテルです。
- 本カテーテルによるRFAを，ClosurePLUS™カテーテルのRFAと区別するために"Venefit™ procedure"と呼んでいます（図19）。
- ClosureFAST™カテーテルの焼灼メカニズムは"伝導加熱（conduction heating）"です。

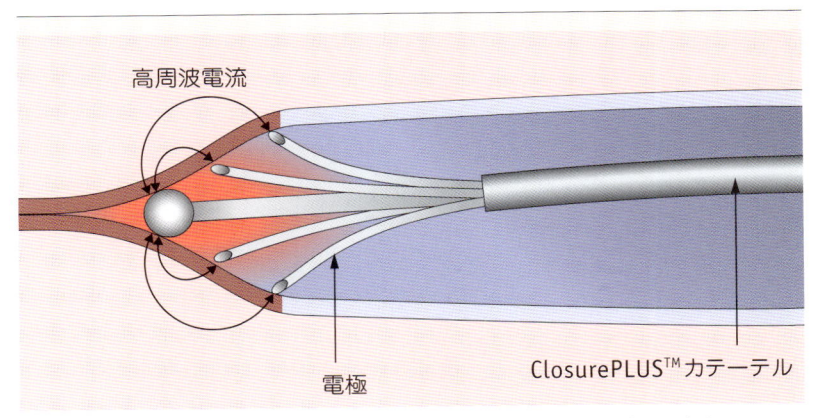

双極（バイポーラ）型電極，6Fr（上）と8Fr（下）の2種類のサイズがある。

図17 ClosurePLUS™カテーテル

電極が傘のように拡がって静脈壁に接触し，高周波電流を生体に流す。

図18 ClosurePLUS™カテーテルの焼灼メカニズム

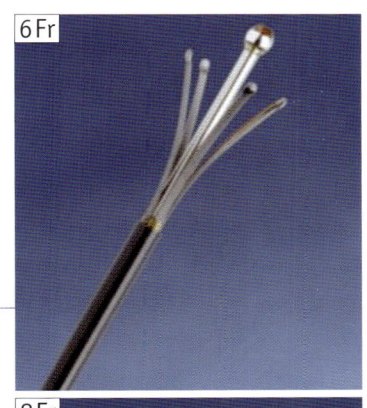

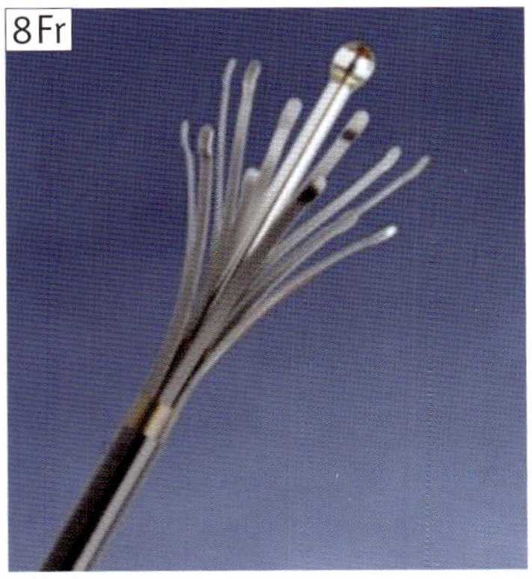

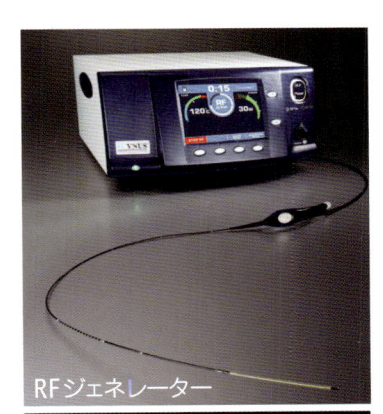

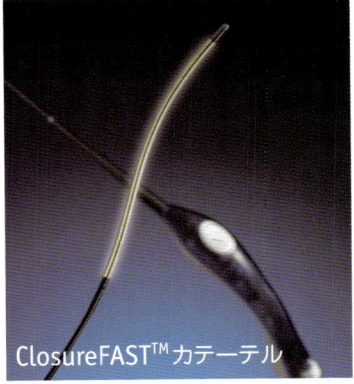

ClosureFAST™カテーテルは太さ7Frで，長さ60cmと100cmの2種類がある。

図19 Venefit™ procedure

- ▶ 120℃に熱せられた発熱部（エレメントコイル）が静脈壁に接触して，その熱が伝導することによって加熱・焼灼を行います（図20）。
- ▶ 簡単に言えば，焼け火箸を押し当てているのと同じことになります。
- ▶ 高周波電流は先端のコイルを抵抗加熱（図16）によって加熱するために使用され，コイルは絶縁されているので高周波電流は生体にはほとんど流れません。
- ▶ トースター，ヘアドライヤー，電気毛布，電熱器などと同じ原理です（図21）。
- ▶ 高周波電流を使用する理由は，急速加熱ができるのと，電流が漏れても感電しにくいという安全性からです。
- ▶ ClosureFAST™カテーテルは電極ではないのでモノポーラでもバイポーラでもなく，もちろん生体に電流は流れません。

> ClosureFAST™は焼け火箸！

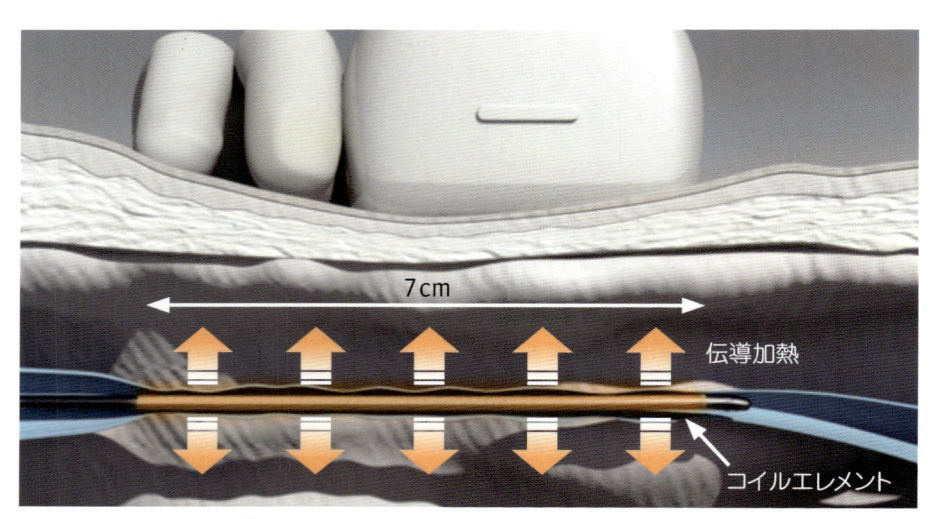

図20　ClosureFAST™カテーテルの焼灼メカニズム
先端に7cmのコイルエレメントを持ち，高周波電流で120℃に加熱され，伝導加熱で静脈を焼灼する。

金属に電流を流し，抵抗によって発熱　　先端のコイルが発熱

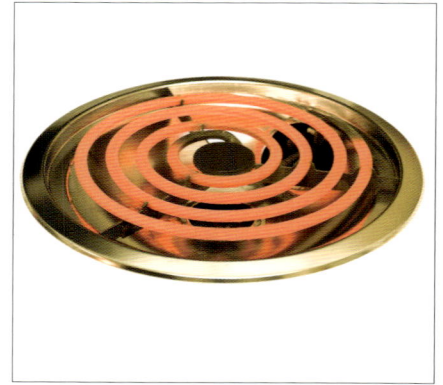

図21　ClosureFAST™カテーテルは焼け火箸？

4) RFAの治療成績

▸ ClosurePLUS™カテーテルによるRFAの初期の報告[23]では，DVTや神経障害が比較的高率に認められています。

▸ さらに，ClosurePLUS™カテーテルによる静脈閉塞率は3～5年で75～87%であり[24]，メタ解析[25]でも術後5年の治療成功率は79.9%であり，EVLAが95.4%と有意に良好な結果を示しています。

▸ しかし，ClosureFAST™によるRFAは，EVLAに比べると疼痛や皮下出血は少なく，術後のQOLは良好です（図22）[26]。

▸ また，ClosureFAST™による静脈閉塞率は3年で93%[27]，5年で91.9%[28]と報告されており，ClosurePLUS™カテーテルと比べて大幅に改善しています。

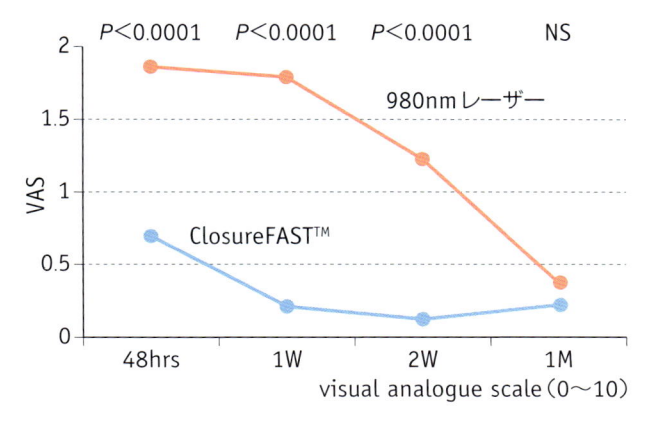

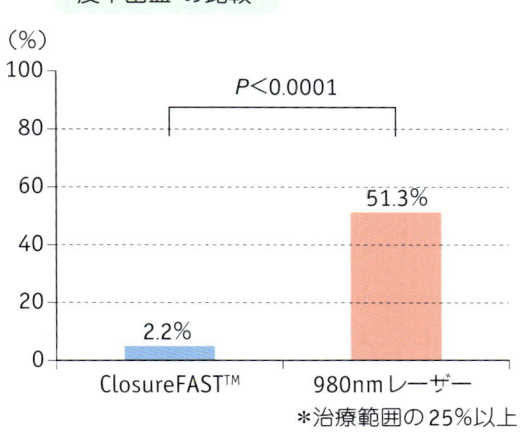

図22 RFAの治療成績
米国で行われたRECOVERY Study（2007年，ClosureFAST™と980nmレーザーのランダム化比較試験）の結果。
（文献26より引用）

参考文献

1) Proebstle TM, et al：Thermal damage of the inner vein wall during endovenous laser treatment：key role of energy absorption by intravascular blood. Dermatol Surg 28：596-600, 2002.

2) Proebstle TM, et al：Endovenous treatment of the greater saphenous vein with a 940nm diode laser：thrombotic occlusion after endoluminal thermal damage by laser generated steam bubbles. J Vasc Surg 35：729-736, 2002.

3) Proebstle TM, et al：Nonocclusion and early reopening of the great saphenous vein after endovenous laser treatment is fluence dependant. Dermatol Surg 30：174-178, 2004.

4) Timperman PE, et al：Greater energy delivery improves treatment success of endovenous laser treatment of incompetent saphenous vein. J Vasc Interv Radiol 15：1061-1063, 2004.

5) Theivacumar NS, et al : Factors influencing the effectiveness of endovenous laser ablation (EVLA) in the treatment of great saphenous vein reflux. Eur J Vasc Endovasc Surg 35 : 119-123, 2008.
6) Kaspar S, et al : Standardisation of parameters during endovenous laser therapy of truncal varicose veins-experimental ex-vivo study. Eur J Vasc Endovasc Surg 34 : 224-228, 2007.
7) Disselhoff BC, et al : Endovenous laser ablation : an experimental study on the mechanism of action. Phlebology 23 : 69-76, 2008.
8) Weiss RA : Comparison of endovenous radiofrequency versus 810nm diode laser occlusion of large veins in an animal model. Dermatol Surg 28 : 56-61, 2002.
9) Amzayyb M, et al : Carbonized blood deposited on fibres during 810, 940 and 1,470nm endovenous laser ablation : thickness and absorption by optical coherence tomography. Lasers Med Sci 25 : 439-447, 2010.
10) 広川雅之：下肢静脈瘤血管内レーザー治療における静脈焼灼のメカニズム．日レ医誌 33：57-62, 2012.
11) Roggan A, et al : Optical properties of circulating human blood in the wavelength range 400-2500nm. J Biomed Opt 4 : 36-46, 1999.
12) Kuenstner JT, et al : Spectrophotometry of human hemoglobin in the near infrared region from 1,000 to 2,500nm. J Near Infrared Spectrosc 2 : 59-65, 1994.
13) 野添紗希，他：下肢静脈瘤に対する血管内レーザー治療における波長980 nm および1470nm レーザーの有効性および安全性の光学特性値に基づいた比較．日レ医誌 33：7-14, 2012.
14) Sroka R, et al : Endovenous laser therapy — application studies and latest investigations. J Biophotonics 3 : 269-276, 2010.
15) Yamamoto T, et al : Influence of fibers and wavelengths on the mechanism of action of endovenous laser ablation. J Vasc Surg: Venous and Lym Dis 2 : 61-69, 2014.
16) Kabnick LS : Outcome of different endovenous laser wavelengths for great saphenous vein ablation. J Vasc Surg 43 : 88-93, 2006.
17) Proebstle TM, et al : Endovenous treatment of the great saphenous vein using a 1,320nm Nd : YAG laser causes fewer side effects than using a 940nm diode laser. Dermatol Surg 31 : 1678-1683, 2005.
18) Doganci S, et al : Comparison of 980nm laser and bare-tip fibre with 1,470nm laser and Radial fibre in the treatment of great saphenous vein varicosities : a prospective randomised clinical trial. Eur J Vasc Endovasc Surg 40 : 254-259, 2010.
19) Hirokawa M, et al : Comparison of 1470 nm laser and radial 2ring fiber with 980 nm laser and bare-tip fiber in endovenous laser ablation of saphenous varicose veins : a multicenter, prospective, randomized, non-blind study. Ann Vasc Dis 8 : 282-289, 2015.
20) Hirokawa M, et al : Comparison of bare-tip and radial fiber in endovenous laser ablation with 1470nm diode laser. Ann Vasc Dis 7 : 239-245, 2014.
21) 栗原伸久，他：波長1470nm レーザーおよびradial 2ring fiber を用いた下肢静脈瘤に対する血管内レーザー焼灼術—その初期成績．静脈学 26：34-40, 2015.
22) 総務省「電波利用ホームページ」．
http://www.tele.soumu.go.jp/j/sys/others/highfre/
23) 広川雅之：下肢静脈瘤に対する血管内治療の現況．脈管学 49：239-245, 2009.
24) 杉山 悟，他：5．ラジオ波焼灼術．日外会誌 116：161-165, 2015.

25) van den Bos R, et al : Endovenous therapies of lower extremity varicosities : A meta-analysis. J Vasc Surg 49 : 230-239, 2009.
26) Almeida JI, et al : Radiofrequency endovenous ClosureFAST versus laser ablation for the treatment of great saphenous reflux : a multicenter, single-blinded, randomized study (RECOVERY Study) J Vasc Interv Radiol 20 : 752-759, 2009.
27) Rasmussen LA, et al : Randomized clinical trial comparing endovenous laser ablation, radiofrequency ablation, foam sclerotherapy, and surgical stripping for great saphenous varicose veins with 3-year follow-up. J Vasc Surg : Venous and Lym Dis 1 : 349-356, 2013.
28) Proebstle TM, et al : Five-year results from the prospective European multicenter cohort study on radiofrequency segmental thermal ablation for incompetent great saphenousveins. Br J Surg 102 : 212-218, 2015.

参考図書

1) Marangoni O, et al : Lasers in phlebology Italy, UD, Edizioni Goliardiche, 2006.
2) Bergan JJ, ed : The Vein Book USA, MA, Elsevier Academic Press, 2007.
3) 粟津邦男：赤外レーザー医工学．大阪大学出版会，2008．
4) 小磯謙吉，他編：医工学治療機器マニュアル④「温熱・低温・レーザー」．金原出版，1991．
5) 黒澤　宏：レーザー基礎の基礎，（株）オプトロニクス社，1999．

Textbook of Endovenous Ablation for Varicose Veins

03 静脈瘤はエコーで診断！

血管内焼灼術を行う上で最も重要なのは静脈エコーです。
いまだに下肢静脈瘤の診断を静脈撮影で行っているようでは血管内焼灼術を安全に行うことはできません。
したがって，血管内焼灼術を始める前にまず下肢静脈瘤をエコーで診断することをお勧めします。
ただ単に，DVTや伏在静脈不全の有無をチェックするのみではなく，その性状，径や走行を詳しく検索し，具体的に記載できなければいけません。

1. 静脈エコー検査の基礎

1) エコー装置

▶静脈エコーはBモードとドプラモードを頻繁に切り替えるので，モードの切り替えが速い機種を選択します。

▶エコー装置はドプラモードを備えていることが必要です。

▶プローブは先端が平らなリニア型（7.5〜12MHz）を使用します（図1）。

▶エコーの操作方法をチェックしておきます（図2）。

▶エコーゼリー，ティッシュペーパー（タオル）と検査用ズボンも忘れずに！

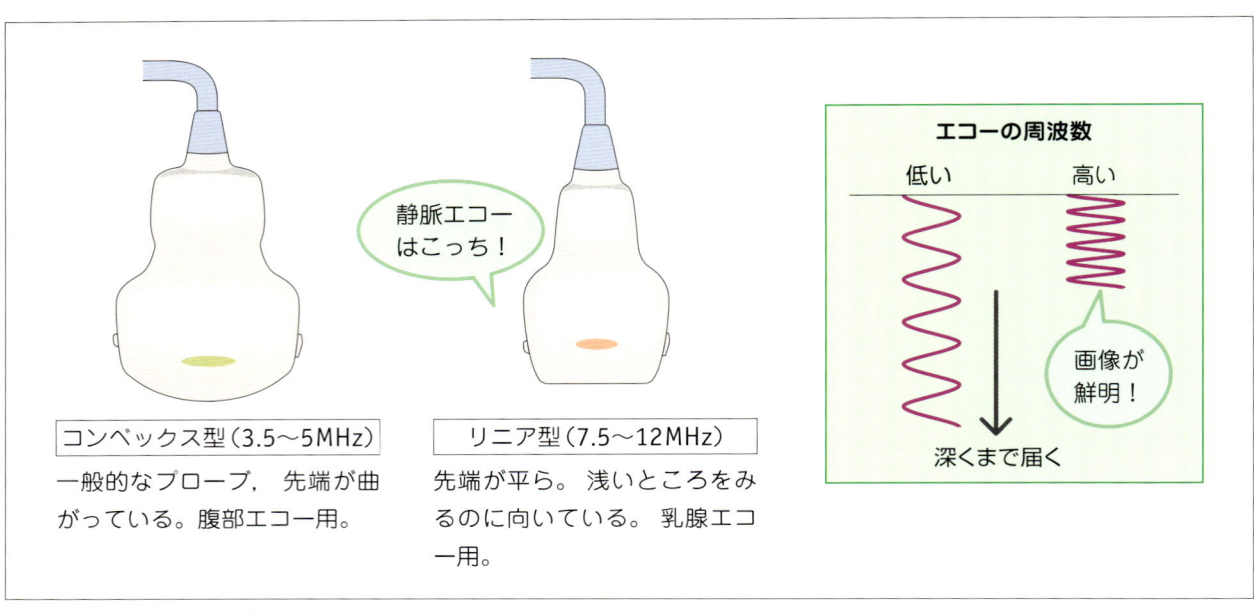

図1 使用するプローブ

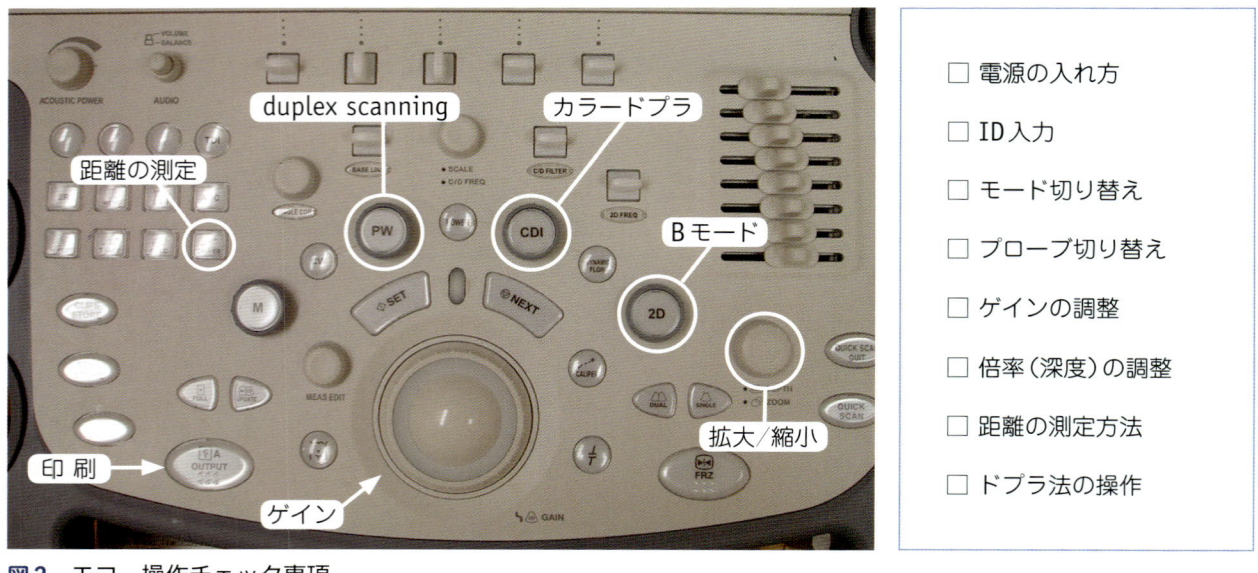

図2 エコー操作チェック事項

- □ 電源の入れ方
- □ ID入力
- □ モード切り替え
- □ プローブ切り替え
- □ ゲインの調整
- □ 倍率（深度）の調整
- □ 距離の測定方法
- □ ドプラ法の操作

2) プローブの持ち方

- 静脈エコーでは数mmの細い静脈を描出するので細かい操作が不可欠，そのためにはプローブの持ち方が重要！
- 腹部エコーのようにプローブの上を持って強く押しつけると静脈がつぶれてしまいます（図3）。
- プローブ本体の下のほうを指ではさむように軽く持ち，小指でプローブを支え，プローブ走査面が皮膚に軽く触れるぐらいにします。

正しいプローブの持ち方が重要！

○ 正しい持ち方 / × 間違った持ち方

プローブ本体下部を持つ / プローブの上のほうをつかむ
皮膚に軽く触れるぐらい / 押しつける
小指で支える
静脈がつぶれない / 静脈がつぶれる

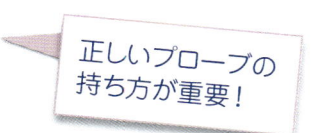

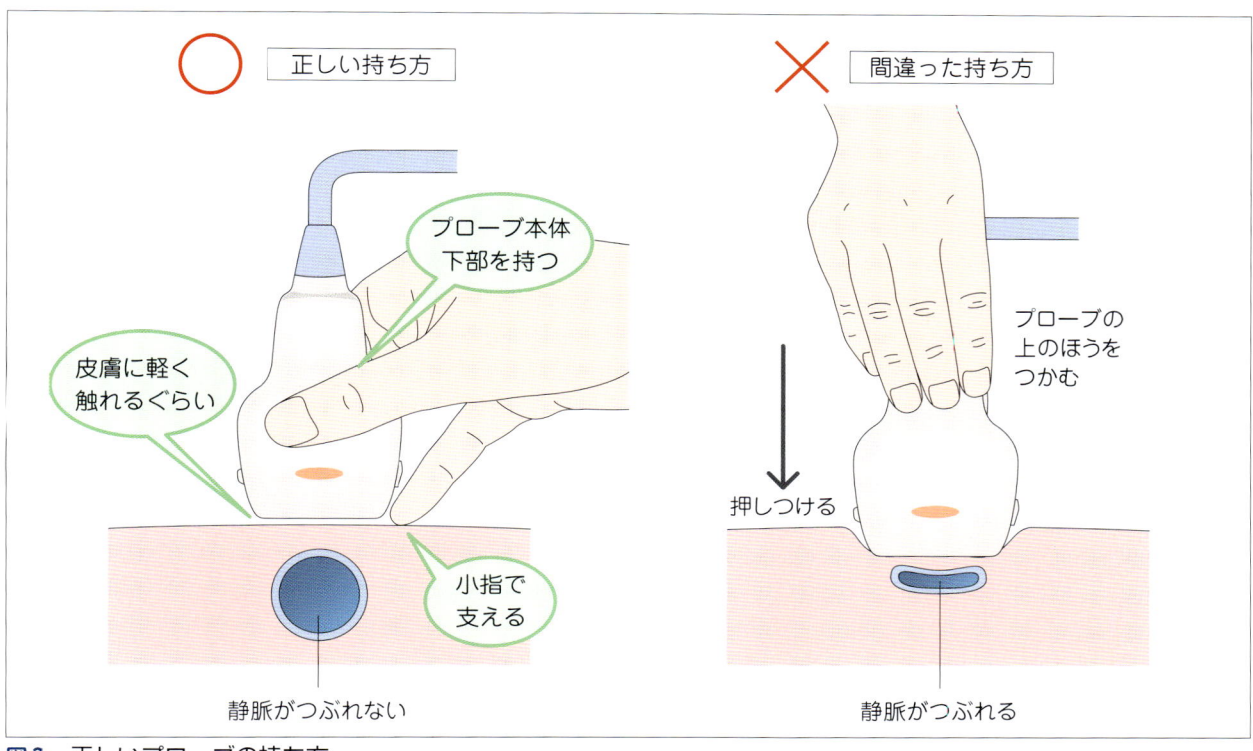

図3　正しいプローブの持ち方

3) ドプラ法による弁不全の評価

- 下肢静脈瘤は静脈の弁不全による血液逆流が原因です（図4）。
- 静脈エコーでは静脈の逆流（＝弁不全）をドプラモードで評価します。
- ドプラモードにはパルスドプラ法とカラードプラ法があります（図5）。
- パルスドプラ法は，通常Bモードと同時に表示されduplex scanningと呼ばれ，逆流の検出感度が高く逆流時間の測定ができます。
- カラードプラ法は，短軸操作のまま逆流の評価ができ，明らかに逆流がある部位，側副血行や細い分枝などの評価に使用します。

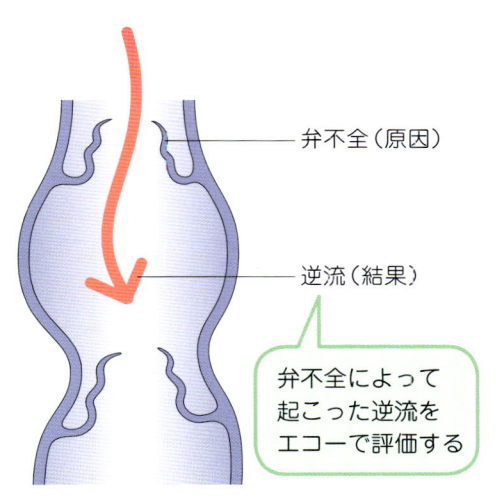

弁不全（原因）
逆流（結果）
弁不全によって起こった逆流をエコーで評価する

図4　弁不全と逆流

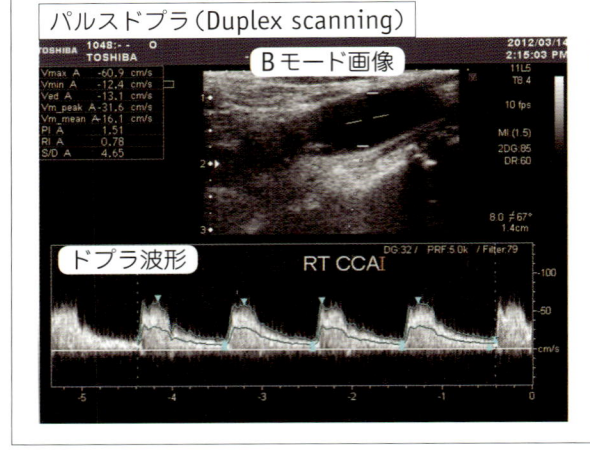

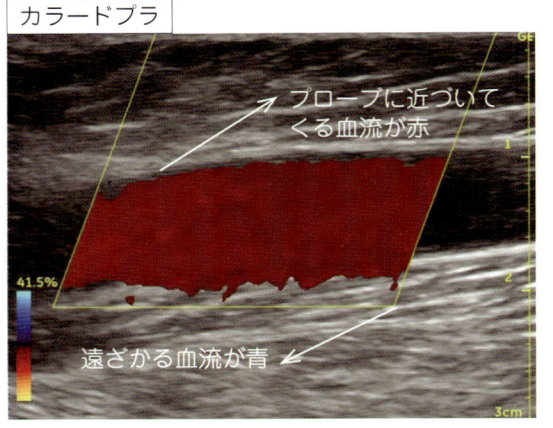

図5 静脈エコーのモード

4) ミルキング法による逆流の誘導

▶静脈エコーは立位あるいは座位で行うので常に患者さんが転倒しないように注意します。

▶立位では静脈にはほとんど血流がなく，ドプラ法を行う際には何らかの負荷をかけて血流を生じさせる必要があります。

▶ミルキングが最も代表的な負荷法で，検査部位の遠位部を手で圧迫，解放することによって血流を生じさせます。

▶通常は下腿をミルキングし，下腿を検査するときは足部をミルキングします（図6）。

▶このとき大切なのは，ふくらはぎ全体をもむのではなく，遠位部の静脈を圧迫することです。

転倒に注意！

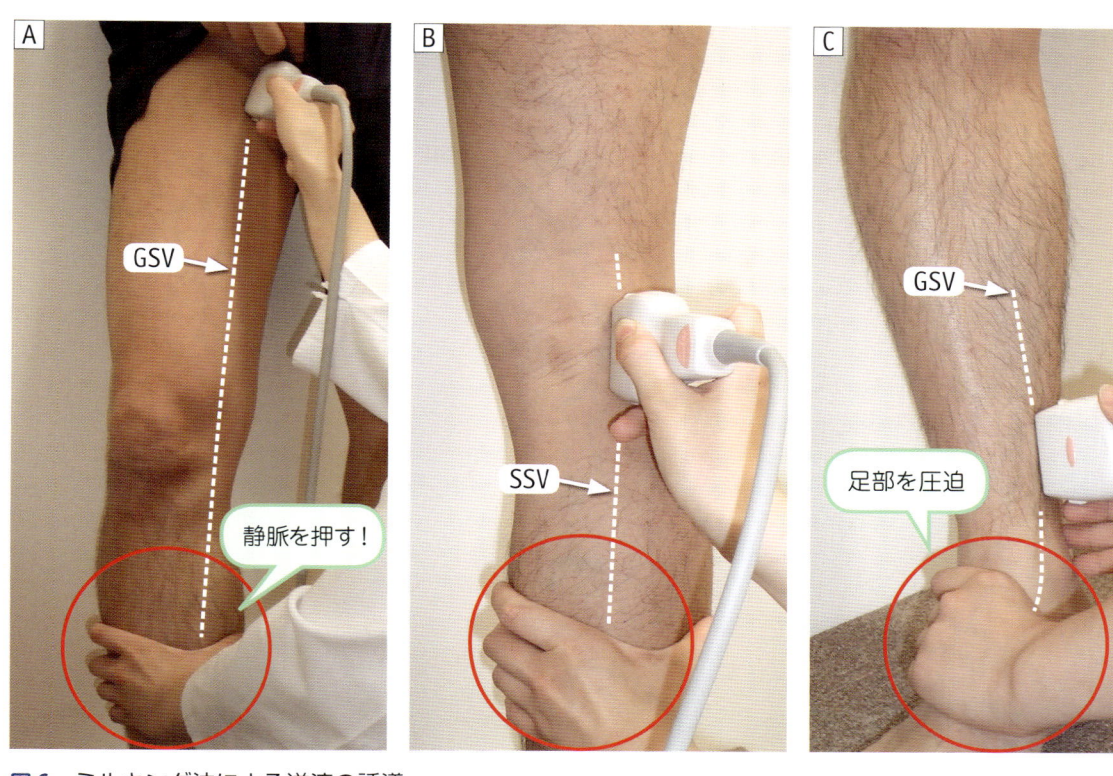

図6　ミルキング法による逆流の誘導
A．大伏在静脈，B．小伏在静脈，C．下腿の静脈

5) パルスドプラ検査の実際

▶モードをパルスドプラに切り替えます。通常はduplex scanningとなります。

▶血流波形の流速レンジを10〜15cm/秒ぐらいに小さくします。静脈の血流は遅いので，レンジが大きいと逆流が検出できません（図7）。

> duplex scanningでは流速レンジに要注意！

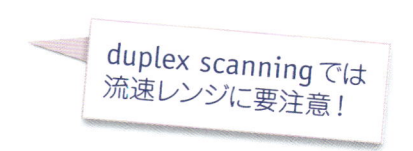

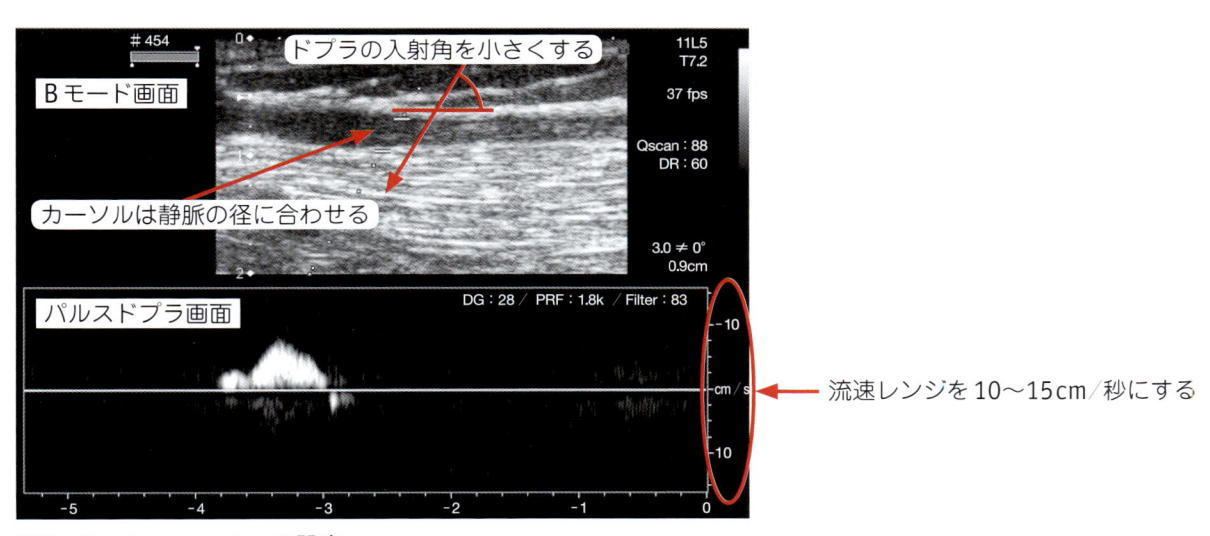

図7　Duplex scanningの設定

- Bモード画面で，カーソルの位置を静脈内に入るようにし，カーソルの幅を静脈の幅に調整します．
- ドプラの入射角を血管に対してできるだけ小さくなるようにします．
- 右手でプローブを支えながら，左手でふくらはぎのミルキングを行います．
- GSVが走行していると思われる場所を押すようにゆっくりと圧迫し，解放します（図6）．
- 画面上で逆流の有無を確認し，逆流時間が0.5秒以上を"逆流あり"とします（図8）．
- 正常でも弁が閉鎖するまでに0.1〜0.2秒の生理的逆流が認められます．
- わかりにくいときは圧迫後すぐに解放せずに，一呼吸置いてから解放します．
- 逆流の流速や逆流時間は，臨床的な意味はなく重症度とは関係がありません．
- 逆に，明らかに太い静脈なのに逆流が弱い，あるいは逆流がない場合は，静脈奇形や血管腫の場合があるので注意が必要です．

太いのに逆流がないのは血管腫

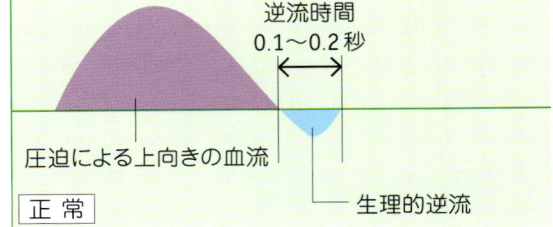

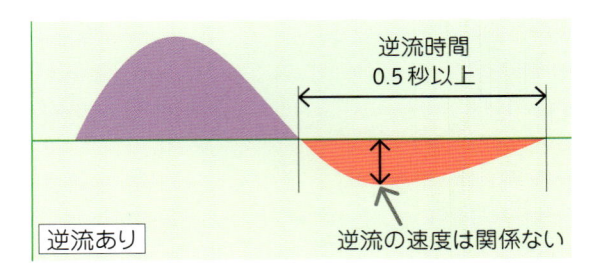

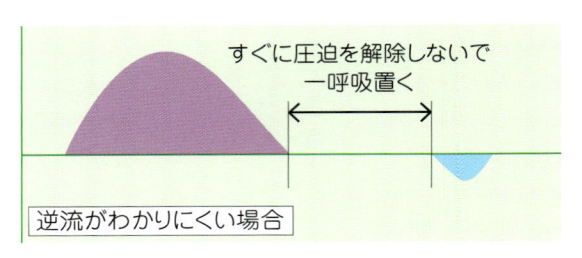

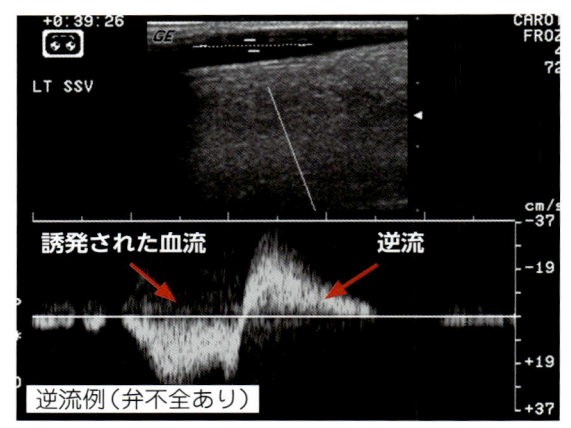

図8 ドプラ法による逆流の診断

6) カラードプラ検査の実際

- パルスドプラ法は短軸像から長軸像にプローブの向きを変えなければならず，また，カーソルを細い静脈にあてながらミルキングを行うのは慣れないとうまくできません．
- カラードプラ法は，逆流時間が評価できませんが，短軸像で静脈を描出しながら逆流の評価ができるので，スクリーニングに向いています．
- まずBモード短軸像で静脈をスキャンしながら，必要な部位でそのままカラードプラモードに切り替えて逆流の評価を行います（図9）．

▶ 伏在静脈が細くて明らかに逆流がない場所や，太くて明らかに逆流のある場所ではカラードプラ法で評価を行い，カラードプラ法では逆流の有無が判定できない場所ではパルスドプラ法で評価を行います。

▶ カラードプラ法は，長軸像で描出が難しい細い枝や屈曲の強い枝の逆流，動静脈瘻の評価に適しています（図10）。

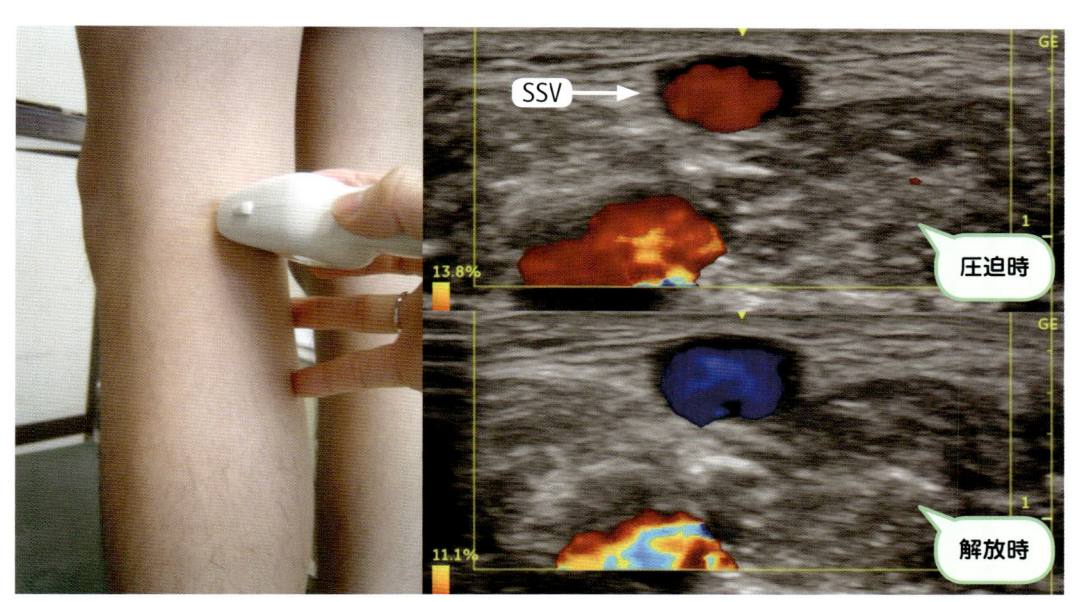

図9　カラードプラ法による逆流の評価

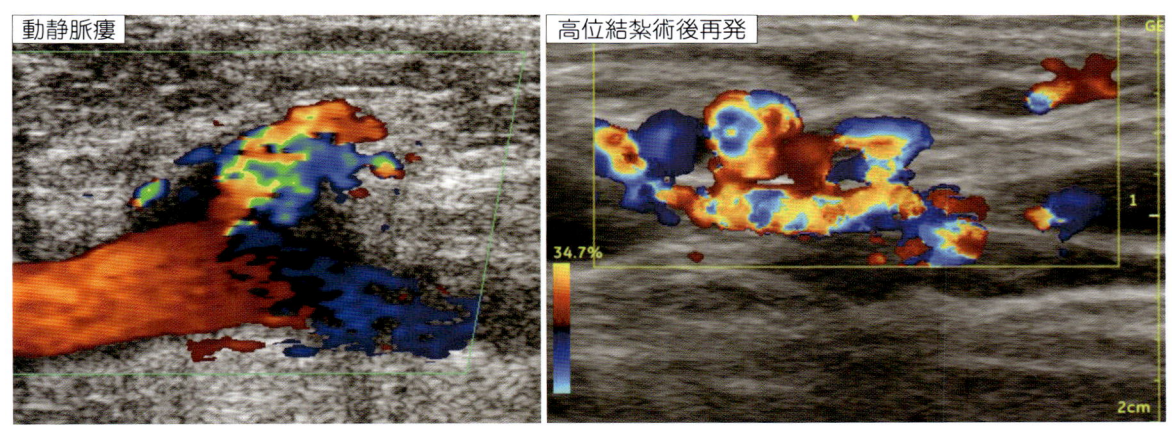

図10　カラードプラ法が適している場合

7) 筋膜と伏在静脈

▶ 静脈エコーを行う際に最も重要なのは，伏在静脈と筋膜の関係です！

▶ 大腿部のGSVは伏在筋膜と大腿筋膜によってサンドイッチのようにはさまれています（図11）。

▶ 筋膜に囲まれた空間を"saphenous compartment"と呼び，saphenous compartment内を走行しているのがGSVです。

▶ 大腿中央部でGSVが2枚の筋膜にはさまれているエコー像は，"saphenous eye"あるいは"エジプト人の眼"と呼ばれています（図12）。

▶ 血管内焼灼術ではTLA麻酔をこの"saphenous compartment"に正確に浸潤することが重要です。

"saphenous compartment"ぐらい知らなきゃ！

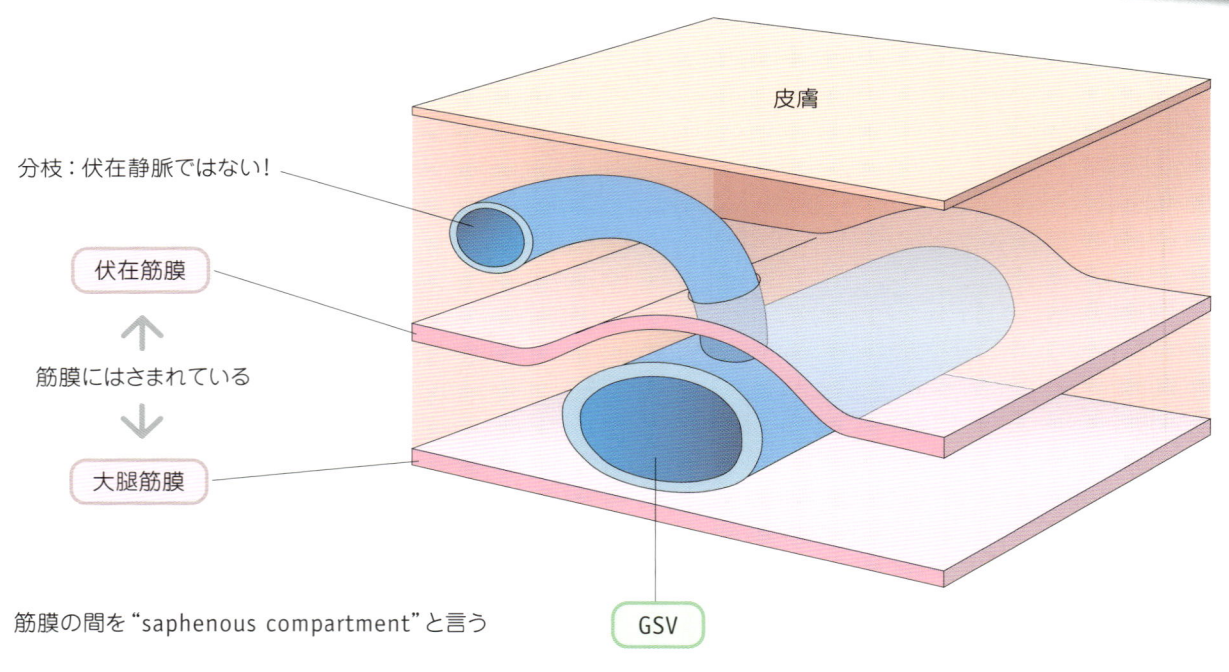

図11 筋膜と大伏在静脈

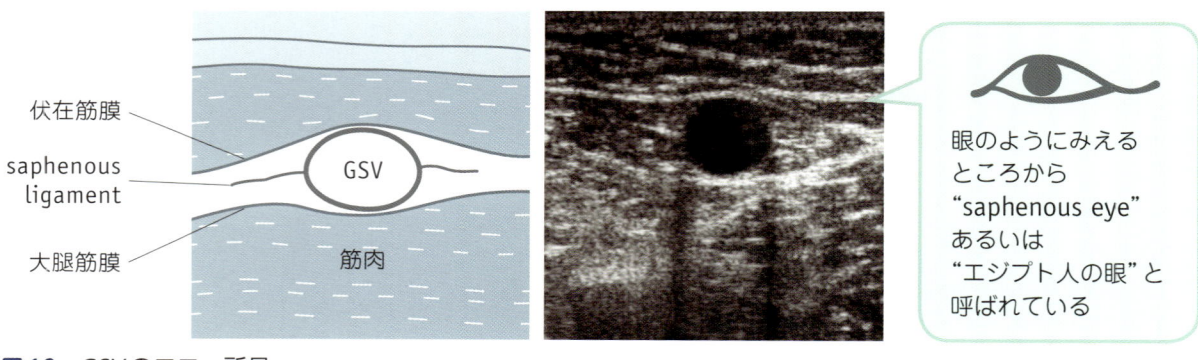

図12 GSVのエコー所見

眼のようにみえるところから"saphenous eye"あるいは"エジプト人の眼"と呼ばれている

2. 血管内焼灼術のためのエコー検査

▶ 血管内焼灼術を行う場合でも，基本的には通常の下肢静脈エコー検査を行います。
▶ しかし，血管内焼灼術の適応があるかどうか，どのような術式にするかを決めるためにはいくつかのポイントがあります。

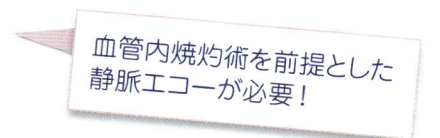

> 血管内焼灼術を前提とした静脈エコーが必要！

1) 血管内焼灼術の適応となる静脈

▶ 血管内焼灼術の適応となる静脈は主にGSV，小伏在静脈（SSV）および副伏在静脈（ASV）です。
▶ これらの表在静脈の解剖学的特徴とその走行を知っていることは，静脈エコーを行う際に非常に大切です。

① 大伏在静脈（GSV）

▶ GSVは"saphenous compartment"内を走行します。
▶ GSVの走行を理解するためには，"本幹"と"分枝"に分けて考えます。
▶ "本幹"は大腿部で筋膜にはさまれ，膝の周囲で筋膜がなくなり，下腿の中央部から脛骨の前面を，再び筋膜にはさまれて走行します（図13）。
▶ 膝の周囲では筋膜がないため，圧力によって分枝が拡張して瘤化しやすくなっています。
▶ "分枝"は筋膜より浅い位置，皮下の脂肪組織内にあり，拡張して皮膚表面からみえる静脈瘤になります（図14）。

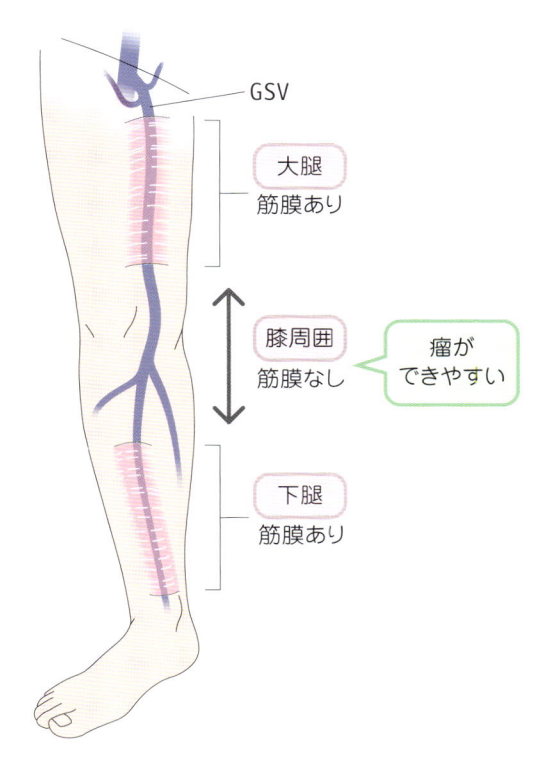

図13 大伏在静脈の走行

> 本幹は筋膜の間，分枝は筋膜の外！

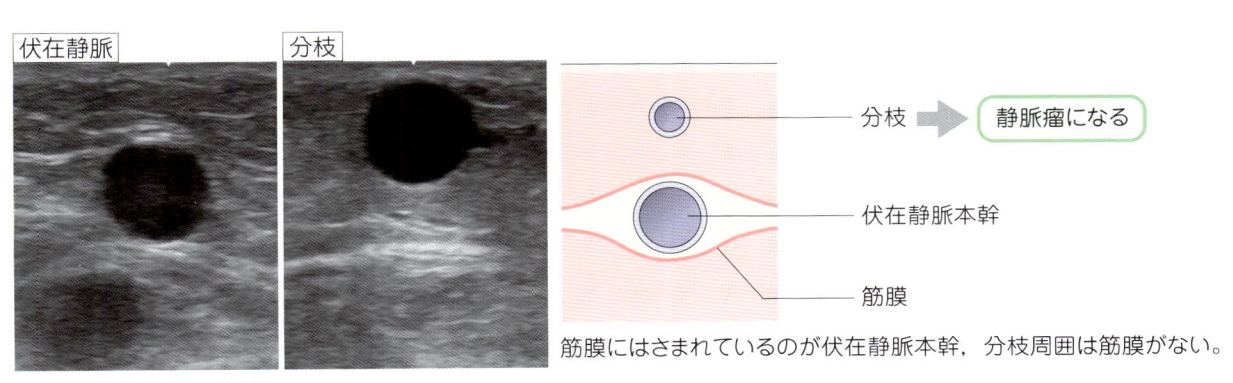

図14 伏在静脈と分枝

筋膜にはさまれているのが伏在静脈本幹，分枝周囲は筋膜がない。

②小伏在静脈（SSV）

- SSVの走行は単純，膝窩部の小伏在静脈-膝窩静脈接合部（SPJ）からまっすぐ下に降りてきて，厚い筋膜と下腿筋の間にあります。
- SPJはバリエーションに富んでいて，合流部位は一定でなく合流していない場合もあります（図15）。
- SPJで合流していない場合，SSVはSPJを越えてさらに頭側に伸び，"thigh extension of the SSV"，頭側でGSVに合流している場合は"Giacomini vein (intersaphenous vein)"と呼ばれます。
- SSVが大腿部に伸びている場合，坐骨神経や総腓骨神経と接している場合があるので血管内焼灼術を行う場合は注意が必要です（**第5章93頁参照**）。
- SSVでは，必ずしもSPJが逆流源ではなく，GSVからGiacomini veinを経由していたり，GSVの後方弓状枝が流れ込んでいる場合があります。
- SPJの部位と形態は小伏在静脈瘤に対する血管内焼灼術の適応を決めるのに非常に重要です。

バリエーションに富むSPJ

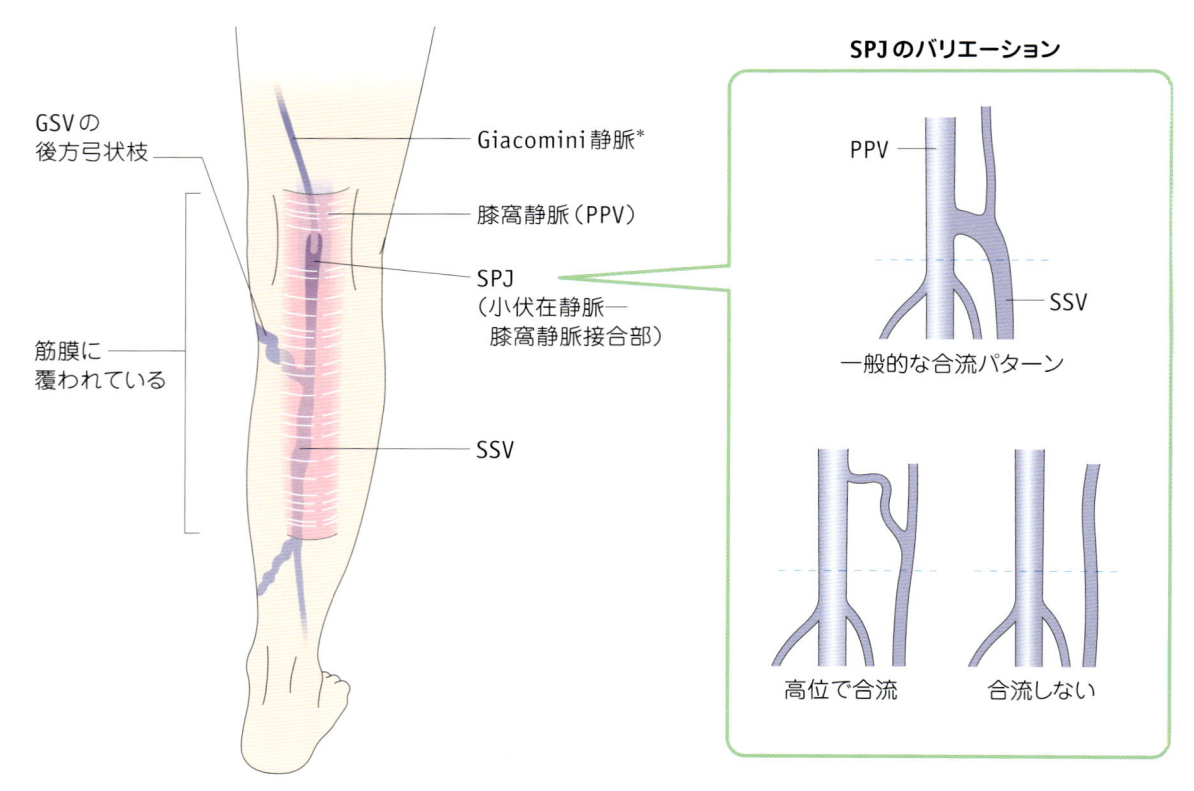

図15　SSVの走行
＊GSVに合流する場合

③副伏在静脈（ASV）

- 大伏在静脈-大腿静脈接合部（SFJ）周辺でGSVに合流する太い分枝で，前方副伏在静脈（AASV）と後方副伏在静脈（PASV）があります。
- AASVはGSVより外側を走行し，GSVと違い膝下まで走行していることは少なく膝上で終わっているため，弁不全が生じた場合は分枝静脈瘤が外側に回るか内側に向かってGSVと合流します（図16）。
- PASVはGiacomini veinを経由してSSVに接続する場合があります。
- ASV単独あるいはASVとGSV両方に弁不全が存在すると静脈瘤の形が複雑になり，血管内焼灼術を行う際に工夫が必要となります（**第9章179頁参照**）。

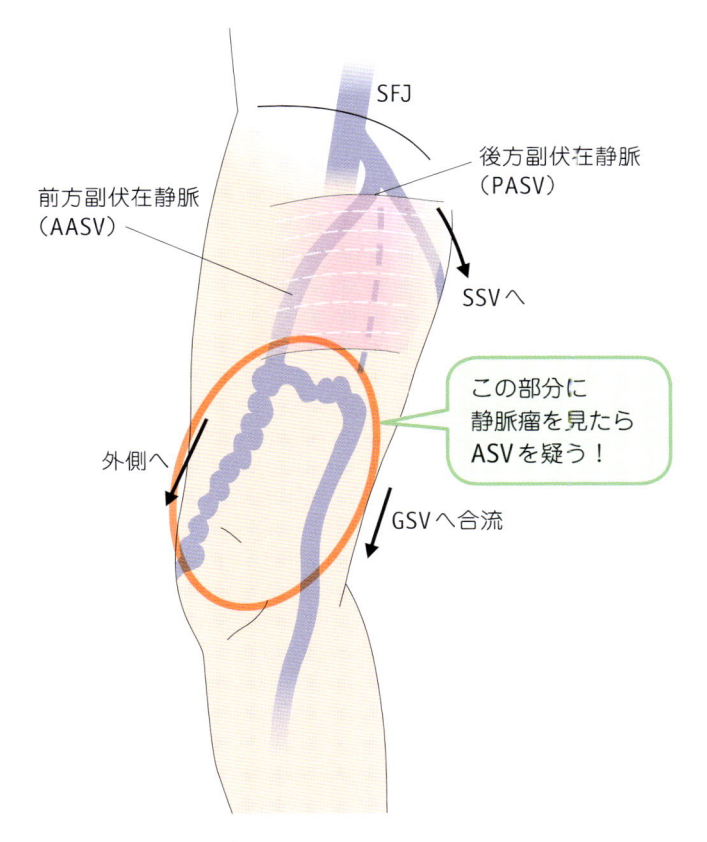

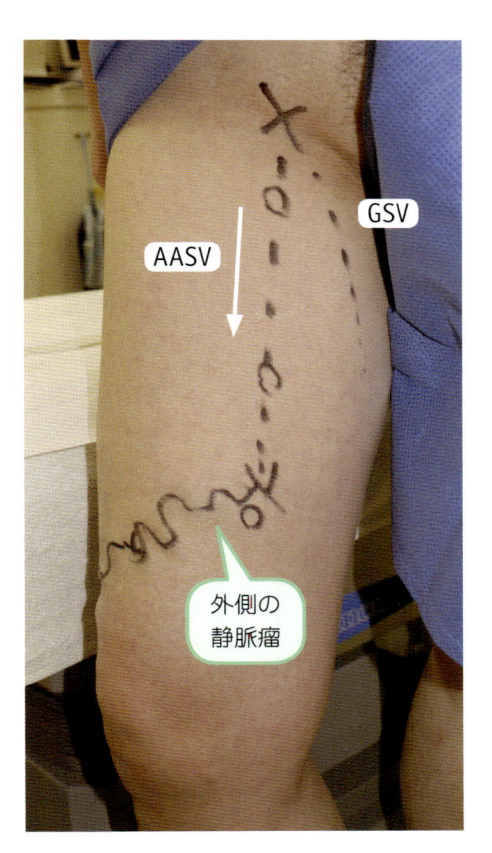

図16 ASVの走行

2) 静脈径の計測

- 静脈径は静脈瘤の重症度や血管内焼灼術の適応を決めるために非常に重要です。
- 主に伏在静脈，瘤状変化の径を計測します。

①伏在静脈径の計測

- 伏在静脈の径は立位または座位で，SFJの下5～10cmの代表的な部分の径を測定します（図17）。
- 伏在静脈径は上下方向の径を計測するのが基本です（図18）。
- 弁不全のある場合は上下および左右方向の径を計測します。
- 伏在静脈径4mm以上が血管内焼灼術の適応となります。
- ガイドラインでは10mm以下が推奨されていますが，RFAや1,470nmレーザーではより太い症例でも適応となる場合があります。

太さが大事！ しっかり測って！

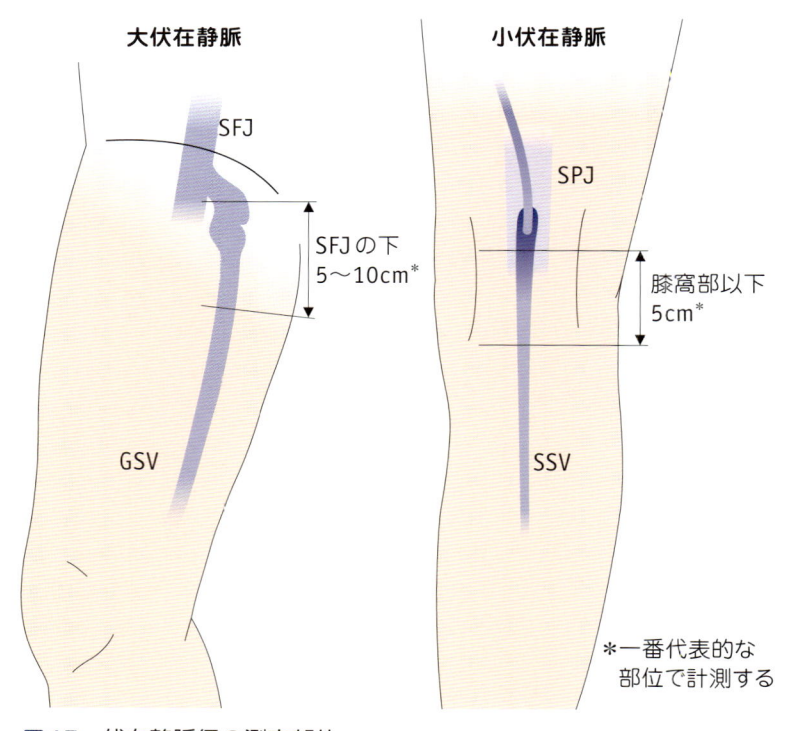

*一番代表的な部位で計測する

図17 伏在静脈径の測定部位

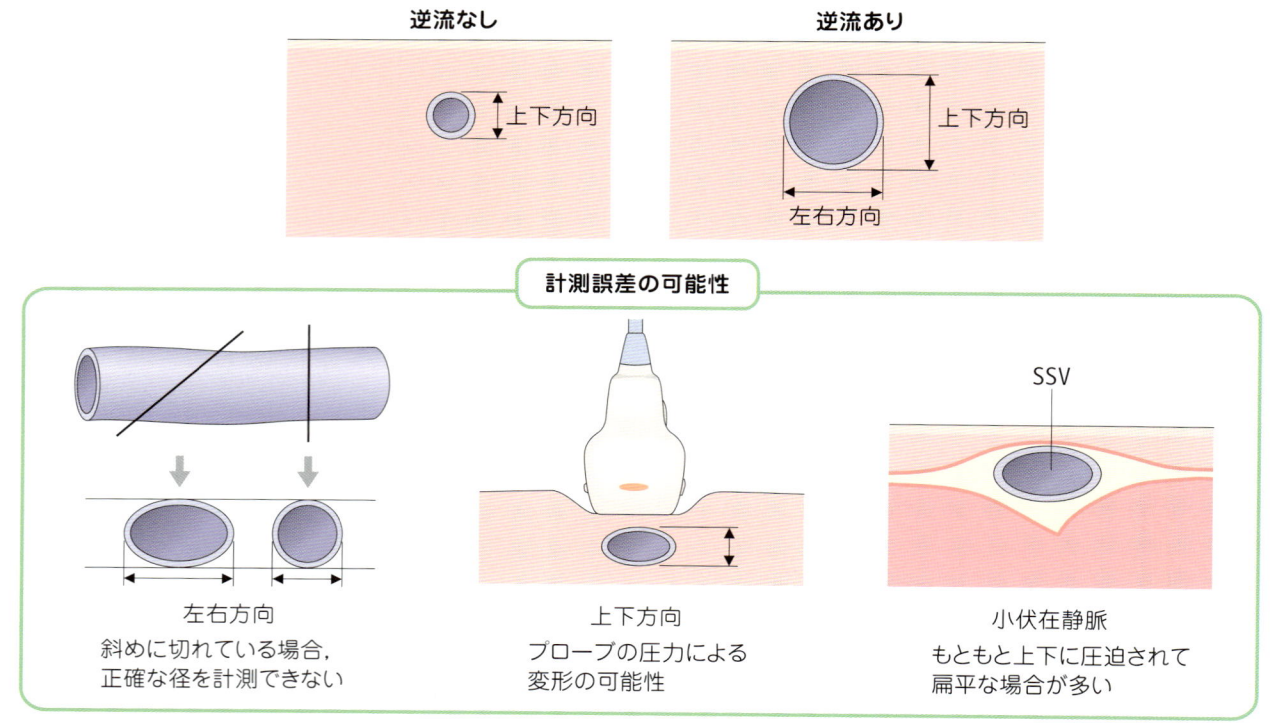

図18 伏在静脈径の測定方法

②瘤状変化の計測

▶ 瘤状変化は伏在静脈が部分的にふくれている部位のことを指し，囊状瘤と紡錘状瘤に分類されます（図19）。

▶ 瘤状変化はレーザーで十分に焼灼されない場合が多く，術後血栓性静脈炎を起こしたり（図20），SFJやSPJに近い場合には後述のEHIT（PASTE，**第6章114頁参照**）の原因となる場合があります。

▶ 瘤状変化は伏在静脈の走行と垂直方向の最大径を測定し，SFJ（SPJ）が近い場合は，その距離（クビ）も測定します（図21）。

▶ 瘤状変化は部位，性状にもよりますが，有意な変化は最大径15mm以上で，25mm以上は血管内焼灼術の適応とならない場合があります（**第4章58頁参照**）。

瘤状変化に要注意！

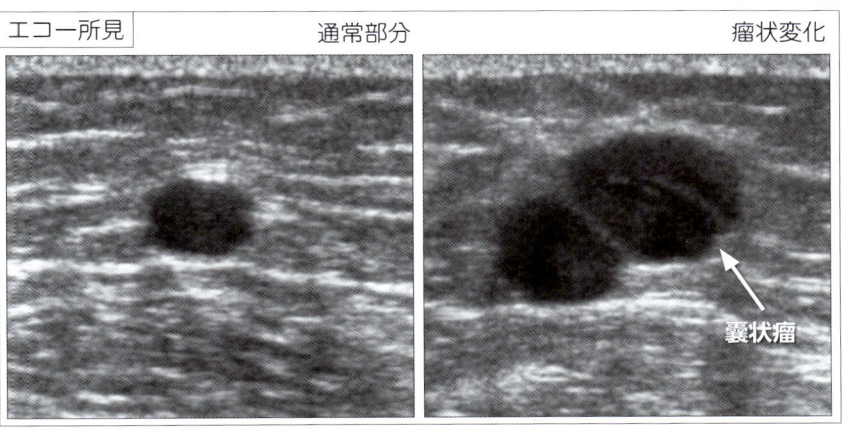

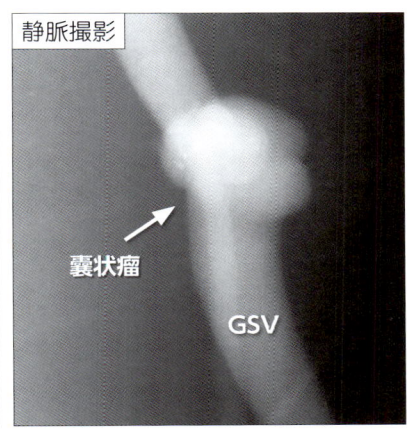

図19　瘤状変化

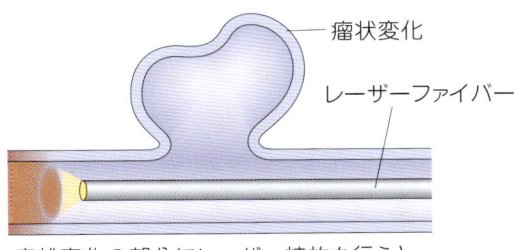

図20　瘤状変化と血管内焼灼術

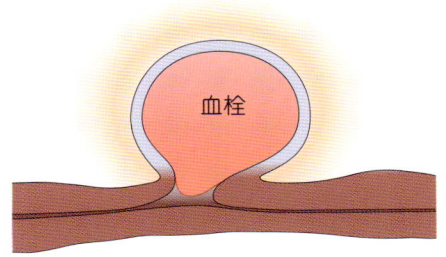

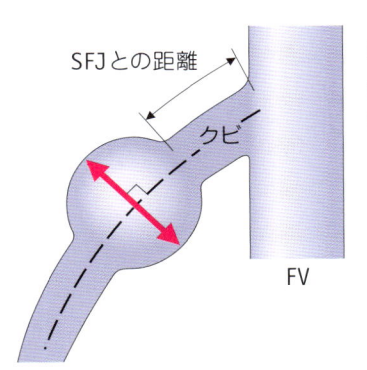

瘤状変化の部位は焼灼が不十分で血栓性静脈炎を起こしやすい。

紡錘状瘤
紡錘状瘤は瘤壁から瘤壁までの距離を計測

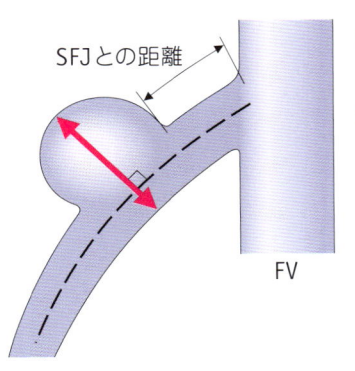

囊状瘤
瘤壁から伏在静脈壁までの距離を計測

図21　瘤状変化の径測定方法
伏在静脈の走行と垂直方向の最大径を計測する。

静脈瘤はエコーで診断！

3) 静脈の性状

- 血管内焼灼術を行う必要のある伏在静脈の性状を詳しくチェックします。
- チェック項目はSFJ・SPJの破格，瘤状変化，蛇行の有無と程度です。
- SFJの破格はSPJの破格よりも少ないのですが，その存在を知っておかないと血管内焼灼術が難しい場合があります。
- 代表的なSFJの破格は，GSVが浅大腿動脈（SFA）の外側をまわり深大腿動脈（PFA）との間から大腿静脈（FV）に流入するものです（図22）。
- GSVが高度に屈曲・蛇行しているとファイバーやRFカテーテルの挿入が困難となります（図23）。
- 蛇行するGSVは皮下の浅い位置に存在しますが，血管内焼灼術によって皮膚の熱傷を起こすことはありません。
- しかし，色素沈着や皮膚のひきつれを起こす場合があるので，特に若年者では注意が必要です（第6章122頁参照）。

> SFJの破格に要注意！浅在化は怖くない！

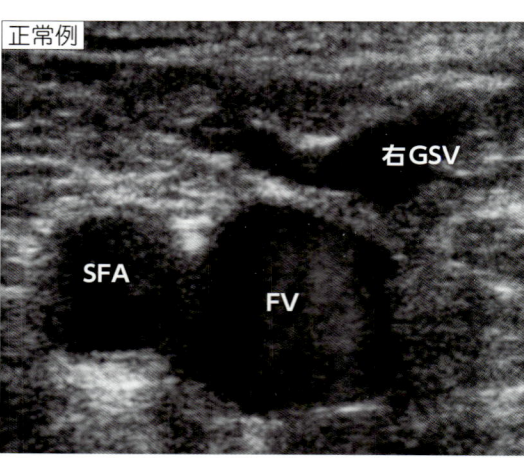

GSVがFVと正常に合流する部分のエコー像は"ミッキーマウスサイン"と呼ばれている。

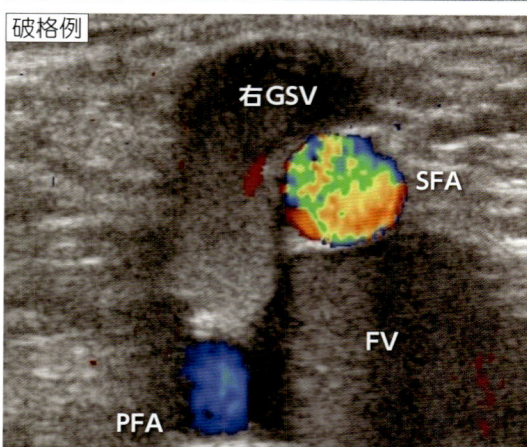

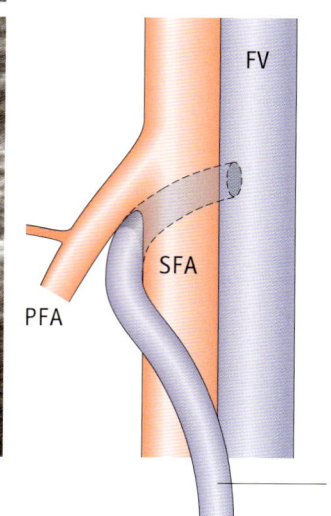

右GSVがSFAの外側をまわりPFAとの間からFVに流入している。

図22　SFJの破格

図23 GSVの蛇行と浅在化
屈曲が強く，ファイバー（カテーテル）挿入困難が予想される。

蛇行と浅在化

エコー所見

GSVは浅い位置に存在

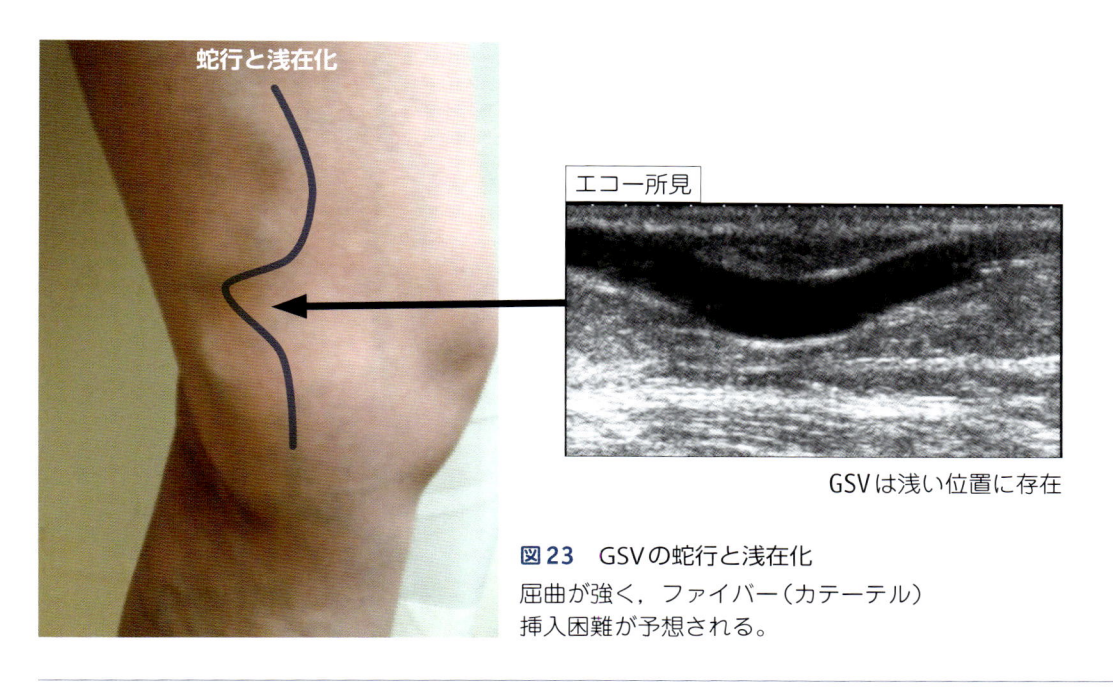

4）逆流源はどこか？

▶静脈エコーで下肢静脈瘤を診断する場合は，常に逆流源がどこにあるのかを意識して検査を行う必要があります（**図24**）。

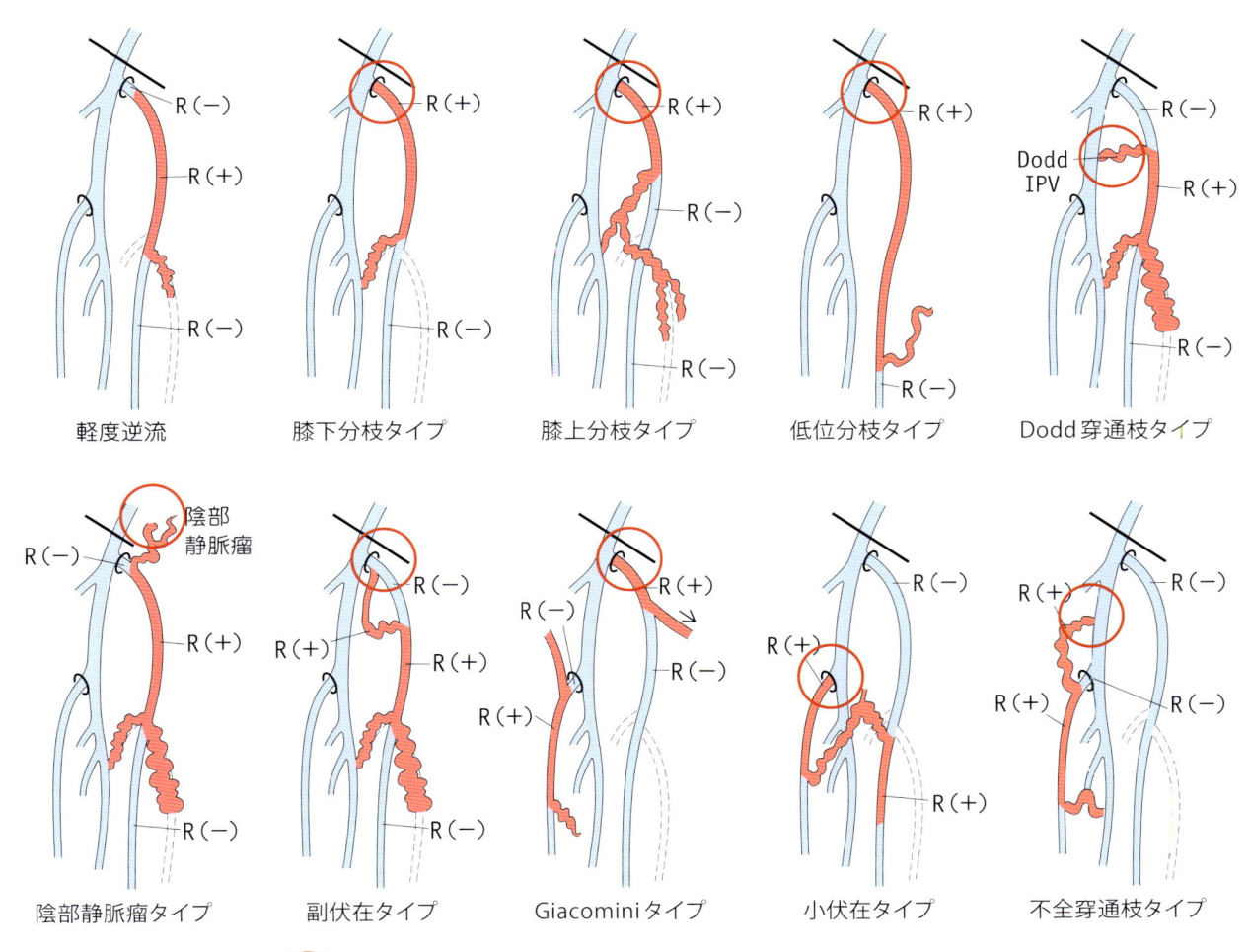

軽度逆流　　膝下分枝タイプ　　膝上分枝タイプ　　低位分枝タイプ　　Dodd穿通枝タイプ

陰部静脈瘤タイプ　　副伏在タイプ　　Giacominiタイプ　　小伏在タイプ　　不全穿通枝タイプ

図24 逆流源を探せ！　　〇 逆流源，R（＋）逆流あり，R（－）逆流なし

- 逆流源は1つとは限りませんが，すべてが責任病変とは限りません。
- どの逆流源が責任病変（静脈）かを診断し，その径，性状から血管内焼灼術の適応かどうかを判断します。

5）深部静脈血栓症の有無

- 実は，静脈エコーで最も重要なのは深部静脈血栓症（DVT）の診断です。
- DVTの既往は血管内焼灼術（だけではなくストリッピング，硬化療法も）の禁忌ですので，見落とすと重大な結果をもたらす危険があります。　　　　　　　　　　　　　　　絶対見落としちゃダメ！
- DVTの診断は，静脈内のエコー輝度を観察するのではなく，圧迫法で血栓の有無を判断します（図25）。
- 新鮮血栓は血液と輝度がほぼ同じなので，エコー画像では静脈の内腔が黒く抜けて見え，血栓を見落としてしまう危険性があります。
- 静脈を短軸像で観察し，プローブで上から圧迫して，静脈がつぶれれば"血栓なし"，つぶれなければ"血栓あり"と診断します。
- ポイントは"短軸像"で観察することで，体位は立位のままでもよいですが，判断が難しいときは臥位にしてチェックします。
- 陳旧性の血栓は高輝度の索状物として観察され，静脈壁との鑑別が難しい場合があります（図26）。

プローブで圧迫

つぶれる → A 血栓なし

つぶれない → A 血栓あり

＊必ず横断像で行う
縦断像ではずれてしまう

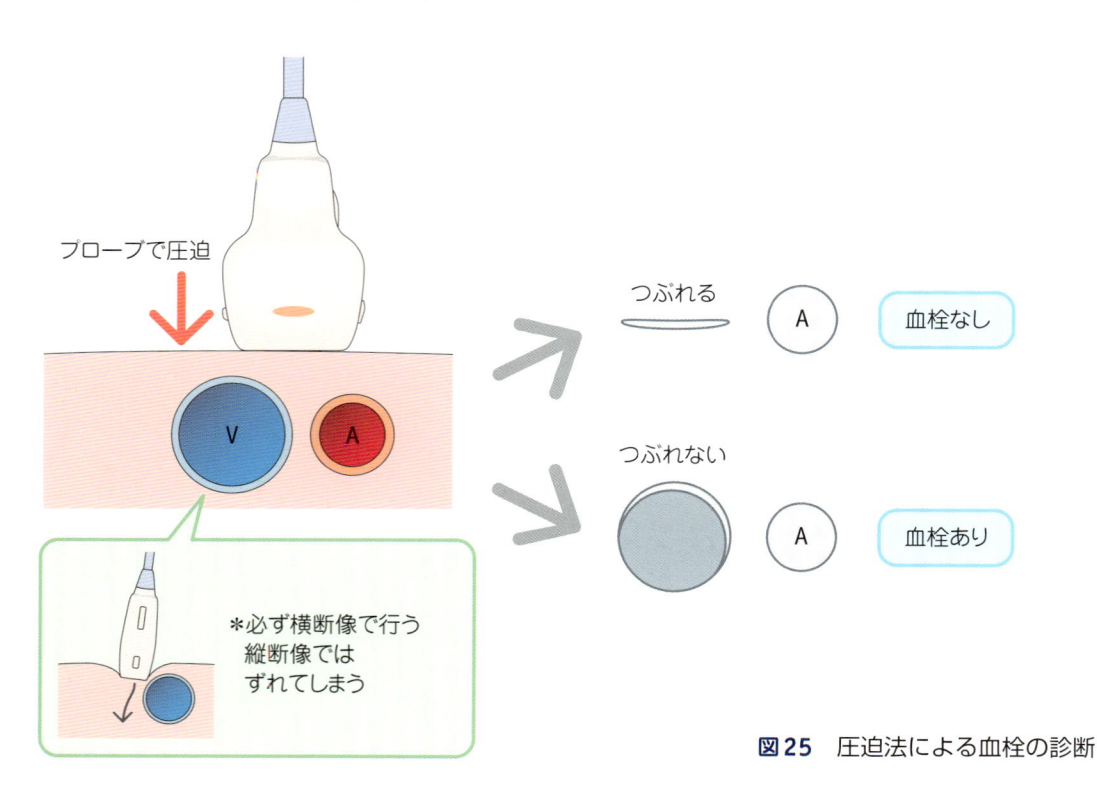

図25 圧迫法による血栓の診断

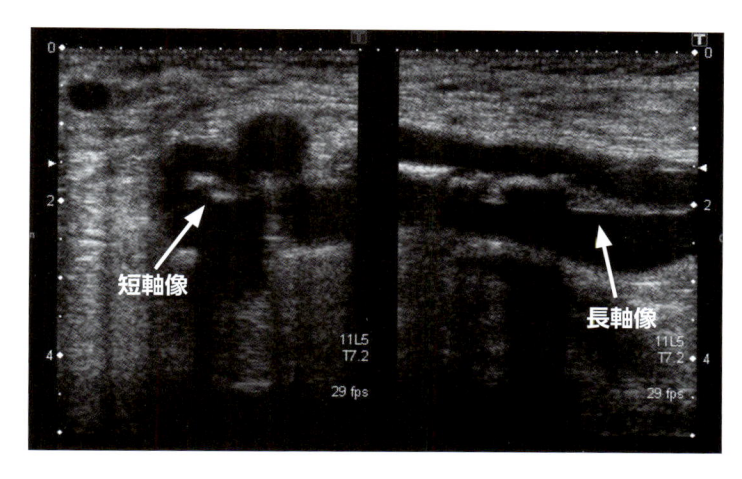

図26 陳旧性血栓
大腿静脈内に高輝度の索状血栓を認める。

▶ 血栓がはっきり見みえなくても，側副血行が発達している場合は DVT を疑います。

6）エコーによる神経の描出

▶「エコーで神経がみえるわけがない！」と思っている人が多いと思いますが，実は神経はエコーでよくみえます。

▶ 神経線維そのものは低エコーですが，神経外膜，神経周膜が高エコーです。

▶ 一番代表的な所見は"蜂の巣状"画像です（**図27**）。

▶ 神経が細い場合は高エコーにみえます。

神経はエコーで見える！

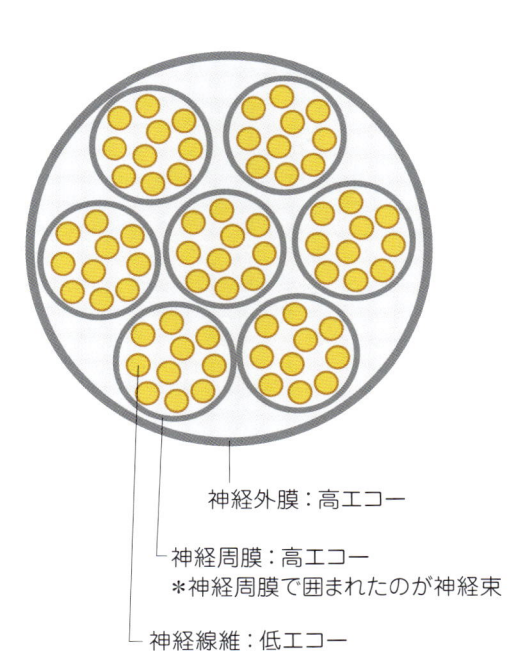

神経外膜：高エコー
神経周膜：高エコー
　＊神経周膜で囲まれたのが神経束
神経線維：低エコー

図27 神経組織の構造とエコー画像

静脈瘤はエコーで診断！

- 膝下の伏在神経以外の下腿の主な神経はエコーで観察できます。
- 腱と神経はよく似た画像になるので，前後の走行と解剖学的位置で鑑別します。
- そもそも神経をエコーでみる必要があるのかって？　大ありです！
- 血管内焼灼術に関係する神経は大腿神経，伏在神経，脛骨神経および腓腹神経ですが，そのうち小伏在静脈瘤に関係する脛骨神経と腓腹神経をエコーで観察するのは合併症を防ぐためにとても重要です（**図28・29**）（**第6章119頁参照**）。

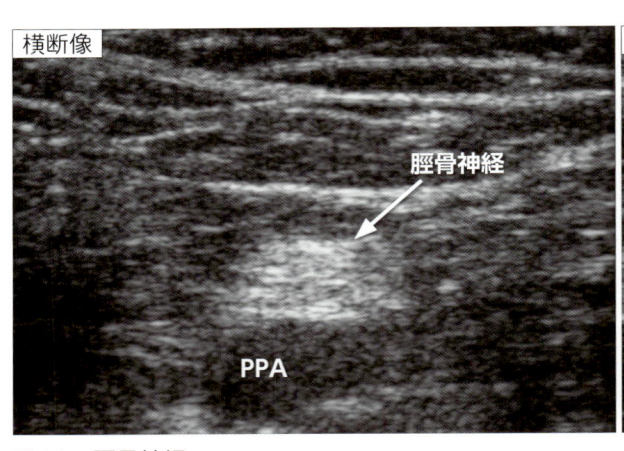

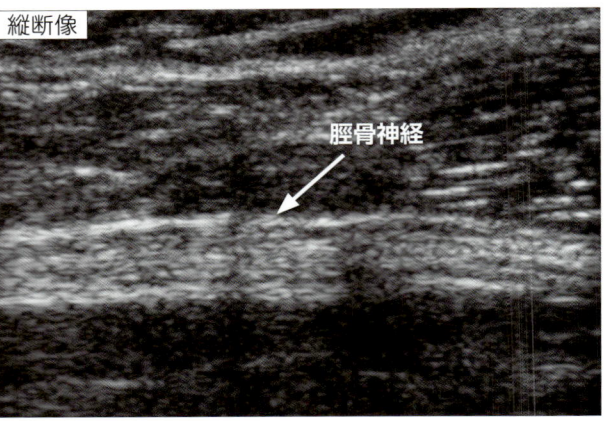

図28 脛骨神経
臥位で観察，一見，腱にみえるぐらい太い。

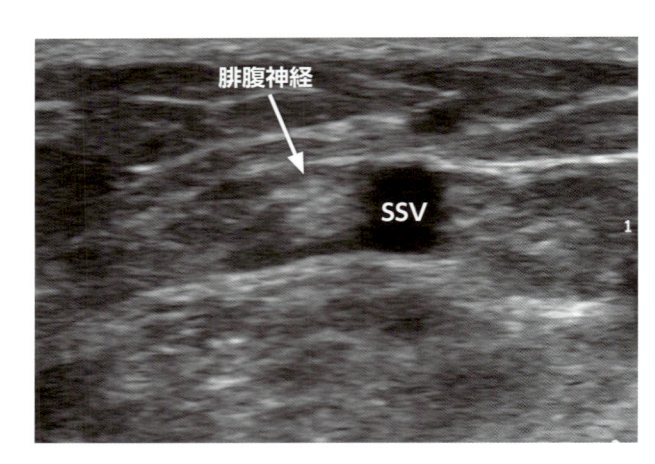

図29 腓腹神経

Textbook of Endovenous Ablation for Varicose Veins

04 血管内焼灼術の適応

血管内焼灼術は静脈内に光ファイバーあるいはRFカテーテルを挿入することができれば治療は可能です。

しかし，治療が可能であるということと治療が必要であることは別問題であり，無症状の静脈瘤や硬化療法で治療可能な静脈瘤は血管内焼灼術の適応ではありません。

基本的にはストリッピング手術の適応と血管内焼灼術の適応は同じですが，静脈径が太かったり，瘤状変化が存在すると術後の疼痛や血栓症の可能性が高くなるので血管内焼灼術の適応とはなりません。

本章では血管内焼灼術の適応と除外基準について「下肢静脈瘤に対する血管内治療のガイドライン」に則って解説します。

1. 血管内焼灼術の適応と除外基準

- 日本静脈学会の「下肢静脈瘤に対する血管内治療のガイドライン」（以下，ガイドライン）[1]によれば，血管内焼灼術の適応は伏在静脈に弁不全を有する一次性下肢静脈瘤です。
- 対象となる静脈はGSV，SSVおよびASVで，duplex scanningにてミルキングまたはバルサルバ負荷で0.5秒以上の逆流を認める場合を弁不全とします。
- しかし，すべての伏在型静脈瘤が適応となるわけではなく，さらに以下の条件が必要です（図1）。

①深部静脈が開存している。
②SFJ（SPJ）より5〜10cm遠位側の伏在静脈の平均的な径が4mm以上である。
　※平均的な径が10mm以下を推奨するが，除外基準ではない。
③下肢静脈瘤による症状があるか，うっ滞性皮膚炎を伴っている。
④SFJあるいはDodd穿通枝が逆流源となっている（図2）。

- 伏在静脈に弁不全があっても，terminal valveが正常でSFJに弁不全が認められない場合は適応となりません（図3）。

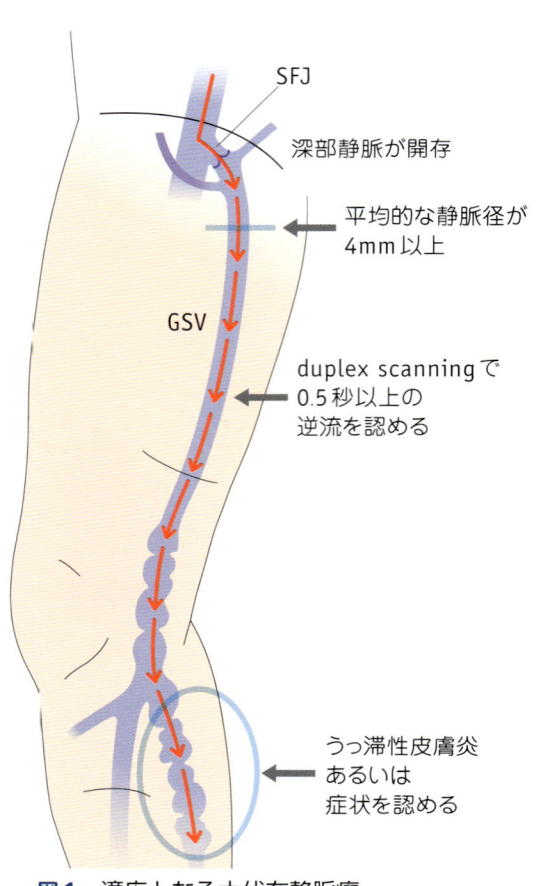

図1 適応となる大伏在静脈瘤

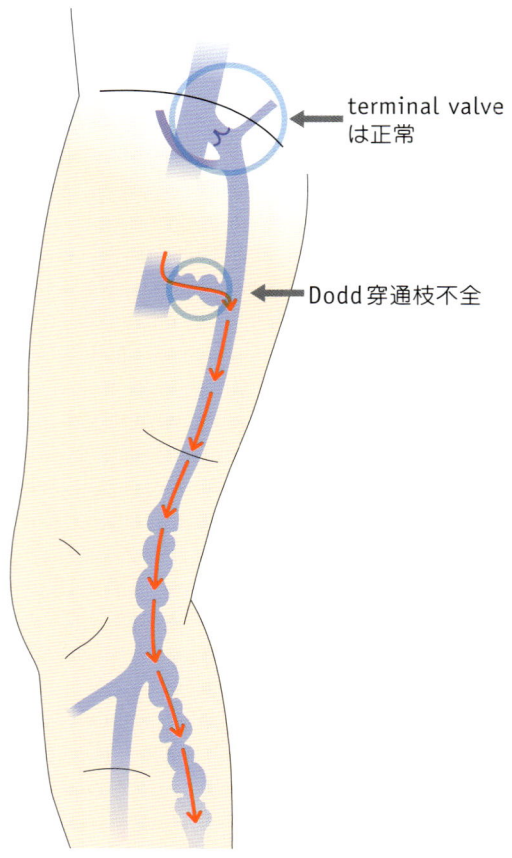

図2 Dodd穿通枝不全による大伏在静脈瘤

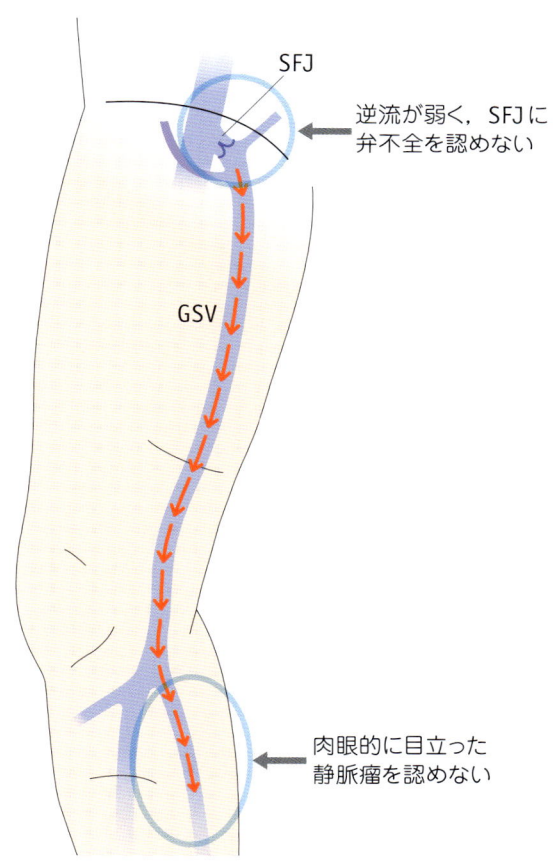

図3 適応とならない大伏在静脈瘤

- 血管内焼灼術の除外基準（**表1**）は下肢静脈瘤治療のそれとほぼ同じであり，下肢静脈瘤硬化薬であるポリドカスクレロール™の添付文書の禁忌をもとにつくられています。
- 特に血栓性素因や血栓症を合併する疾患や薬剤に注意が必要で，血栓性静脈炎を合併している場合は，アンチトロンビンⅢ欠損症，プロテインC欠損症，プロテインS欠損症や抗リン脂質抗体症候群などの血栓性素因をチェックしておく必要があります。

ストリッピング手術，硬化療法も禁忌です！

表1 血管内焼灼術の除外基準

①CEAP分類のclinical class C1（クモの巣状，網目状静脈瘤）
②DVTを有する，あるいは血栓症の既往のある患者
③動脈性血行障害を有する患者
④歩行の困難な患者
⑤多臓器障害あるいはDIC状態の患者
⑥経口避妊薬あるいはホルモン薬を服用している患者
⑦重篤な心疾患のある患者
⑧ショックあるいは前ショック状態にある患者
⑨妊婦または妊娠の疑われる患者
⑩ステロイド療法中の患者
⑪ベーチェット病の患者
⑫骨粗鬆症治療薬（ラロキシフェン）を服用している患者
⑬血栓性素因（プロテインC欠損症，プロテインS欠損症，アンチトロンビンⅢ欠損症，抗リン脂質抗体症候群等）の患者

（文献1より引用）

2. ガイドラインの適応決定の経緯

- 血管内焼灼術の適応として深部静脈の開存や，静脈径の制限は必要ですが，「なぜ症状の有無や弁不全の範囲が必要なのか？」「弁不全の範囲が狭ければ，むしろ血管内焼灼術には向いているのではないか？」という疑問があると思います。
- ガイドラインの適応に条件②〜④が加えられた理由は，無症状，軽症の下肢静脈瘤に対して無制限に血管内焼灼術の適応が拡大されることを危惧したためです。
- たとえば，片側の治療時に対側に対し予防的あるいは"ついでに"血管内焼灼術を行ったり，クモの巣状静脈瘤を気にして来院した患者さんに軽度の伏在静脈不全が存在した場合に，硬化療法ではなく血管内焼灼術を行ってしまうような場合です。
- 2011年にわが国で血管内焼灼術に保険が適用されてから，多くの医療機関で下肢静脈瘤治療の一環として血管内焼灼術が行われるようになりました。
- しかし，一部の医療機関では血管内焼灼術を金儲けの手段として考え，上記のような診療が行われています。
- 動脈のステント治療などと異なり，血管内焼灼術の多くは複数の医師がいない個人診療所で行われています。そのため他の医師のチェックが行われず，不必要な治療が無制限に行われてしまいます。
- 血管内焼灼術の保険適用とガイドラインの作成によって，そのようなことが少しでも防止されることを期待しましたが，逆にガイドラインを利用して，ガイドラインで適応外だから（たとえば静脈径が太いなど）と言って自費診療のレーザー治療を勧めるような医療機関が現れる始末です。
- 実際にはこのような診療を完全に防ぐことは難しいのが現状で，正しい診療を行う医療機関を地道に増やすしかないようです。

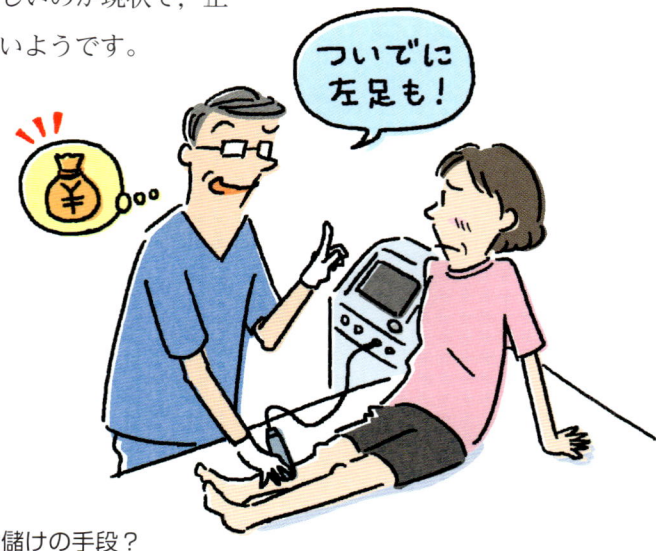

レーザー治療は金儲けの手段？

3. 血管内焼灼術だから適応！

▶血管内焼灼術とストリッピング手術の適応はほぼ同じですが，血管内焼灼術ならではの適応は，抗凝固薬，抗血小板薬を服用している患者さんと高位結紮術後の再発症例，高度肥満例および複数静脈不全症例です（表2）。

▶抗凝固薬，抗血小板薬を服用している患者さんに，日帰り手術で行う場合，ストリッピング手術よりも出血の危険が少なく最適の治療となります。

▶しかし，ガイドラインでは慎重な適応となっており，再疎通の原因となる可能性と，瘤切除を併施した場合は出血に注意する必要があると指摘されています。

▶高位結紮術後の再発症例は，再高位結紮が必要ないので血管内焼灼術に非常に向いています。

▶GSVとASV，GSVとSSVなど複数の伏在静脈に弁不全を有する症例では，手術時間の短縮や侵襲の軽減などメリットが多く，血管内焼灼術が適しています。

表2　レーザー治療に向いている症例

1）抗凝固薬・抗血小板薬を服用している症例
2）高位結紮術後の再発症例
3）高度肥満例
4）複数静脈不全例

4. 血管内焼灼術だから適応外！

▶逆に，血管内焼灼術では静脈径が太い症例，SFJ（SPJ）の形態が複雑な症例，瘤状変化がある症例，静脈が皮膚に近く浅い症例は適応外となる場合があります。

▶また，ClosureFAST™カテーテルによるRFAでは，焼灼静脈長が短い症例は適応外となります。

▶静脈径が太い症例では術後疼痛や皮下出血が多くなり，SFJ（SPJ）の形態が複雑であったり瘤状変化がある症例は，ガイドワイヤーの通過が困難であったり，疼痛の原因となったり，後述のEHIT（PASTE）の可能性が高くなります。

▶静脈が皮膚に近く浅い症例では，術後に疼痛，色素沈着や引きつれを起こす場合があります（**第6章122頁参照**）。

▶しかし，これらはすべて適応外というわけではなく，メリットがデメリットを上回れば適応となる場合もあります。

▶たとえば，抗凝固療法中の患者さんや高位結紮後の再発症例では静脈径が太い場合や皮膚に近い場合でも適応となることがあります。

1) 静脈径

▶ 血管内焼灼術の場合，静脈が太いと静脈が十分に焼灼されないため術後に疼痛や再疎通が起こりやすくなります。

▶ 静脈径は主にGSVの合流部，最大径，SFJより5～10cm末梢側で計測されます（**図4**）。

▶ GSVの合流部は，ラッパ状に拡がっているため計測誤差が起きやすく，最大径では部分的な瘤状変化がある場合は代表的な静脈径を反映しなくなります。

▶ そのためガイドラインではSFJ（SPJ）の5～10cm遠位側の平均的な径の測定を推奨しています。

▶ 以前，筆者らは980nmレーザーでは9mm以下を適応とし，それ以上の場合はストリッピング手術を行っていました。

▶ しかし，1,470nmレーザーおよびClosureFAST™カテーテルではそれ以上静脈が太い場合でも適応となります（**表3**）。

▶ 1,470nmレーザーは特に制限はなく，ClosureFAST™カテーテルは添付文書で血管径（平均静脈径ではない）18mmまでが適応となっています。

▶ 静脈径が太い症例では術後疼痛が強く再疎通を起こしやすいだけで，危険というわけではないので，すべてが血管内焼灼術の適応外ではありません。

> 静脈径10mm以上でも大丈夫！

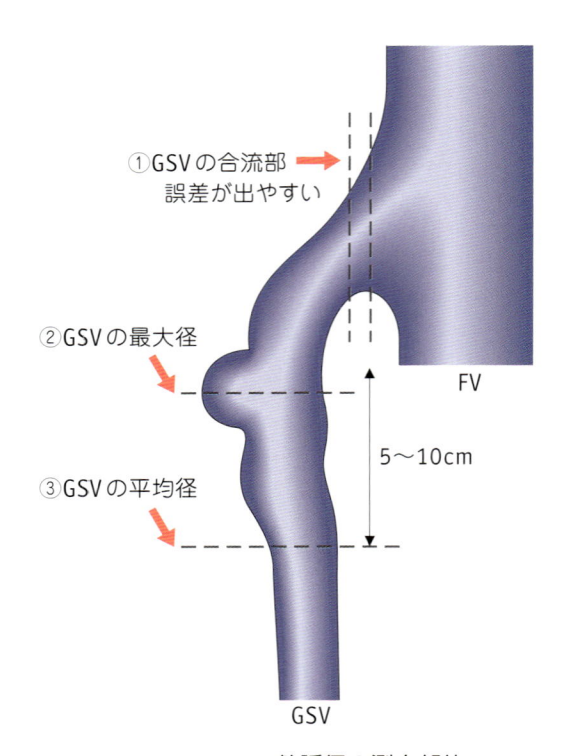

図4 静脈径の測定部位

①GSVの合流部 誤差が出やすい
②GSVの最大径
③GSVの平均径
FV
GSV
5～10cm

表3 使用機種と適応となる平均静脈径

使用機種	適応となる静脈径
980nmレーザー	平均静脈9mmまで*
1,470nmレーザー	20mm以下**
ClosureFAST™カテーテル	18mm以下**

＊ガイドラインでは10mm以下が推奨，＊＊添付文書より

2) SFJおよびSPJの形態

- SFJの場合，後述の大きな瘤状変化がなければ大部分は適応となります（図5）。
- ASV不全も適応となりますが，GSVと両者に不全がある場合はASVとGSVの両方に血管内焼灼術が必要な場合があります。
- 高位結紮術後の再発は血管内焼灼術のよい適応であり，ガイドワイヤーがSFJを通過しないことがありますが問題ありません（**第9章155頁参照**）。
- SFJの破格も適応となりますが，GSVと動脈が接する部分より遠位側から焼灼を行う必要があり，シースやRFカテーテルが通りにくい場合があるので無理にシースやRFカテーテルを押し込まないようにします（**第9章153頁参照**）。
- SPJの場合は，大きな瘤状変化がある症例，蛇行が強い症例，SSVの膝窩静脈合流部の幅が広い症例は，治療後にEHIT（PASTE）やDVTの危険性があるので適応外となります。
- SPJの合流が高位であったり，Giacomini静脈からの逆流の場合は適応となりますが，神経障害を起こさないように注意が必要です（**第5章93頁参照**）。

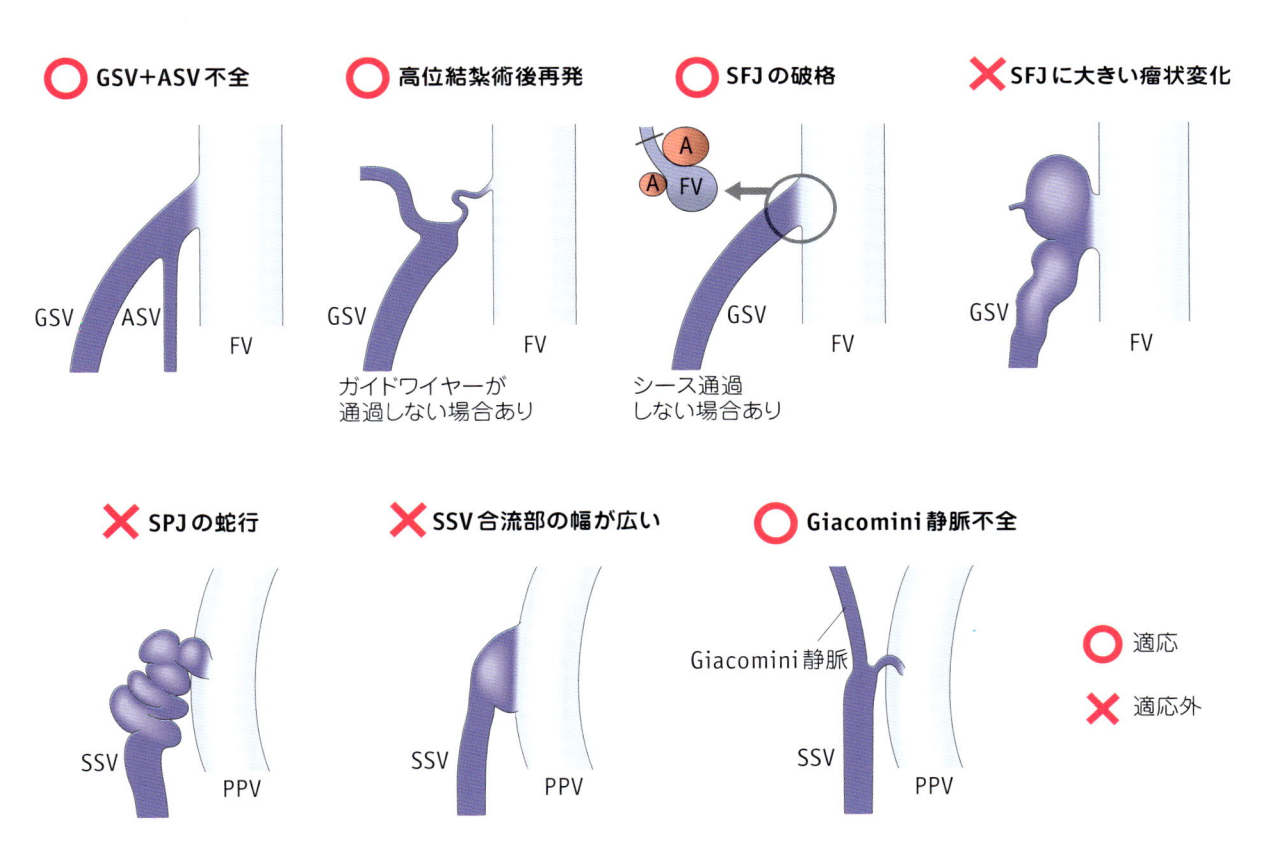

図5　SFJ・SPJの形態と適応

3) 瘤状変化

- 瘤状変化に関しては，紡錘状瘤か囊状瘤か，その位置がSFJ（SPJ）に近いかどうかで適応が異なります（図6）。
- 筆者らは，SFJ（SPJ）に近い場合は，紡錘状瘤では最大径25mm以下，囊状瘤では20mm以下を適応としています。
- 以前はそれぞれ20mm以下，15mm以下を適応としていましたが，手技および使用機器の進歩によって適応は拡大しています。
- 適応外の場合は高位結紮アプローチで血管内焼灼術を行うか，ストリッピング手術を行います。
- 特殊な方法として囊状瘤を別に穿刺してレーザー焼灼を行う場合もあります（図7）。
- SFJ（SPJ）からある程度離れた部位では，通常通り血管内焼灼術を行ってから焼灼が不十分な場合は瘤の部分を小切開で切除します（図8）。
- 最初に瘤の部分を小切開して，上下に血管内焼灼術を行ってもよいのですが，意外と煩雑です。

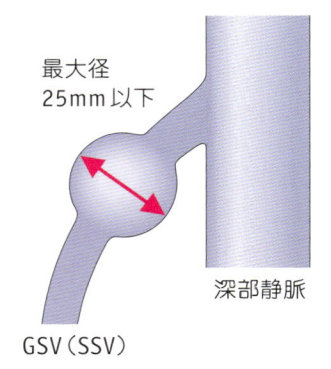

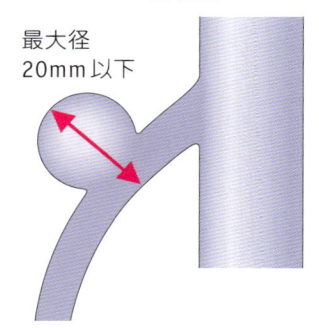

> 紡錘状瘤で25mm，囊状瘤で20mm以下

図6 瘤状変化と適応

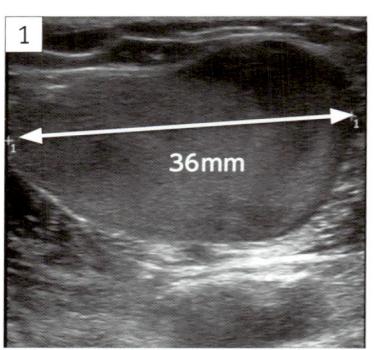

SFJ近傍に径36mmの囊状瘤を認める。

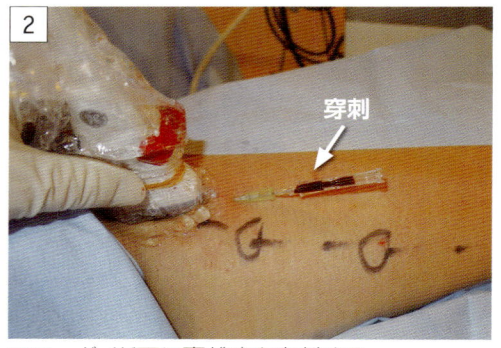

エコーガイド下に囊状瘤を穿刺する。

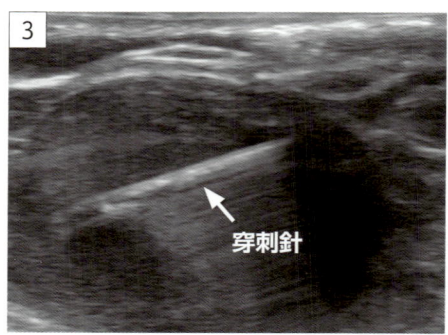

囊状瘤内に穿刺針を認める。

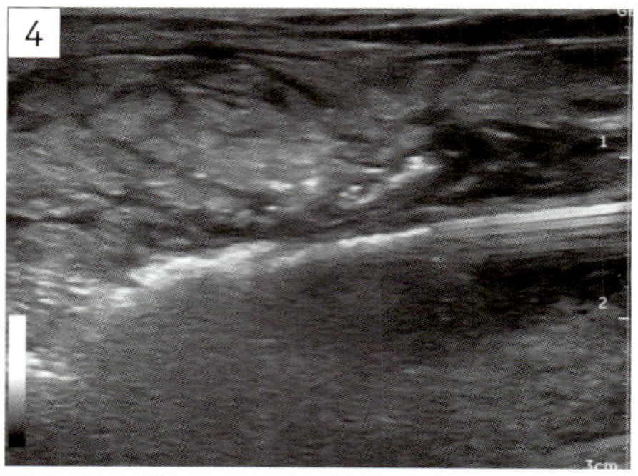

TLA麻酔後にレーザー焼灼を行う。

図7 囊状瘤の血管内焼灼術

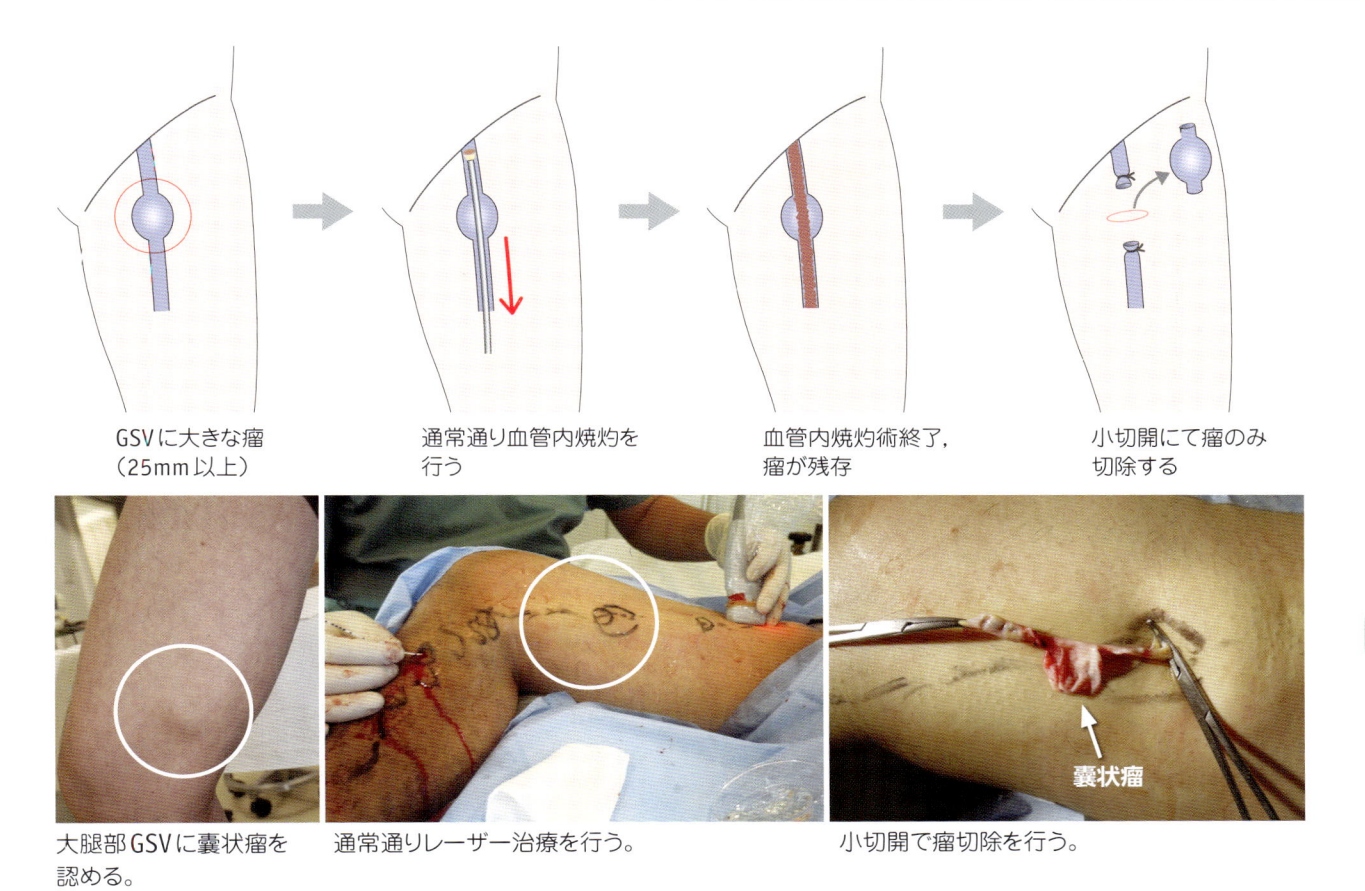

GSVに大きな瘤 （25mm以上）	通常通り血管内焼灼を 行う	血管内焼灼術終了， 瘤が残存	小切開にて瘤のみ 切除する

大腿部GSVに嚢状瘤を認める。　通常通りレーザー治療を行う。　小切開で瘤切除を行う。

図8 SFJ（SPJ）から離れた部位に大きい瘤状変化がある場合

4) 焼灼静脈長が短い症例

▶ 2015年10月現在，わが国で認可されているClosureFAST™カテーテルは，発熱コイルの長さが7cmのもののみです。

▶ したがって，焼灼すべき静脈の長さが短いと発熱コイルが穿刺部外にはみ出してしまいます（図9）。

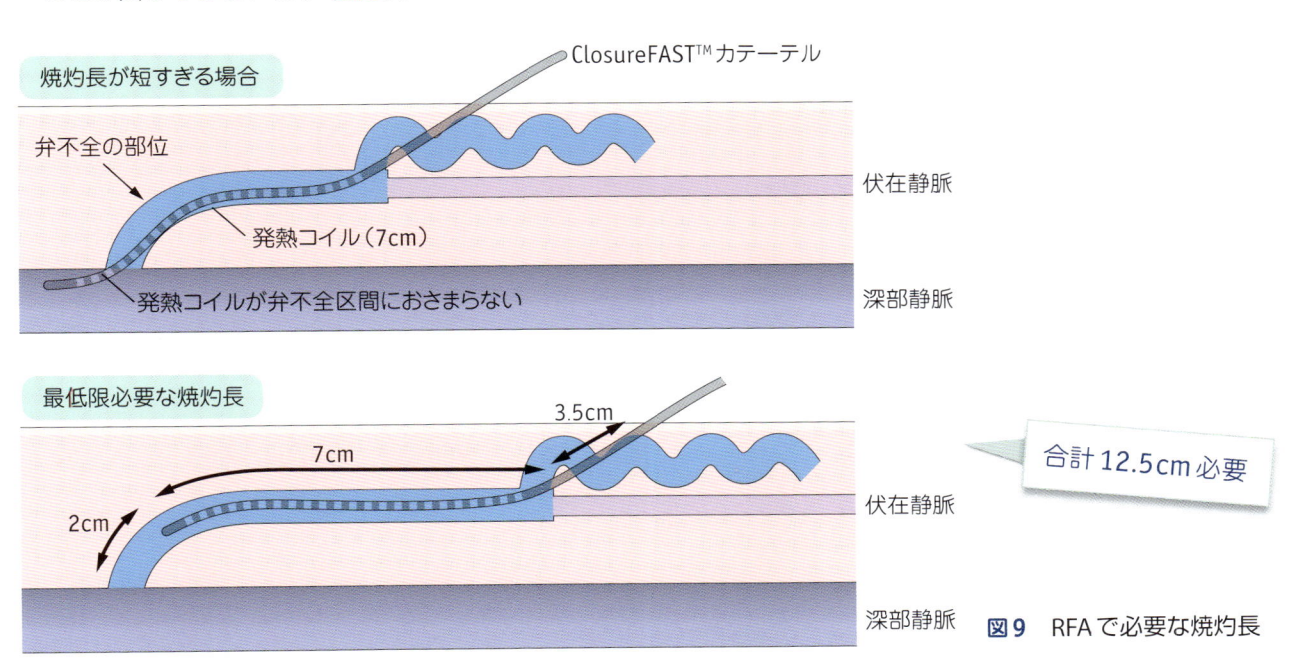

焼灼長が短すぎる場合
- 弁不全の部位
- 発熱コイル（7cm）
- 発熱コイルが弁不全区間におさまらない
- ClosureFAST™カテーテル
- 伏在静脈
- 深部静脈

最低限必要な焼灼長
- 7cm
- 3.5cm
- 2cm
- 伏在静脈
- 深部静脈

合計12.5cm必要

図9 RFAで必要な焼灼長

- RFAではSPJ（SFJ）からの長さ（2cm）＋発熱コイル（7cm）＋皮膚までの長さ（3.5cm）の合計12.5cmの長さが必要になります。
- 特に小伏在静脈瘤では焼灼長が短い場合が多いので注意が必要です。

5. 注意すべき薬剤

- 血管内焼灼術の際，注意が必要な薬剤は，①血栓形成傾向がある薬剤［副腎皮質ステロイド（以下，ステロイド），ホルモン製剤等］，②出血を助長する薬剤（抗血小板薬等），③易感染性を起こす薬剤（免疫抑制薬，サイトカイン阻害薬等），④リドカインの代謝阻害薬です（表4）。

1) 血栓形成傾向がある薬剤

- 血栓形成傾向がある薬剤は基本的に内服の中止が必要です。
- 休薬期間は経口避妊薬の休薬期間に則って，一律に1カ月前に中止し，治療後2週間で再開としています。
- ホルモン製剤は全般的に血栓形成傾向があり，下肢静脈瘤の患者さんが更年期障害で内服していることが多く，男性でも前立腺肥大や前立腺癌で内服していることがあるので注意が必要です。
- 意外と知られていないものとして，骨粗鬆症治療薬のエビスタ®（塩酸ラロキシフェン），ビビアント®（バゼドキシフェン酢酸塩）多発性骨髄腫治療薬のサリドマイド（3'-グルタルイミド）があります。
- ステロイドは自己免疫疾患で使用されることが多いのですが，アレルギー性鼻炎，湿疹，蕁麻疹治療薬としてよく使用されるセレスタミン®はステロイドと抗ヒスタミン薬の合剤です。

表4 注意が必要な薬剤

種類	主な薬剤	注意事項
血栓形成傾向がある薬剤	副腎皮質ステロイド ホルモン製剤 抗悪性腫瘍薬 エビスタ®，サリドマイド 抗精神病薬	原則禁忌 1カ月前に中止，術後2週間で再開 点眼・軟膏・吸入は使用可
出血を助長する薬剤	抗血小板薬 抗凝固薬 新規抗凝固薬（NOAC）	必要があれば継続可 3日あるいは10日前に中止，術後2日で再開
易感染性を起こす薬剤	免疫抑制薬 サイトカイン阻害薬	必要があれば継続可 中止可能なら1カ月前に中止，術後2週間で再開

- クロルプロマジンに代表される抗精神病薬もDVTの危険因子とされています[2]。
- 抗精神病薬は禁忌ではありませんが，可能であれば中止するか，DVTのリスクが高いことをインフォームドコンセントし，適応（有症状，うっ滞性皮膚炎）を厳しく考える必要があります。

2）出血を助長する薬剤 (表5)

- 出血を助長する薬剤は，ワルファリンに代表される抗凝固薬と，バイアスピリン®に代表される抗血小板薬，および新規抗凝固薬（novel oral anticoagulants；NOAC）があります。
- 抗血栓療法を行っていても血管内焼灼術は可能で，血管内焼灼術の結果に影響を与えませんが，できるだけ外科的処置を行わないようにします。
- 静脈アクセスはエコー下穿刺で行い，下腿の瘤切除は行わないか2〜3箇所にとどめ，瘤が残存した場合は後日硬化療法を行います。
- 必要性の少ない抗血栓療法の場合は，主治医に確認の上，3日あるいは10日前に抗血栓療法を中止して，術後2日で再開します。
- 休薬期間は薬剤によって大きく異なりますが，筆者らは指示ミスを防ぐために3日あるいは10日間に統一しています。

表5　出血を助長する薬剤と休薬期間

	一般名	商品名	作用持続期間	休薬期間
抗血小板薬	アスピリン	バイアスピリン錠100mg / バファリン配合錠81mg	7〜10日	10日
	チクロピジン塩酸塩	パナルジン	10〜14日	10日
	クロピドグレル硫酸塩	プラビックス	10〜14日	10日
	イコサペント酸エチル（EPA）	エパデール	7〜10日	10日
	シロスタゾール	プレタール	48時間	3日
	ベラプロストナトリウム	ドルナー / プロサイリン	6時間	3日
	リマプロストアルファデクス	オパルモン / プロレナール	3時間	3日
	サルポグレラート塩酸塩	アンプラーグ	4〜6時間	3日
抗凝固薬	ワルファリンカリウム	ワーファリン	48〜72時間	10日
	ダビガトラン	プラザキサ	24時間	3日
	リバーロキサバン	イグザレルト	24時間	3日
	アピキサバン	エリキュース	2〜4日	3日
	エドキサバン	リクシアナ	24時間	3日

3) 易感染性を起こす薬剤

▶抗リウマチ薬のリウマトレックス®，レミケード®や免疫抑制薬のイムラン®，アザニン®などがあります。
▶易感染性を起こす薬剤を内服していても血管内焼灼術は可能ですが，創感染を防ぐ意味で抗血栓療法の場合と同様に，穿刺で静脈アクセスし瘤切除は最小限にとどめます。

4) リドカイン代謝阻害薬

▶チトクロームP450 3A4（CYP3A4）阻害薬（マクロライド系抗菌薬，アゾール系抗真菌薬，ヘルベッサー®，ワソラン®等）はリドカインの代謝を抑制して血中濃度を高くする危険性があります。

6. 注意すべき併存疾患

▶血管内焼灼術を行う際に注意すべき併存疾患（表6）には，疾患そのものに注意が必要な場合と，疾患の治療に用いられる薬剤に注意が必要な場合とがあります。

1) 疾患そのものに注意が必要な場合

▶代表的なのは自己免疫疾患で，ベーチェット病と抗リン脂質抗体症候群は高率に静脈血栓症を併発するので血管内焼灼術を含む静脈瘤の治療は禁忌です（表7）。
▶潰瘍性大腸炎，クローン病は血栓症合併例が報告されており，SLEは抗リン脂質抗体症候群を高率に合併します。
▶関節リウマチは血栓症の合併はありませんが，ステロイドやサイトカイン阻害薬を使用していることがあります。
▶糖尿病，高血圧，甲状腺疾患等は通常の手術時と同じで，基本的にはコントロールが良好であれば問題なく血管内焼灼術を行えます。
▶心筋梗塞の既往のある患者さんや狭心症の患者さんでは，TLA麻酔にエピネフリンが含まれているため注意が必要です。
▶ステント，冠動脈バイパス手術などの治療が行われていても有意な冠動脈の狭窄が残っていなければ適応とします。
▶有意な冠動脈狭窄があっても病状が落ちついている場合は，主治医へ手術の可否を確認の上，エピネフリンを添加しないTLA麻酔で

表6 注意が必要な併存疾患

疾患名	注意事項
甲状腺疾患	●甲状腺機能（FT$_3$，FT$_4$）が正常ならば治療可能
糖尿病	●コントロールされていれば治療可能 ●HbA1c 6％台が望ましい
高血圧	●コントロールされていれば治療可能 ●内服は続行（β遮断薬は24〜48時間前に中止）
狭心症，心筋梗塞	●主治医に確認が必要，血管造影検査あるいは心筋シンチグラフィー等で診断されているかを確認 ●抗血栓薬内服に注意
精神疾患	●患者ごとで異なる，重症例は不可 ●抗精神病薬の内服に注意 ●プロポフォールの使用に注意
透析患者	●出血の危険が高い
肝硬変	●血小板数減少に注意（血小板数5万/μL以下は不可） ●リドカイン（肝代謝）の使用量を少なめにする
感染症（HIV感染，B型・C型肝炎，梅毒，MRSA感染）	●各施設の基準による ●下腿潰瘍のMRSA感染は潰瘍閉鎖後に治療を行う
動脈硬化，脳梗塞，心房細動	●抗血栓薬内服に注意
婦人科疾患，前立腺疾患	●ホルモン製剤内服に注意
骨粗鬆症	●エビスタ®，ビビアント®の内服に注意
慢性湿疹，アトピー性皮膚炎	●ステロイド（セレスタミン等）内服に注意
血栓性素因（プロテインS，C欠損症，抗リン脂質抗体症候群）	●原則禁忌
肺塞栓，DVTの既往	●原則禁忌

もちろんストリッピング術も禁忌です！

表7 自己免疫疾患と血管内焼灼術の可否

疾患名	血管内焼灼術の可否	理由
ベーチェット病	×	●血栓症の合併多い
潰瘍性大腸炎・クローン病*	×〜△？	●血栓症の合併例あり
全身性エリテマトーデス（SLE）	△	●抗リン脂質抗体症候群合併の場合は不可 ●ステロイド使用時も不可
抗リン脂質抗体症候群	×	●後天性血栓性素因で最も多い
関節リウマチ	△	●ステロイド使用時は不可 ●サイトカイン阻害薬（抗TNFα薬等）使用時は感染に注意
シェーグレン症候群	○	●血栓症の合併はない

＊厳密には自己免疫疾患ではない。

血管内焼灼術を行います（**第5章85頁参照**）。

2）疾患の治療に用いられる薬剤に注意が必要な場合

▶注意すべき薬剤で述べたように，更年期障害，子宮内膜症に代表される婦人科疾患や前立腺癌はホルモン製剤を内服していることがあります。

- 自己免疫疾患，アレルギー性鼻炎，慢性湿疹，アトピー性皮膚炎，喘息ではステロイドの内服に注意が必要です。
- また，骨粗鬆症で使用されるエビスタ®，多発性骨髄腫で使用されるサリドマイドには血栓症の副作用があります。
- 脳梗塞，動脈硬化や心房細動では抗凝固療法が行われていることがあるので注意が必要です。

7. 勘違いしないで！

- 最近，学会等で「血管内焼灼術の適応ではないのでストリッピング手術を施行した」という発表を聞くことがあります。
- 「4. 血管内焼灼術だから適応外！」の場合は，ストリッピング手術が選択されます。
- しかし，「5. 注意すべき薬剤」，「6. 注意すべき併存疾患」で適応外の場合は，もちろんストリッピング手術や硬化療法などの他の侵襲的治療も適応外になります。
- ホルモン製剤やステロイド内服例，抗リン脂質抗体症候群ではDVTのリスクは非常に高く，基本的に保存的治療のみとなるので注意して下さい。

> ホルモン製剤，ステロイド内服例，抗リン脂質抗体症候群はストリッピング手術も禁忌！

文献

1) 佐戸川弘之，他：下肢静脈瘤に対する血管内治療のガイドライン．静脈学 21：289-309, 2010.
2) 浜中聡子，他：肺血栓塞栓症と抗精神病薬．日集中医誌 14：271-276, 2007.

Textbook of Endovenous Ablation for Varicose Veins

05 血管内焼灼術のテクニック

本章では実際に血管内焼灼術を行う際に必要なテクニックを解説します。
血管内焼灼術で最も重要なエコー下穿刺，TLA麻酔，レーザー照射，高周波焼灼のテクニックを中心に，手術室の準備，術前マーキングから術後エコー，圧迫療法について解説します。

1. 準備が大切

▶血管内焼灼術を安全にスムーズに行うためには準備が最も重要です。備えあれば憂いなしです。
▶血管内焼灼術を実際に行う前に，治療の様子を頭の中でシュミレーションしながら1つずつ指さし確認をしましょう。

1) 血管内焼灼術は手術室でやる？ 処置室でやる？

▶血管内焼灼術は"office"あるいは"outpatient surgery"であり，一般的には外来処置室や開業医のオフィスで行う治療です。
▶特別に清潔である必要はありませんので，手術台さえあればクリーンルームでなくても治療を行うことができます。

2) 機器の配置（図1）

▶血管内焼灼術に必要な機器は自動血圧計，心電図モニター，パルスオキシメーター，器械台，エコー，レーザー装置，あるいはRFジェネレーターです。
▶通常，モニター類は患者さんの頭側に，器械台，レーザー装置は足元に置きます。
▶RFAでは術中にRFジェネレーターのモニターを見る必要があるので，術者からモニターが見える位置に置きます。

患肢にかかわらずエコーは患者さんの左側に！

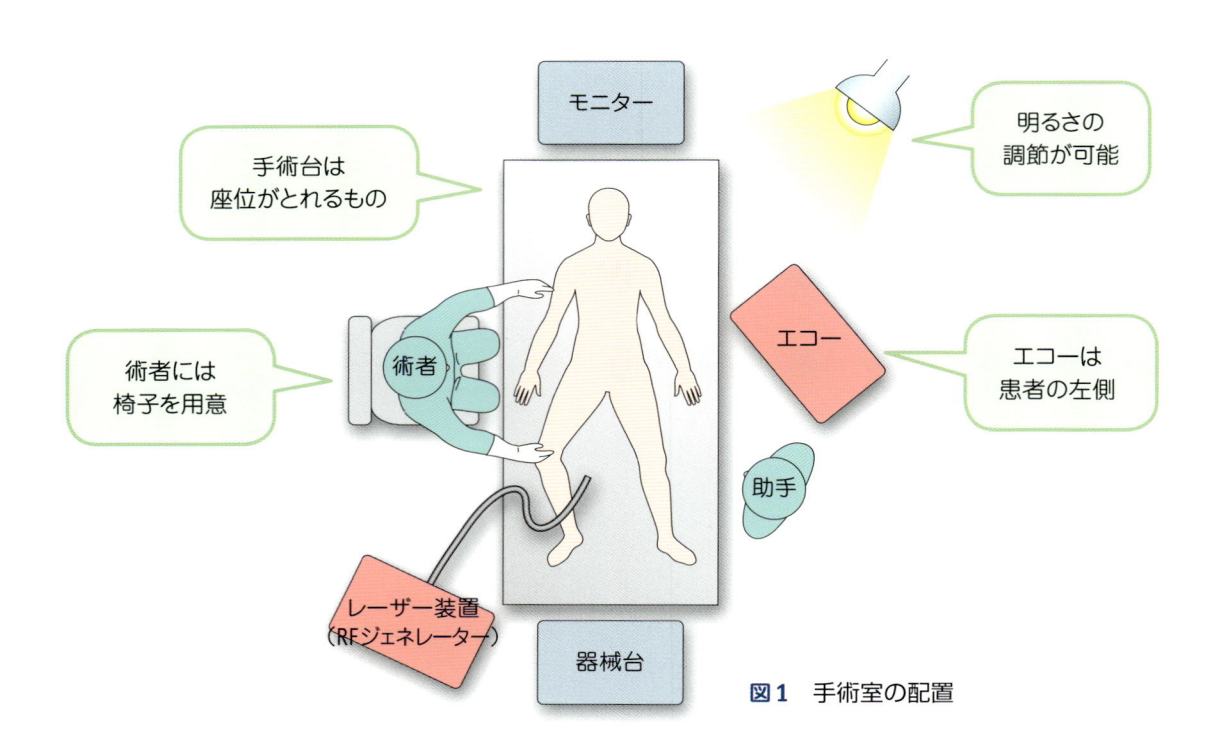

図1 手術室の配置

▶ エコーは，患肢にかかわらず術者が右利きの場合は患者さんの左側，左利きの場合は右側に置きます。
▶ 座ったほうがエコー下穿刺の際に操作が安定するので，術者用の椅子を用意します。

3) 手術台

▶ 血管内焼灼術ではエコー下穿刺や静脈の焼灼のために，手術台を傾けて静脈を拡張させたり，虚脱させる必要があります。
▶ したがって，手術台は上体を起こして半座位〜座位をとれることが望ましいですが，頭部高位にできれば手術は可能です（図2）。
▶ 上下動だけが可能な処置台は血管内焼灼術にはあまり向いていません。

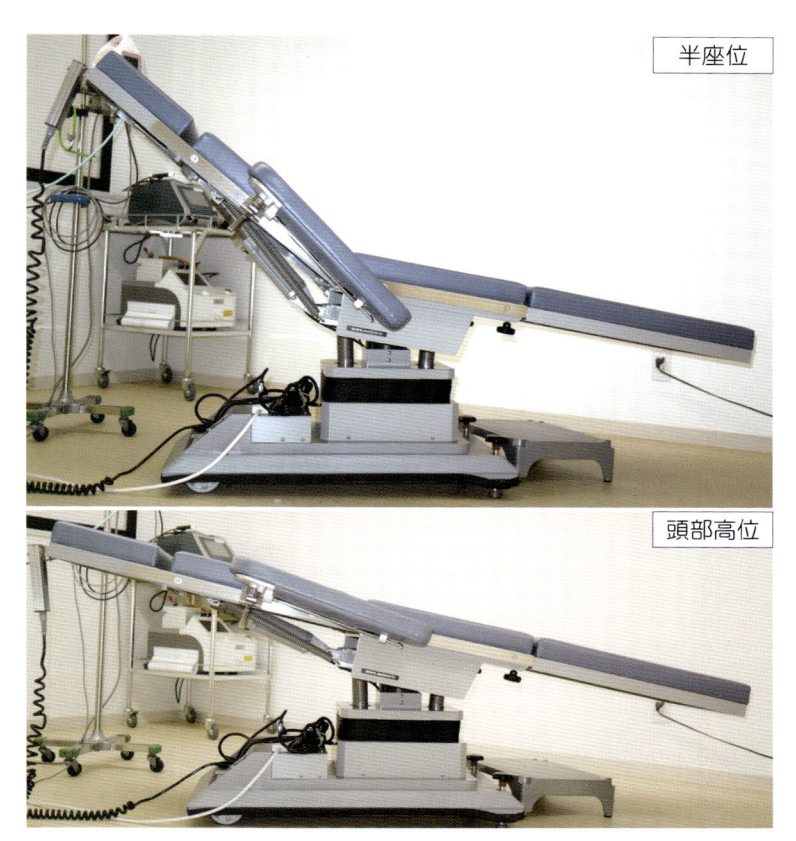

図2　手術台

4) 照明は大切！

▶ 意外と見落としがちなのが照明です。
▶ 血管内焼灼術はエコー下に行う操作がほとんどなので，モニターを観察するために部屋を暗くしなければいけません（図3）。
▶ 単純に照明を消して真っ暗だと手元が暗くて術中操作がしにくいので，調光のできる照明がある部屋をお勧めします。

手術室が暗くできるか要確認！

照明の調光が必要！

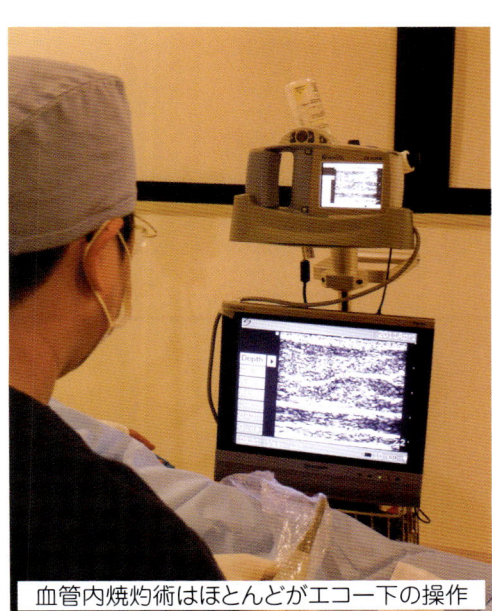

図3　照明の調節

2. 術前マーキング

▶治療を始める前にまず術前マーキングを行います。術前マーキングをしなくても血管内焼灼術は可能ですが，臥位になってしまうとGSVの瘤状変化，本来の静脈径や下腿の瘤がわからなくなってしまいます。

▶術式の最終確認の意味で，術前マーキングは是非自分で行いましょう。

> 術前マーキングは治療の設計図

1) 術前マーキングはどうやるの？

▶立位または座位で，エコーの短軸像で静脈を描出します。

▶通常はエコーゼリーを使用しますが，消毒用アルコールスプレーを使用するとゼリーを拭き取る手間が省けます（ただし，アルコールアレルギーに注意！）

▶静脈の走行に沿って，ストローや芯を出していないボールペンを皮膚に押し当てます（図4）。

▶エコーゼリーを完全に拭き取ってから，油性マジックでマーキングします。

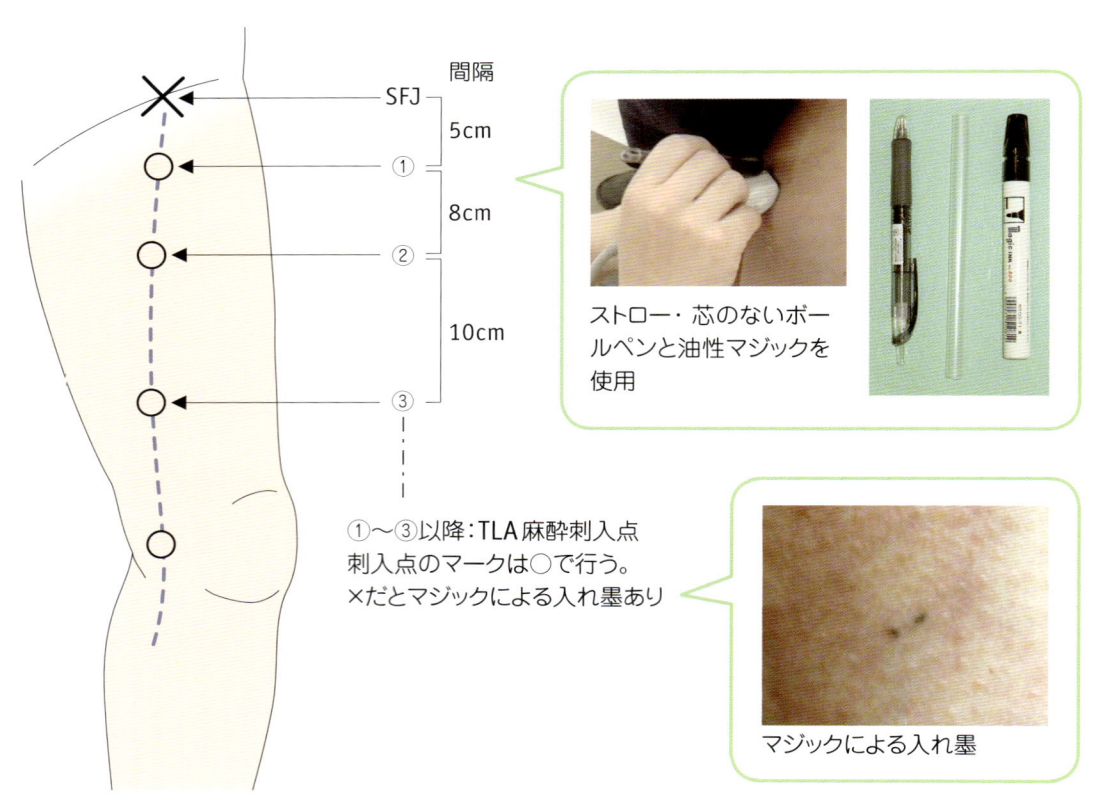

ストロー・芯のないボールペンと油性マジックを使用

マジックによる入れ墨

①〜③以降：TLA麻酔刺入点
刺入点のマークは○で行う。
×だとマジックによる入れ墨あり

間隔
SFJ 5cm
① 8cm
② 10cm
③

図4 術前マーキング

2) 何をマーキングするの？

- SFJ（SPJ）の位置，伏在静脈の走行，瘤状変化，蛇行，Dodd穿通枝および下腿の分枝をマーキングします（図5）。
- 伏在静脈の走行は点線でマーキングします。
- TLA麻酔の針は20Gと太く穿刺痛があるため，穿刺予定部位にあらかじめマーキングして，あとで局所麻酔を行います。
- TLA麻酔の刺入点のマーキングは約10cm間隔で行いますが，第1刺入点はSFJ（SPJ）周辺を十分に麻酔するため，SFJ（SPJ）近くにマーキングします。
- 大腿部の第2刺入点は背側の筋膜がはがれにくいので，若干間隔を狭くします。
- マークは×印だとマジックによる入れ墨になることがあるため，○印で行います（図4）。
- 下腿の分枝は指で触りながら一筆書きの要領でマーキングし，stab avulsion法による瘤切除のために皮膚に近い部分を○印でマーキングします（図6）。
- 治療開始前にTLA麻酔刺入部と下腿瘤切除部の○印のマーキングに30G針で局所麻酔を行います（図7）。
- 30G針でも局所麻酔時に疼痛はありますが，ペンレス®テープやエムラ®クリームは効果発現まで時間がかかり，患者さん自身に貼付（塗布）してもらうと適切な位置に貼付（塗布）することができないため，筆者らはスピードと簡便さから術直前に局所麻酔を行っています。

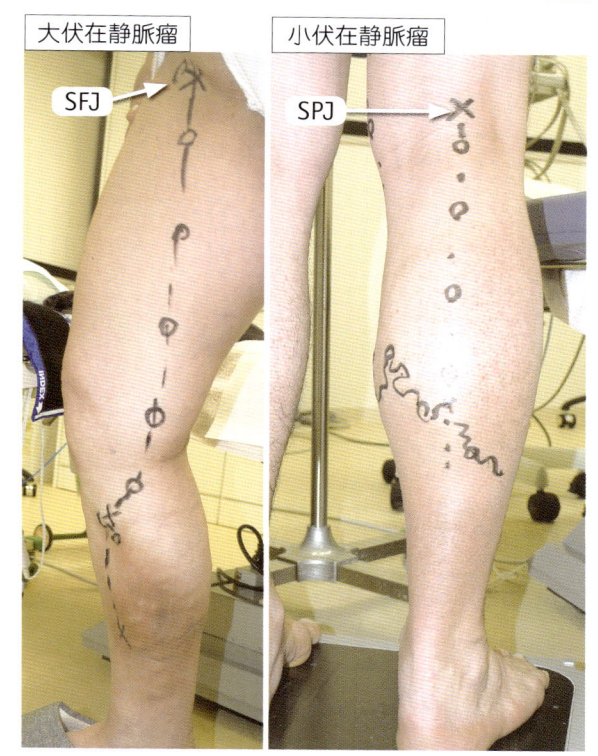

図5 術前マーキングの実際
点線がGSV・SSVの走行，○がTLA麻酔穿刺部。

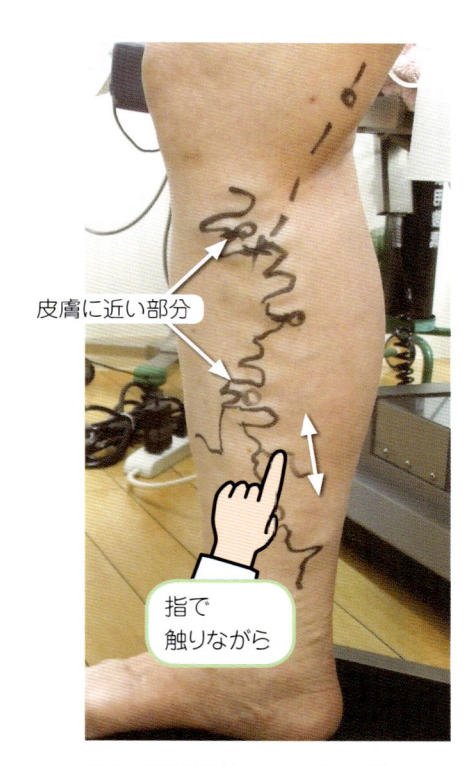

図6 下腿分枝のマーキング
瘤は線状にマーキングする。
○印はstab avulsion部位。

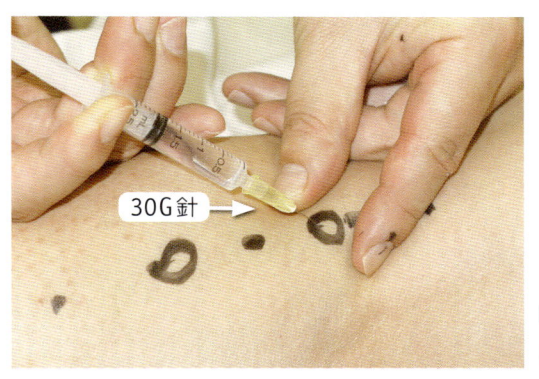

図7 TLA麻酔刺入部への麻酔
あらかじめ30G針で局所麻酔を行う。

3. エコー下穿刺による静脈アクセス

▶血管内焼灼術での静脈アクセスはエコー下穿刺が基本です。
▶まず最初に血管内焼灼術は絶対にエコー下穿刺で行うものだということを頭にたたき込んで下さい。
▶慣れないと時間がかかったり成功しないため，最初から小切開法で行おうと考えがちですが，それは間違いです。
▶エコー下穿刺は慣れればほぼ"100%"の成功率で，小切開法より短時間で静脈にアクセスできます。

> 血管内焼灼術は
> エコー下穿刺が基本！

1) 静脈アクセスの種類

▶血管内焼灼術の静脈アクセスには穿刺，小切開および高位結紮法があります（図8）。
▶穿刺法，小切開法ではガイドワイヤー（RFカテーテル）は上行性にSFJに向かって挿入し，高位結紮法では下行性に末梢に向かって挿入します。
▶穿刺法には消毒前に留置針で静脈確保する方法もありますが，意外と成功率は低く，エコー下穿刺には及びません。
▶高位結紮法は解剖学的に高位結紮が必要な場合を除き，通常は行いません。

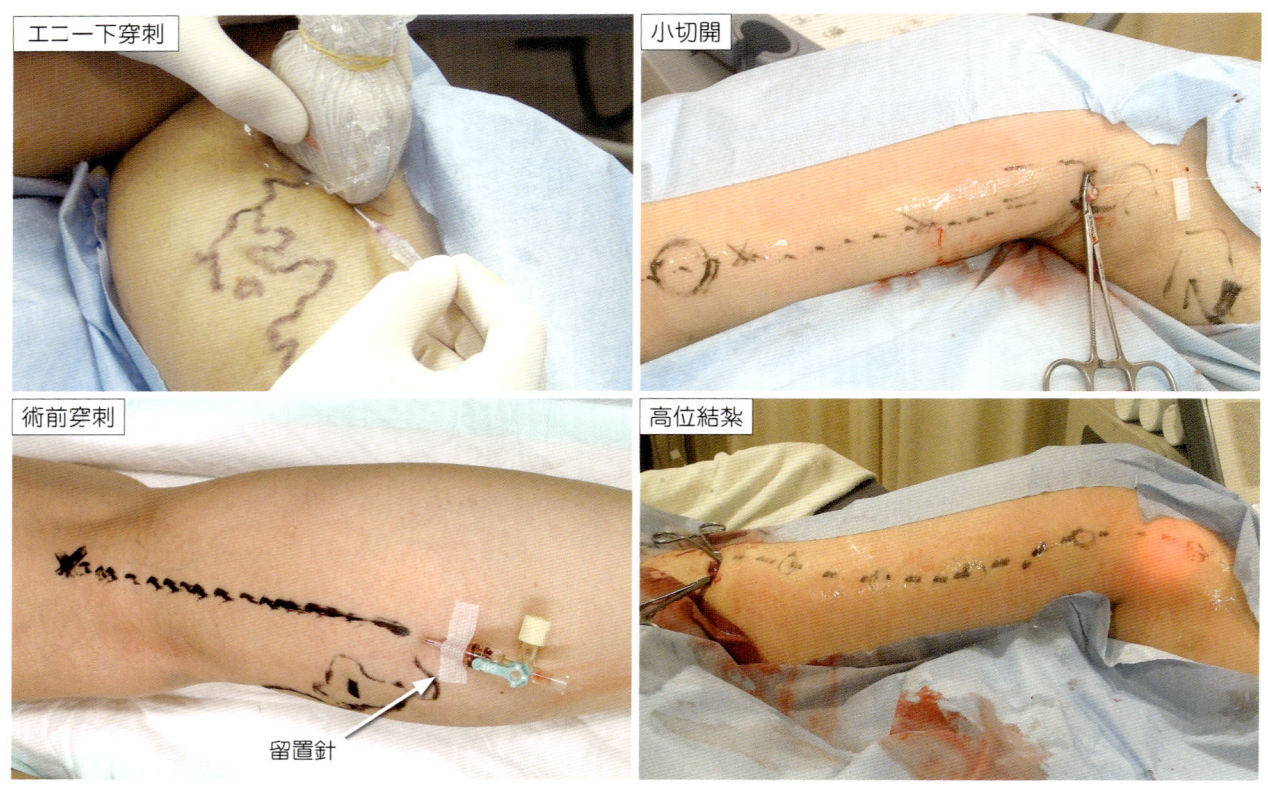

図8 各種静脈アクセス法

- 高位結紮を行うのであれば血管内焼灼術は必要なく，ストリッピングを行ったほうがましです。
- 慣れるまでは穿刺が困難な場合は早めに小切開に切り替えることも必要ですが，あきらめていつも始めから小切開法にするのはやめましょう。
- しかし，エコー下穿刺に長時間こだわるのも患者さんに負担をかけます。
- 1回の穿刺は"15分まで"で，穿刺が成功しなかったら小切開法に切り替えましょう。

15分ルール！

2) なぜエコー下穿刺か？

- 血管内焼灼術の最大の利点である低侵襲性を生かすにはエコー下穿刺が最も適しています。
- エコー下穿刺は複数の伏在静脈不全や途中に瘤がある症例など，複雑な症例をスピーディーに治療することができます。
- 外科的アクセス（小切開，高位結紮法）に伴う合併症を回避できます。
- 抗血栓療法継続例でも出血の危険が少なく安全に施行できます。
- 血管内焼灼術後のDVTの頻度は非常に低く，高位結紮をしなくてもDVTを起こすことはありません。

3) エコー装置

- エコー下穿刺にはBモードがあれば十分で，ドプラモードは必要ありません。
- 筆者らはポータブルタイプのVenue 40（GEヘルスケア・ジャパン）やACUSON Freestyle（シーメンス・ジャパン）を使用しています（図9）。
- これらのエコーは穿刺に特化したエコーで，静脈の描出に優れており起動も非常に速く，コンパクトです。

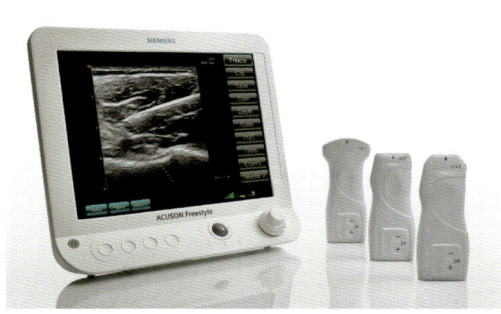

ACUSON Freestyle（シーメンス・ジャパン）　　Venue 40（GEヘルスケア・ジャパン）

図9 穿刺用エコー

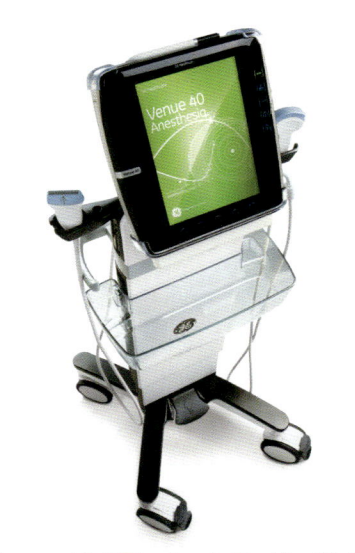

4) 穿刺部位の選択

▶ エコー下穿刺において穿刺部位の選択は非常に重要です。

▶ 形態的には逆流の終わる部位から穿刺するのが簡単ですが，合流している分枝が残存しやすくなります。

▶ 可能であればさらに遠位部から穿刺したほうが，下腿の分枝が縮小しやすく瘤切除を減らすことができます（図10）。

▶ しかし，穿刺が成功しなければ元も子もありませんから，逆流の終わる部位にこだわる必要はありません。

▶ GSVの場合は膝下5cmぐらいのところが静脈が固定されていて，最も穿刺しやすい位置になります（図11）。

> 膝下が穿刺の黄金地帯！

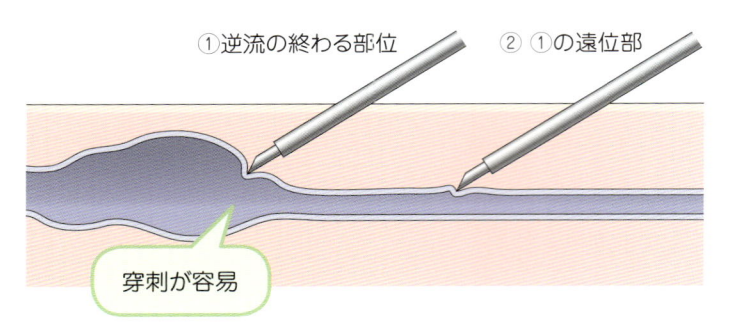

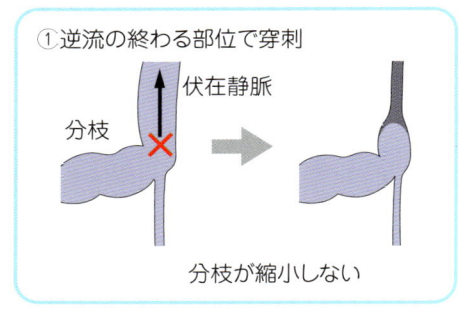

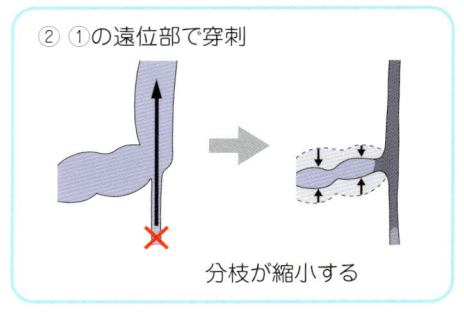

①逆流の終わる部位　②①の遠位部

穿刺が容易

①逆流の終わる部位で穿刺
伏在静脈
分枝
分枝が縮小しない

②①の遠位部で穿刺
分枝が縮小する

図10 穿刺部位の選択（1）

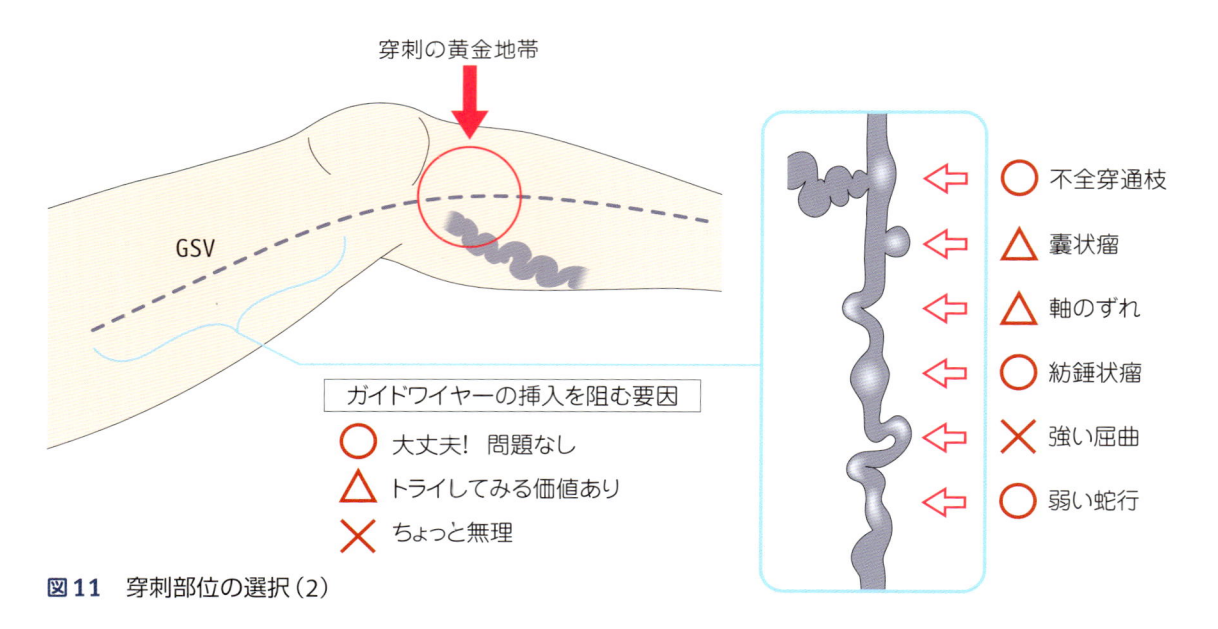

穿刺の黄金地帯

GSV

ガイドワイヤーの挿入を阻む要因
○ 大丈夫！問題なし
△ トライしてみる価値あり
× ちょっと無理

○ 不全穿通枝
△ 嚢状瘤
△ 軸のずれ
○ 紡錘状瘤
× 強い屈曲
○ 弱い蛇行

図11 穿刺部位の選択（2）

- しかし，穿刺しやすさだけでなく，穿刺したあとにガイドワイヤー（RFカテーテル）の挿入ができるかどうかも考えておかなければいけません。
- ガイドワイヤー（RFカテーテル）挿入が難しいと予想される囊状瘤や蛇行が中枢側にある場合，まず遠位部からワイヤーを挿入し，通過しなかった場合は，再度その中枢側を穿刺します。

5）長軸法か？ 短軸法か？ それが問題だ！

- エコー下穿刺には，血管の描出を長軸（縦切り）で行う方法と短軸（輪切り）で行う方法があります（**図12**）。
- 短軸法は血管の描出が容易なため比較的簡単そうですが，実際はかなりデリケートなプローブ操作が必要です。
- 短軸法は，プローブをスイングするように動かして穿刺針の先端を描出し続ける"動的"な穿刺法になります。
- 針の穿刺角度が限定され習熟が必要ですが，中心静脈穿刺では動脈の誤穿刺を起こしにくいため短軸法が推奨されています。
- 長軸法は，プローブを固定して穿刺する"静的"な穿刺方法です。
- エコーの走査線は薄い平面なので穿刺針を見失いやすく，初心者には穿刺針と静脈がずれないようにプローブを固定するのは困難です。
- しかし，長軸法は慣れるとかなり細い静脈でも穿刺可能であり，後述のTLA麻酔時に周囲組織と静脈を剝離するような微妙な操作ができます。
- 汎用性が高いので，血管内焼灼術ではまず長軸法をお勧めします。

> エコー下穿刺は絶対長軸法！

長軸法
- 血管の走行がわかる
- 針が全長みえる
- 針と血管の描出が難しい
- 玄人向き

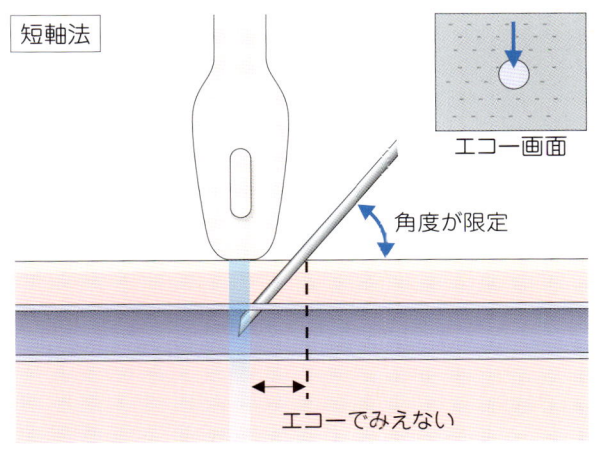

短軸法
- 血管の描出が容易
- 針が一部しかみえない
- 針の角度が限定される
- 初心者向き

図12 長軸法と短軸法による血管穿刺

6) エコー下穿刺の実際——(1) 準備

▶ 体位は半座位で，患肢は下腿を屈曲やや外旋し，膝枕を使用します。
▶ まず，中枢から遠位側に向かって"短軸"で"プレスキャン"して，穿刺を予定している静脈および穿刺部位を確認します（図13）。
▶ 体位変換によってマーキングと静脈の位置がずれるので，プレスキャンは必要です。
▶ 静脈に強い屈曲がなく，ガイドワイヤーが中枢側に通過可能な位置を選んで穿刺予定部とします。
▶ 必ずエコーの倍率を最大にしておきます。これだけで成功率がまったく違ってきます（図14）。

> エコーの倍率は最大に！

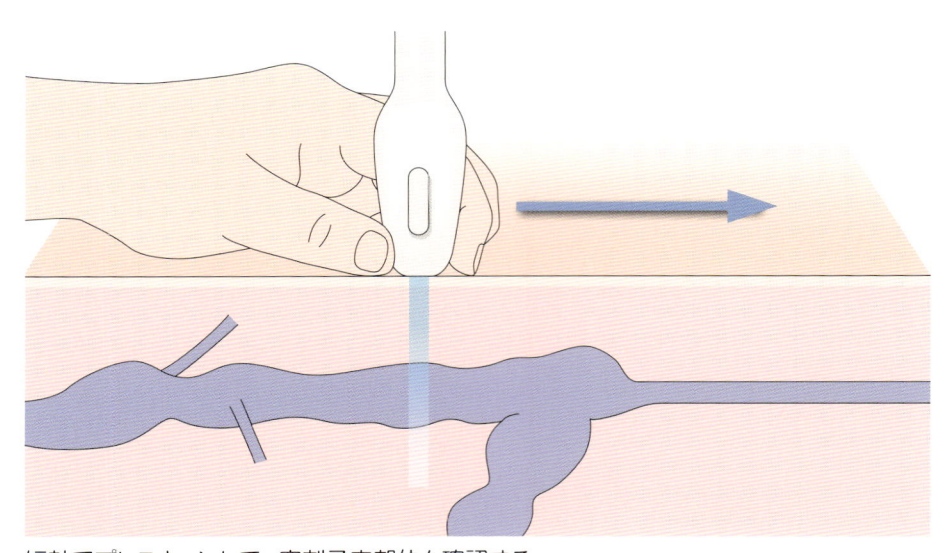

▶ プローブで静脈を圧迫しないように注意しながら長軸方向に静脈を描出します。
▶ 静脈がモニター全長にわたって描出されるように，プローブを静脈上の軸に沿って回転させます（図15）。

短軸でプレスキャンして，穿刺予定部位を確認する。
図13 プレスキャン

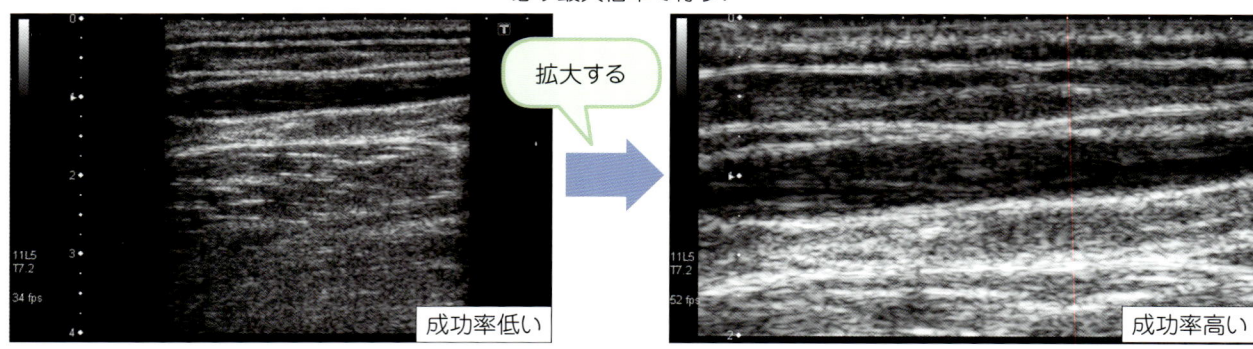

必ず最大倍率で行う！

拡大する

成功率低い　→　成功率高い

図14 エコーの倍率

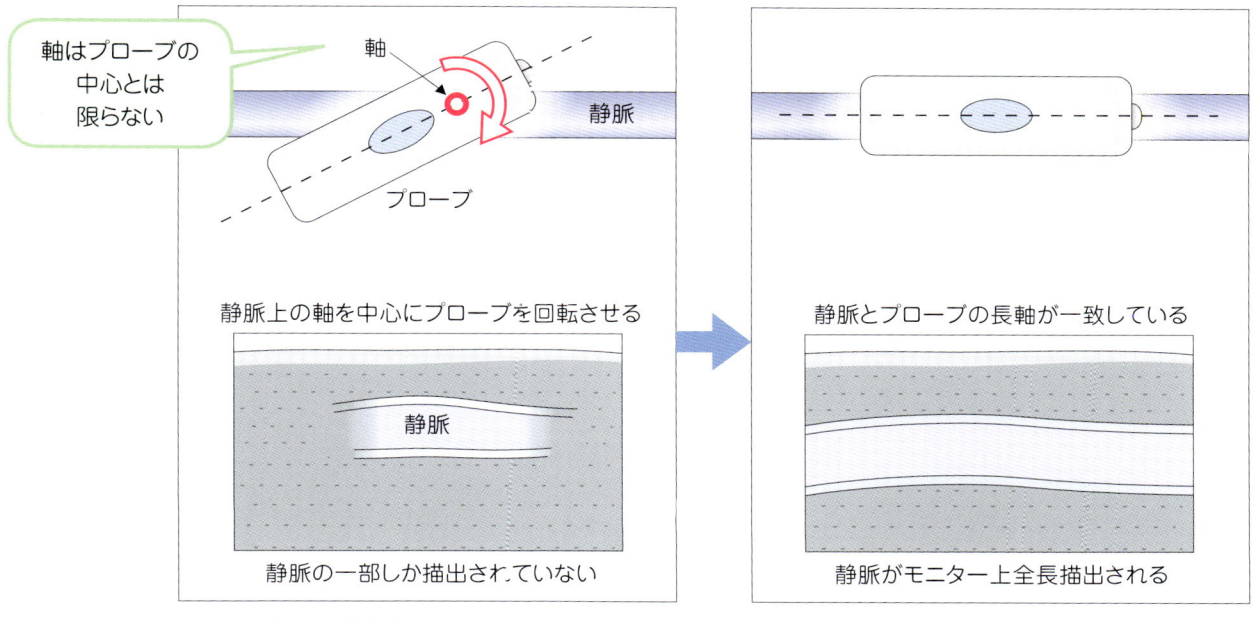

図15 プローブ回転テクニック

7) エコー下穿刺の実際──(2) 皮膚の穿刺

▶ 穿刺部位を局所麻酔し、プローブの短軸の中心より穿刺針を穿刺します。
▶ 筆者らは吸引による逆流血の確認を行わないので、シリンジをつけずに穿刺針だけで穿刺します。
▶ シリンジをつけないほうが微妙な穿刺針の操作ができます。
▶ 皮膚の穿刺は2ステップで行います。
▶ まず、①垂直に近く角度をつけて真皮のみを穿刺し、エコーで針先を確認したら、②角度を浅くして針を進めます(図16)。

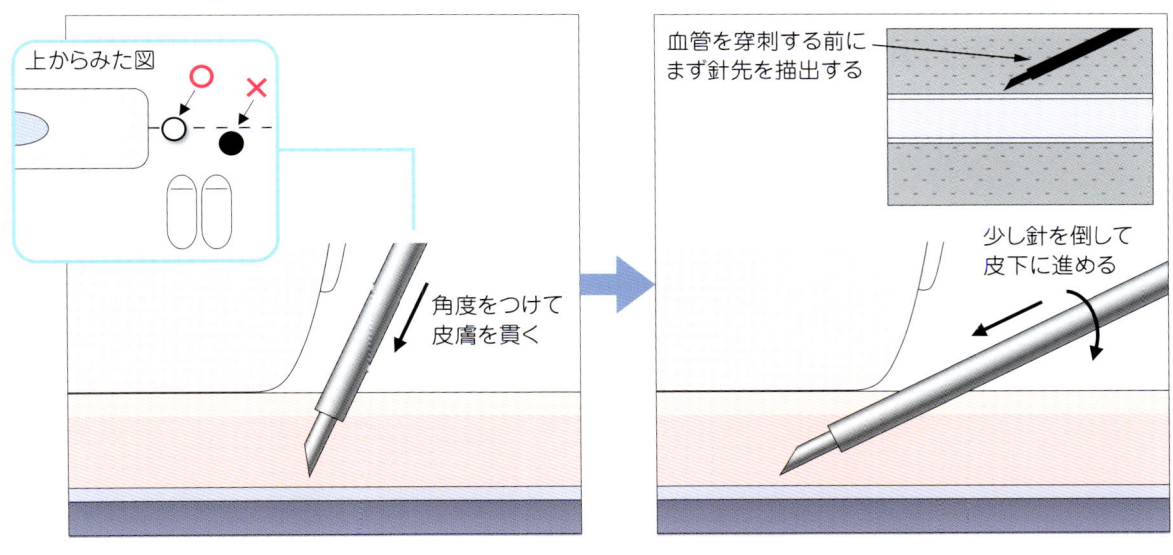

図16 皮膚穿刺

- 大切なのは，まず最初に針先を描出することで，必ず針先を描出してから針を進めます。
- このとき，初心者はプローブのほうを動かして針先を探しますが，これでは静脈を見失ってしまいます。
- プローブは絶対に動かさずに，穿刺針のほうを動かして針先と静脈を同時に描出するのが穿刺成功の第一段階です。

> プローブは動かさない！

8) エコー下穿刺の実際——(3) 静脈壁の穿刺

- 次に，針先を見失わないように気をつけながら，穿刺針を静脈壁に向かってゆっくりと進めていきます（図17）。
- 静脈壁を狙う位置は，画面の真ん中より右側〜全長の1/3の部位です。
- あまり左側に行くと，静脈がたわんで逃げたときに穿刺針が届かなくなってしまいます。
- 針が静脈壁に当たると壁がたわむので，そのまま一気に針を進めて静脈内に刺入します。
- この際，"壁のたわみ"があることが最も重要で，エコーのビームには一定の幅があるので，たわみがなければ一見穿刺針が当たっているように見えても，実際は静脈の横にそれています（図18）。
- "壁のたわみ"は，穿刺針を軽くゆするように前後に動かすと確認できます。

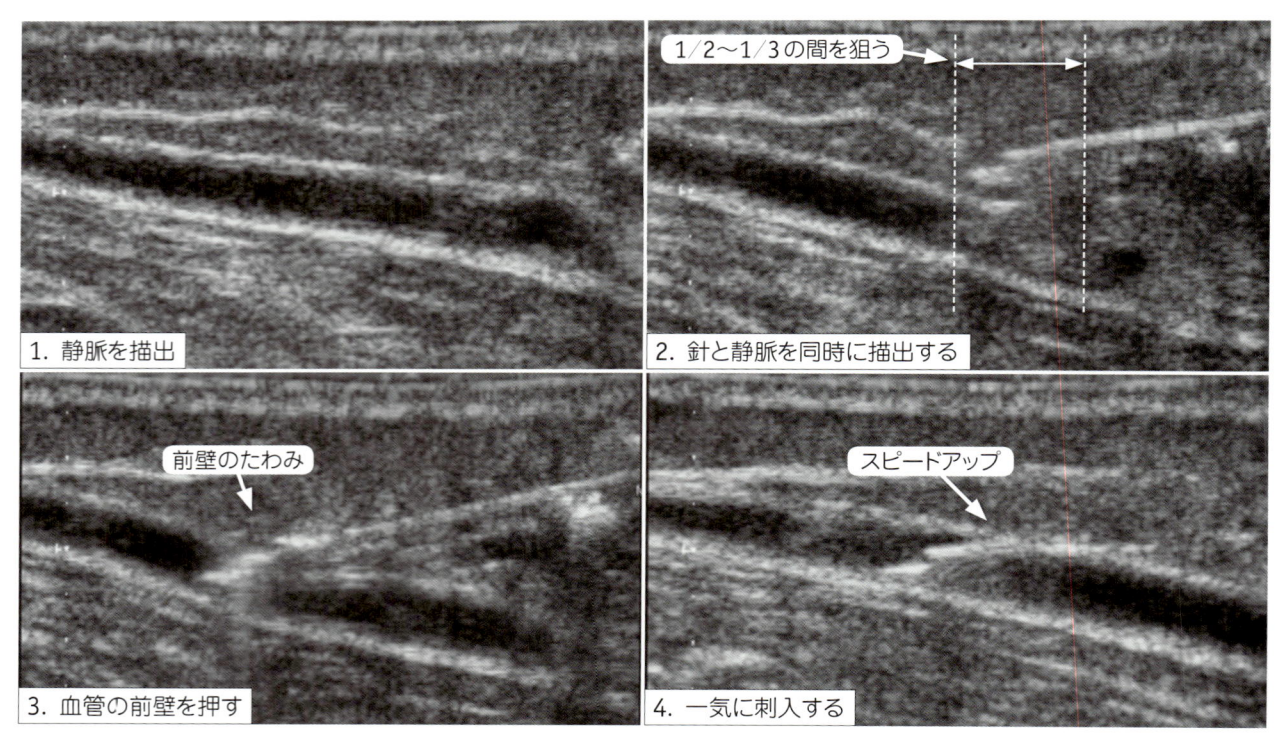

1. 静脈を描出
2. 針と静脈を同時に描出する（1/2〜1/3の間を狙う）
3. 血管の前壁を押す（前壁のたわみ）
4. 一気に刺入する（スピードアップ）

図17 エコー下穿刺の実際

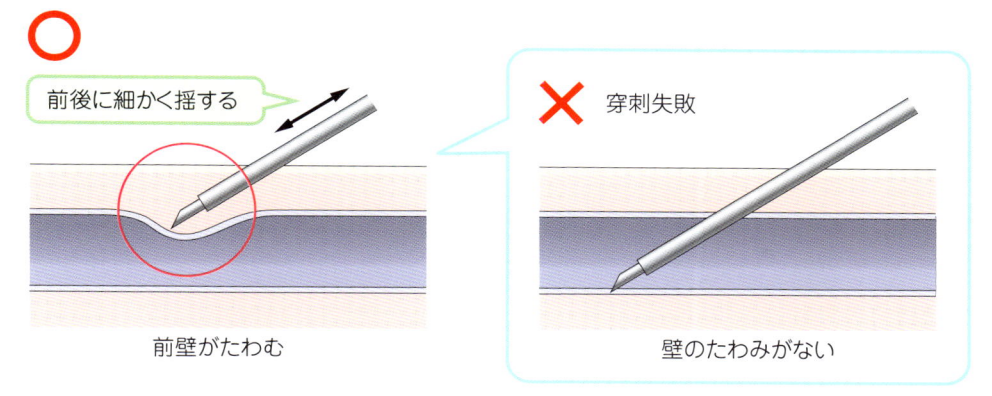

図18 壁のたわみが重要！

- また，静脈壁を貫く瞬間は，針先が静脈壁をすべって逃げてしまうので，穿刺のスピードを一瞬速くします。

9）エコー下穿刺の実際──（4）血液逆流の確認

- 留置針の内筒に血液の逆流を認めたら内筒を抜去し，勢いよく血液が逆流したらガイドワイヤーを挿入します（**図19**）。
- 血液の逆流が弱い場合は，針は静脈内に入っていません！ すぐにガイドワイヤーの挿入はあきらめ，再穿刺します。
- 血液が逆流しない場合は，外套を少し抜去すると逆流が認められる場合があります。
- 静脈が浅い場合は，最初から皮膚に平行に針を刺入しそのまま進めます（**図20**）。

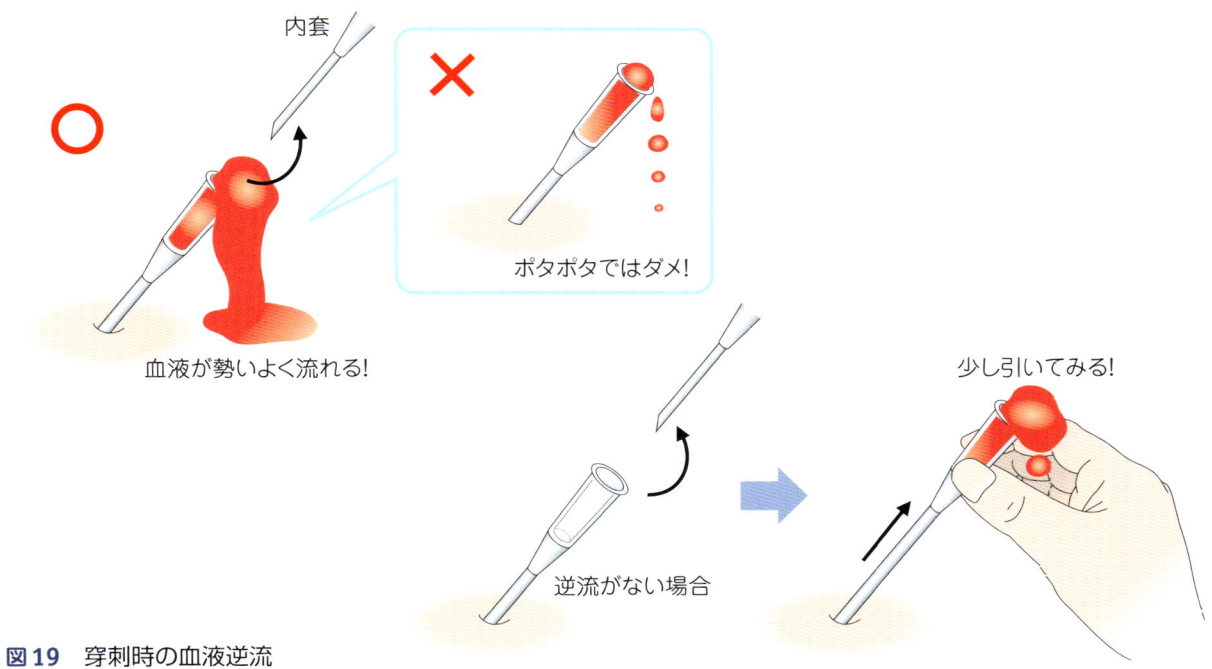

図19 穿刺時の血液逆流

▶ 逆に深い場合は，セルディンガー法で静脈をそのまま貫き内套を抜いて外套を少し引き戻します。

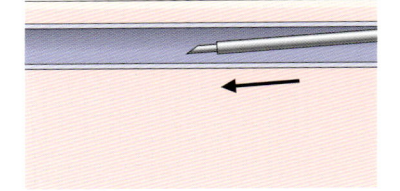

浅い場合	中程度の場合	深い場合
皮膚とほぼ平行に針を刺入し，そのまま穿刺する。	針の先が静脈の内腔に入ったら，針を平行に進める。	静脈をそのまま刺し貫く，いわゆるセルディンガー法となる。

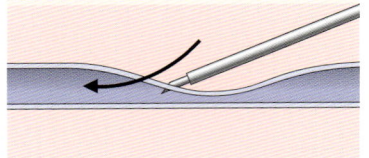

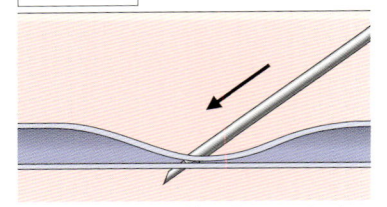

図20 静脈の深さによる穿刺法の違い

10) エコー下穿刺成功のコツ──(1) 穿刺する静脈の状態

▶ エコー下穿刺を成功させるためには，①穿刺する静脈の状態，②プローブのグリップ，③穿刺針の刺入方向が重要です。

▶ 静脈が拡張して太ければ，エコー下穿刺は初心者でも簡単です。

▶ したがって，患者さんの上半身を起こし，頭部高位あるいは半座位にして静脈を十分に拡張させることが大切です。

▶ 若い患者さんでは静脈の攣縮が起こりやすく，特にもともと静脈が細い場合は要注意！（**図21**）

▶ 静脈の攣縮は緊張したときに起こりやすいので，患者さんの緊張が強いときはリラックスできるように声をかけながら準備を進めます。

▶ 1人で長い時間手術室に放置していると，さらに緊張が高まってしまいます。

▶ 室温が低いと攣縮が起きやすいので，特に冬場は手術室の室温は高めに保ちます。

▶ 攣縮が起こった場合は，熱いタオル等で穿刺予定部を温めたり，ターニケットを使用します。

> **エコー下穿刺成功のための3つのコツ**
> 1. 穿刺する静脈の状態
> 2. プローブのグリップ
> 3. 穿刺針の刺入方向

> 若い患者さんでは静脈の攣縮に注意！

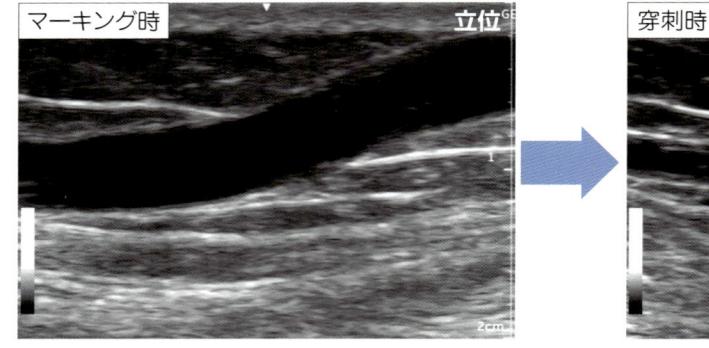

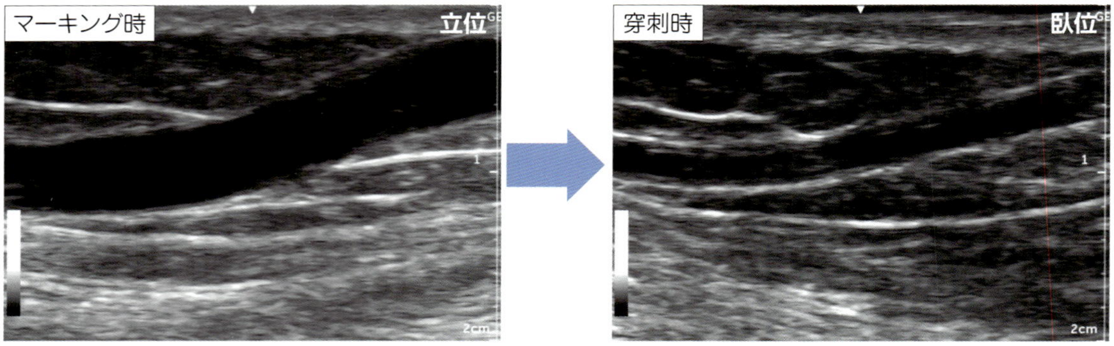

図21 静脈の攣縮　　若年者が緊張すると起こしやすい。

11) エコー下穿刺成功のコツ──(2) プローブのグリップ

▶ エコー下穿刺のためにはプローブの細かな操作が必要です。
▶ そのために術者は座って穿刺を行います（図22）。
▶ 座った状態で，左肘，前腕の小指側，手首を患者さんの身体につけて固定し，プローブは手首から先の指と手のみで操作します（図23）。
▶ 肘や手首が浮いているとプローブが安定せず，細かな操作ができません。

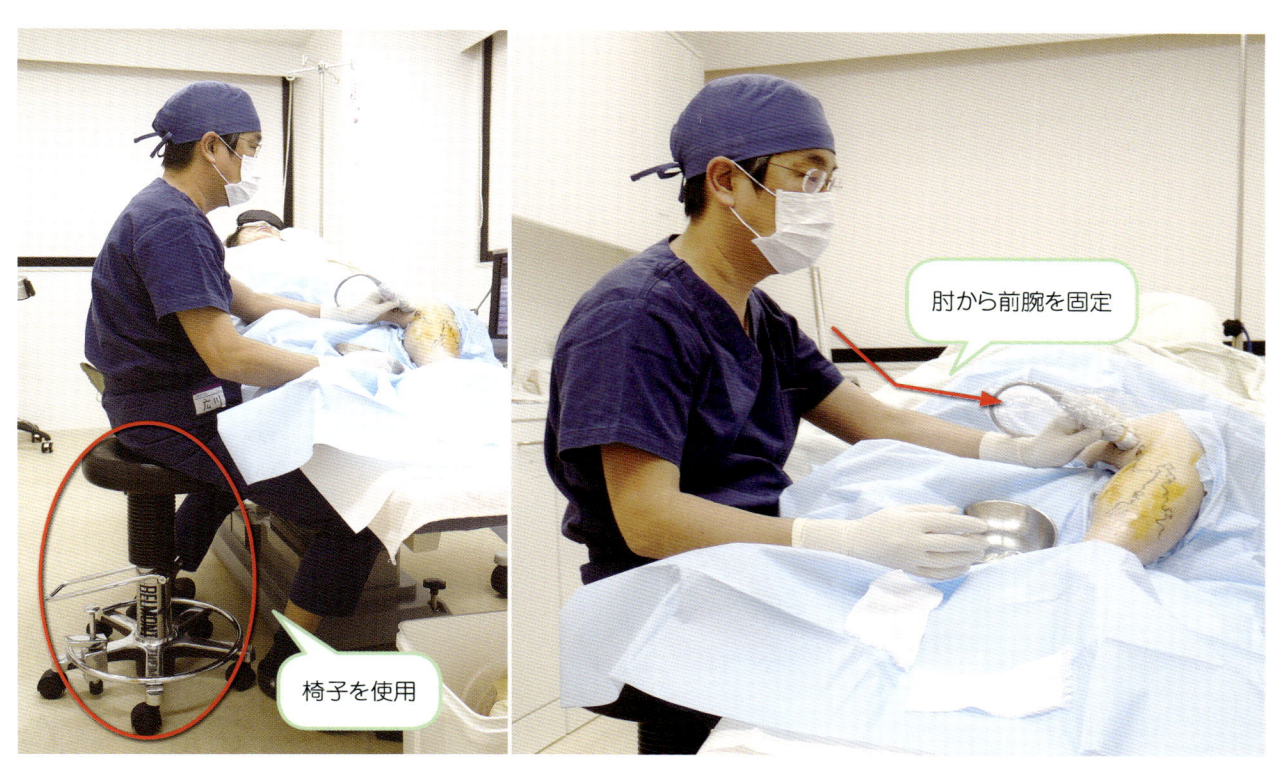

図22 正しい術者の姿勢

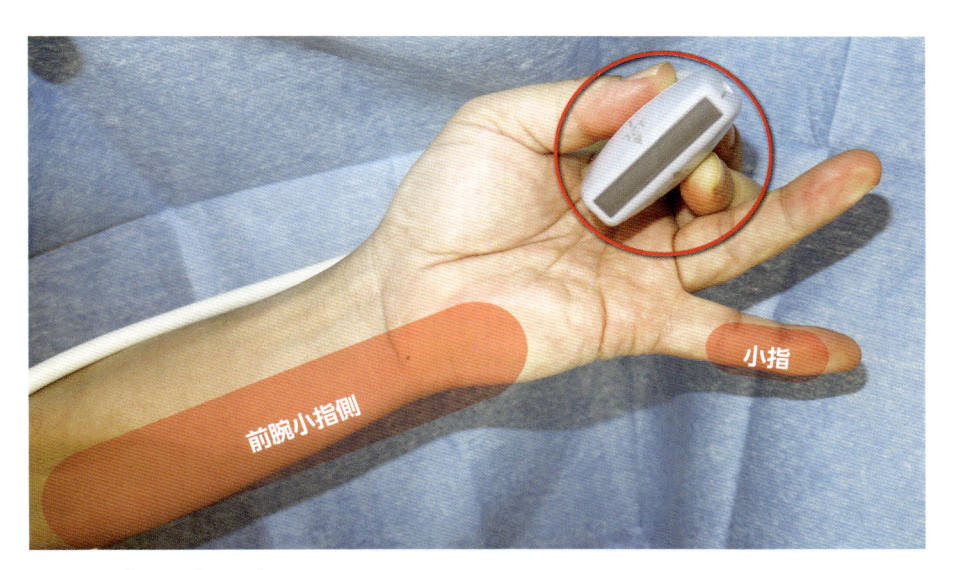

図23 プローブの固定
● 部分を患者さんの体につけてプローブを固定する（下から見た状態）。

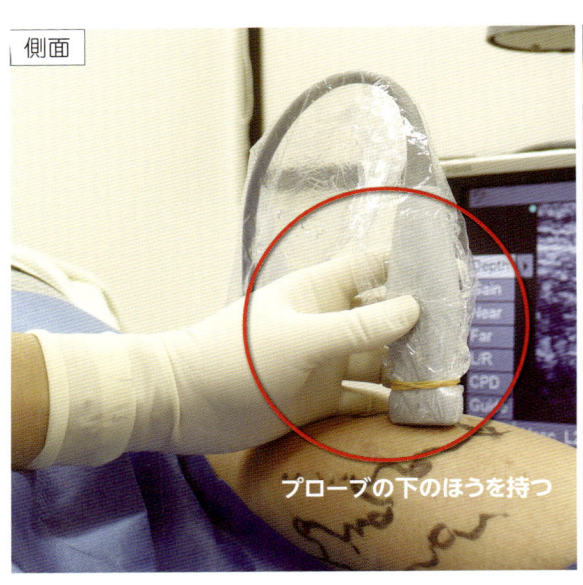

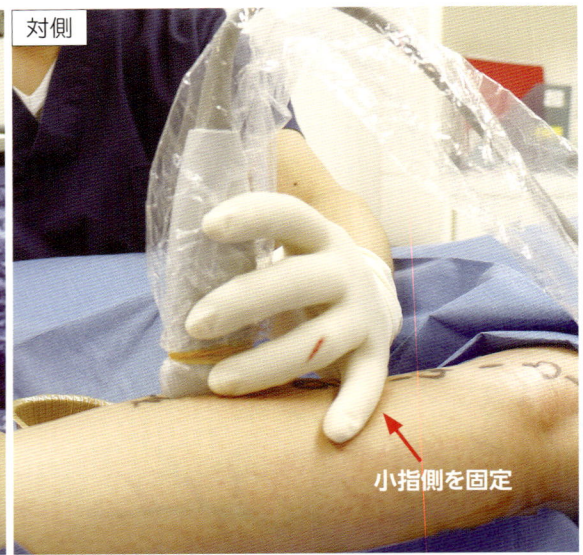

|側面|対側|

プローブの下のほうを持つ　　　小指側を固定

- 手首から小指の外側を患者さんの身体につけて固定する。
- プローブの下半分をつまむように持ちプローブを浮かすようにする。
- プローブを押しつけない。

図24　正しいプローブの持ち方

▶ プローブは下半分を横からはさみこむように持ち，手首と小指を支点としてプローブ全体を浮かせて皮膚とプローブの間に少し隙間ができるように持ちます（**図24**）。

▶ 腹部エコーのようにプローブの上半分を持ってしまうと，静脈が押しつけられてつぶれてしまう上に細かい操作ができません（**第3章35頁参照**）。

12）エコー下穿刺成功のコツ──（3）穿刺針の刺入方向

▶ ゴルフを経験された方は，練習場ではうまく打てるのにゴルフ場ではうまく打てないという経験があるのではないでしょうか。

▶ これは，ゴルフ場は練習場と違って平らではなく様々な傾斜があり，つま先下がりやつま先上がりの状態で打たなければいけないからです。

▶ 同じことがエコー下穿刺でも言えます。

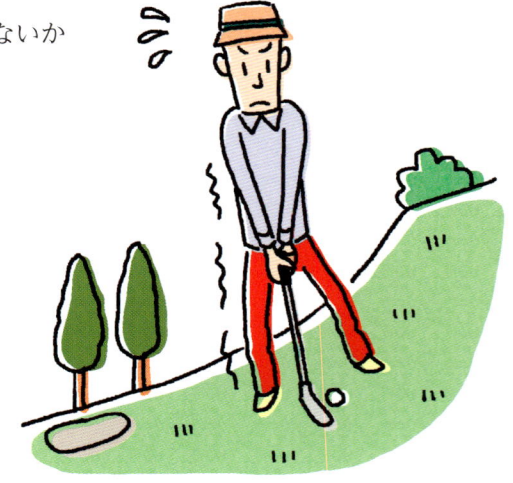

▶図25はそれぞれ右脚と左脚を穿刺していますが，プローブが傾いているのがわかるでしょうか？　右脚はつま先下がり，左脚はつま先上がりになっています。

▶長軸法によるエコー下穿刺を成功させるには，プローブの中心軸を通る面と穿刺針の刺入方向が一致していなければいけません。

▶つま先下がりやつま先上がりの場合はこの面が傾いているので，面の傾きに沿って穿刺針も傾ける必要があります。

▶ところが，この傾きを意識していないと無意識に手術台に垂直な面で穿刺針を進めてしまうので，穿刺針をエコーで描出できません。

▶プローブの中心軸を通る面と穿刺針の向きが一致していれば，穿刺針は全長にわたってエコーで描出され，そのまま静脈を穿刺できます。

▶穿刺成功のコツは，①短軸の中心から，②プローブ中心軸の面に沿って，とにかくまっすぐに刺入することです（図26）。

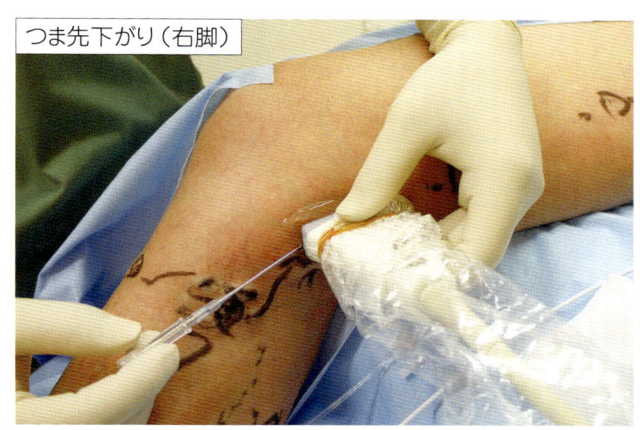

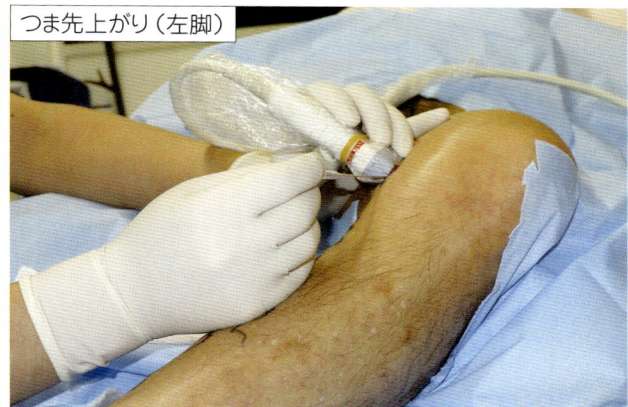

図25　つま先上がりとつま先下がり

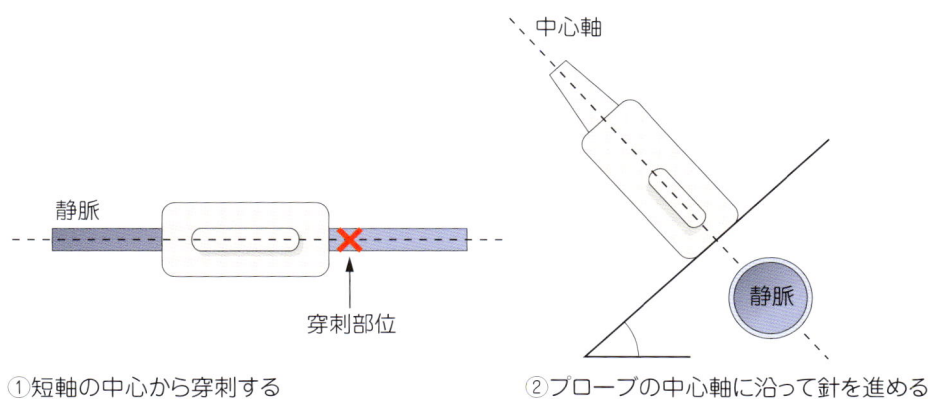

①短軸の中心から穿刺する
②プローブの中心軸に沿って針を進める

図26　とにかくまっすぐ穿刺

4. tumescent local anesthesia（TLA麻酔）

1）血管内焼灼術の麻酔（表1）

- 静脈内にシース（RFカテーテル）を挿入したら次にエコー下にTLA麻酔を行います。
- 血管内焼灼術におけるTLA麻酔の主な目的は，疼痛抑制，皮膚や周囲組織の損傷予防，および焼灼する静脈の内径を減少させることです。
- 大量のTLA麻酔液による静脈内径の減少によってファイバー（RFカテーテル）が静脈に密着し，焼灼の効率が高まり周囲組織への熱の影響が減少します[1]。
- TLA麻酔は合併症がほとんどなく，日帰りで行う血管内焼灼術には最も適した麻酔です。
- ただしTLA麻酔は浸潤時の疼痛があるため，筆者らは少量の静脈麻酔（プロポフォール）を併用しています。
- TLA麻酔なしで，全身麻酔あるいは静脈麻酔だけで血管内焼灼術を行うこともできますが，安全性と治療効果の面からはTLA麻酔を行うことをお勧めします。
- 通常の方法以外では，大腿神経および伏在神経ブロックを併用したり[2,3]，静脈麻酔に冷たい生理食塩水（冷生食）の皮下注射を併用する方法[4]，TLA麻酔なしで体表から焼灼部を冷却し皮膚を冷生食で保護する方法[5]での血管内焼灼術が報告されています。
- 血管内焼灼術の導入初期は治療に長時間かかるため，入院設備を持つ医療機関であれば全身麻酔とTLA麻酔を併用するのもよいでしょう。
- ただし術後のDVT予防のために，挿管ではなくラリンジアルマスク麻酔で行い，原則として手術室内で覚醒して病棟ですぐに歩行を開始します。
- 全身麻酔時はDVTのリスクが高くなるため，絶対に術中硬化療法の併用をしてはいけません。
- リドカインアレルギーの患者の場合，上記の方法でTLA麻酔の替わりに冷生食を用います。

表1 血管内焼灼術の主な麻酔方法

1. TLA麻酔のみ
2. TLA麻酔＋静脈麻酔
2. TLA麻酔＋神経ブロック
4. 冷生食＊＋静脈麻酔
5. 全身麻酔＋TLA麻酔
6. 全身麻酔＋冷生食＊

＊TLA麻酔と同様にsaphenous compartmentに浸潤する。

> 全身麻酔時は術中硬化療法は行わない

2）TLA麻酔とは（図27，表2）

- 0.05～0.1％リドカインに100万倍エピネフリン，炭酸水素ナトリウム（メイロン®）を添加したTLA液を大量に使用する局所麻酔法です。

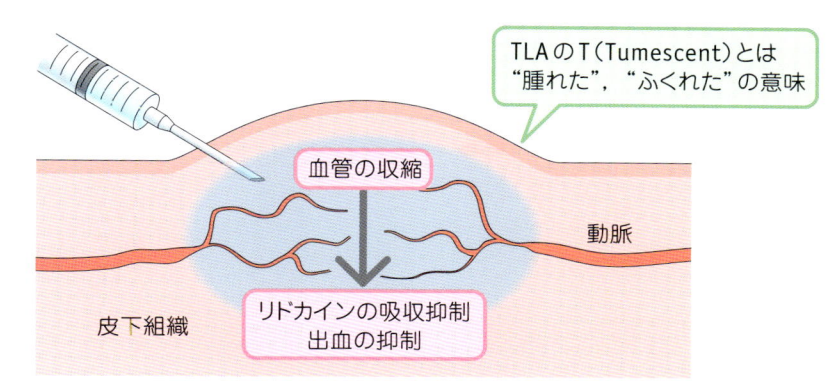

図27 TLA麻酔

TLAのT(Tumescent)とは"腫れた"，"ふくれた"の意味

表2　TLA麻酔の目的

1. 疼痛抑制
2. 皮膚・周囲組織の損傷予防
3. 静脈径の減少

▶ 皮下に浸潤すると皮膚が盛り上がる様から膨潤（tumescent）麻酔と呼ばれ，米国のKlein医師が外来脂肪吸引の麻酔として開発しました[6]。

▶ わが国では清水ら[7]がストリッピング手術時の麻酔として初めて紹介しました。

▶ 利点は，①大量に使用できるため広範囲に麻酔が可能，②出血の抑制，③鎮痛効果の長時間持続，です。

▶ 禁忌はほとんどありませんが，局所麻酔薬あるいはその添加物のアレルギー，エピネフリンの禁忌（虚血性心疾患，甲状腺機能亢進症等），チトクロームP450 3A4（CYP3A4）阻害薬の併用は注意が必要です[8]。

マクロライド系抗菌薬，アゾール系抗真菌薬，ヘルベッサー®，ワソラン®等

▶ リドカインは肝代謝であり，肝機能低下の患者さんで消失半減期が延長したとの報告があり[9]，肝硬変の患者さんでは使用量を少なくする必要があります。

3）TLA麻酔の組成

▶ 筆者らが推奨する，現場で作製しやすいTLA麻酔の組成を示します（**表3**）。

表3　TLA麻酔の組成

薬品名（販売会社）	規格	量
キシロカイン®注射液「1%」エピレナミン（1：100,000）含有（アストラゼネカ株式会社）	20mL/バイアル	40mL
メイロン®静注7%（株式会社大塚製薬工場）	20mL/管	10mL
大塚生食注広口開栓500mL（株式会社大塚製薬工場）	500mL/本	500mL
合　計		550mL

最終濃度はリドカイン0.073%，アドレナリン（1：1,375,000），炭酸水素ナトリウム15.5mEq/L，最大使用量は2,400mL。

- キシロカイン®注射液「1%」エピレナミン（1：100,000）含有（以下，1%キシロカインE）は1バイアル20mLなので，きりのよい2バイアル40mL（400mg）とし，メイロン®は10mL，リドカイン濃度を正確に0.1%にする必要はないので生理食塩水は500mLです。
- 最終濃度はリドカインは0.073%，アドレナリンは1：1,375,000，炭酸水素ナトリウムは15.5mEq/L，合計で550mLとなります。
- リドカインの濃度は0.1%以下でも十分麻酔効果があります。
- メイロン®は局所麻酔薬の酸性を中和して浸潤時の疼痛を緩和しますが，pHを7に中和する必要はなく，炭酸水素ナトリウムが10mEq/L以上あれば疼痛緩和効果は変わりません（本処方では15.5mEq/L）。
- もちろん全身麻酔ならメイロン®は必要ありません。
- TLA麻酔におけるリドカインの極量は35mg/kgですので[10]，最大使用量は体重50kgだと1,750mg，上記の組成だと2,400mLとなります。
- エピネフリンは別に混合するより1%キシロカインEを希釈したほうが簡便で安全です。
- TLA麻酔の局麻薬はリドカインのみを使用するのを原則とします。ブピバカインとの混合による死亡例の報告があります[11]。
- また，チトクロームP450 3A4（CYP3A4）阻害薬（アゾール系抗真菌薬，マクロライド系抗菌薬等）との併用でリドカイン血中濃度の上昇が報告されているので[8]，この種の薬剤を服用している場合は注意が必要です。
- 術後疼痛抑制効果を期待してステロイドを添加することもありますが，有効であるとのエビデンスはありません。

> TLA麻酔はリドカイン濃度0.05～0.1%，炭酸水素ナトリウムが10mEq/L以上あればいい！

4）TLA麻酔の作製方法

- 通常の麻酔薬と違い複数の薬剤を混合するので，術者の目の前で使用時に混合するか，看護師が作製する場合はダブルチェックが必須です。
- 過去に1%キシロカインEを入れ忘れた例があります。
- 過量に混合する危険性もあるので，作製過程がはっきりしない場合やどこまで混合したかわからなくなってしまった場合はすべて破棄して最初からつくり直します。
- リドカインが変性する恐れがあるので，TLA麻酔液はつくり置きせず術当日に混合し，当日中に使い切ります（表4）。
- TLA麻酔液を冷却すると，浸潤時の疼痛が強くなるので，必ずし

> 混合ミスの可能性あり！必ずダブルチェックを

> 当日作製，当日使用が原則！

表4 TLA麻酔Q&A

質問	答え
リドカインの濃度は0.1%？	リドカインの濃度は0.05～0.1%の間であれば問題ありません。
エピネフリンは必要？	基本的には必要ですが，抜くこともできます。その場合は，使用可能量は少なくなります。
メイロン®は必要？	浸潤時の疼痛緩和効果がありますが，必ずしも必要ではありません。
最大何mL使えるの？	リドカイン量で35mg/kg（体重50kgで1,750mg）まで使用可能です。体重50kgの場合，リドカイン濃度0.1%で1,750mL，0.05%で3,500mLまでです。
冷やしたほうがよい？	冷やすと浸潤時の疼痛が強くなります。あまり冷やす必要はありません。
前日につくっておいてよい？	リドカインが変性するので，当日作製，当日使用を原則とします。

も冷却する必要はありません。常温でもOK！

5) 特殊な症例に対するTLA麻酔

▶ 前述したように，エピネフリンの使用が禁忌である狭心症や心筋梗塞ではエピネフリン抜きのTLA麻酔を作製します。

▶ この際，最も注意が必要なのは，エピネフリンを入れない場合リドカインは吸収抑制されないので，極量は通常のリドカインと同じになります。

▶ キシロカイン®の最高用量はインタビューフォームでは成人で200mg（1%で20mL）なので，生食500mLに対し，1%キシロカイン®を20mL，メイロン®は10mLの組成とします。

▶ また，エピネフリンが入っていないので出血抑制効果はなく，基本的に瘤切除は行いません。

▶ 肝硬変等で肝機能低下が疑われる場合は，キシロカイン®の消失半減期が3倍に延長したという報告[9]があるので，1%キシロカインEを20mLに減量して使用します。

▶ この場合は，エピネフリン入りなので濃度以外は基本的に通常のTLA麻酔と同じです。

エピネフリン抜きの
TLA麻酔の極量に注意！

肝硬変では
キシロカイン量を減らす

5. TLA麻酔の実際

1) saphenous compartmentとは？

▶ 血管内焼灼術のTLA麻酔はsaphenous compartmentに正確に浸潤しなければいけません（図28）。

▶ saphenous compartmentとはGSV周囲の大腿筋膜と伏在筋膜の間の空間で，第3章に詳しい解説があります。

▶ 小伏在静脈瘤の場合はsaphenous compartmentはありませんが，下腿の筋膜と下腿筋の間のSSV周囲にTLA麻酔液を浸潤します。

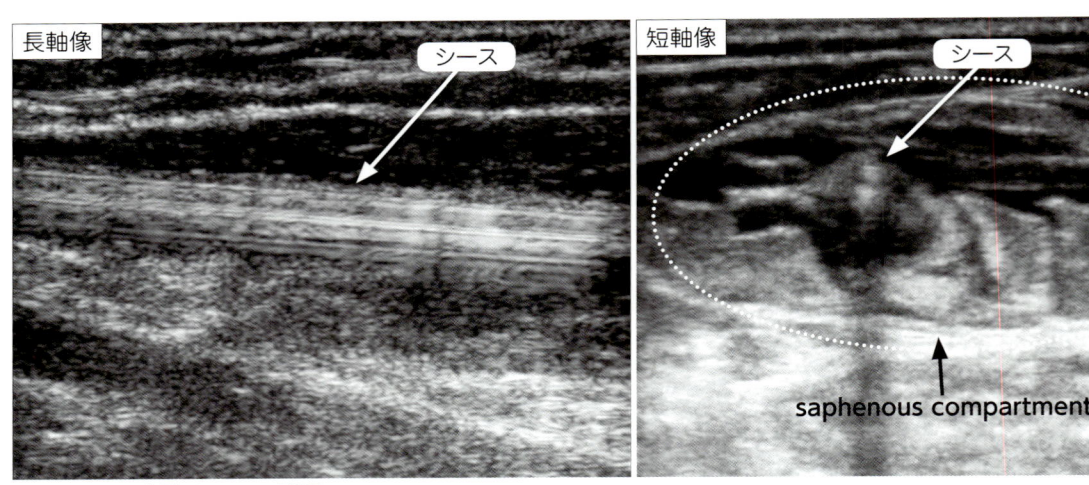

図28 TLA麻酔のエコー所見
＊短軸像はsaphenous compartmentを示すため，実際は長軸像でTLAを施行する。

2) エコー下TLA麻酔

▶ EVLAの場合，注射針でファイバーを損傷する可能性があるため，TLA麻酔はファイバーをシースに挿入する前に行います（ロングシース使用の場合）。

▶ RFAでは，RFカテーテル挿入後にTLA麻酔を行います。

▶ 静脈径を減少させるために体位は頭低位とし，エコー下に長軸走査でシース挿入部より頭側に向かってTLA麻酔を行います。

▶ TLA麻酔液は20mL注射器と20G・7cmのカテラン針で浸潤します（図29）。

▶ これより細い針では浸潤時の抵抗が強く，太いと動脈損傷の危険性があります。

▶ 空気を注入するとエコー観察ができなくなるので，注射器内の麻酔

液に空気が混入しないように注意します。
▶多数例を行う施設ではTLA麻酔用ポンプ(Klein Infiltration Pump, HK Surgical社, 米国)を使用すると素早くTLA麻酔を浸潤することができます(図30)。

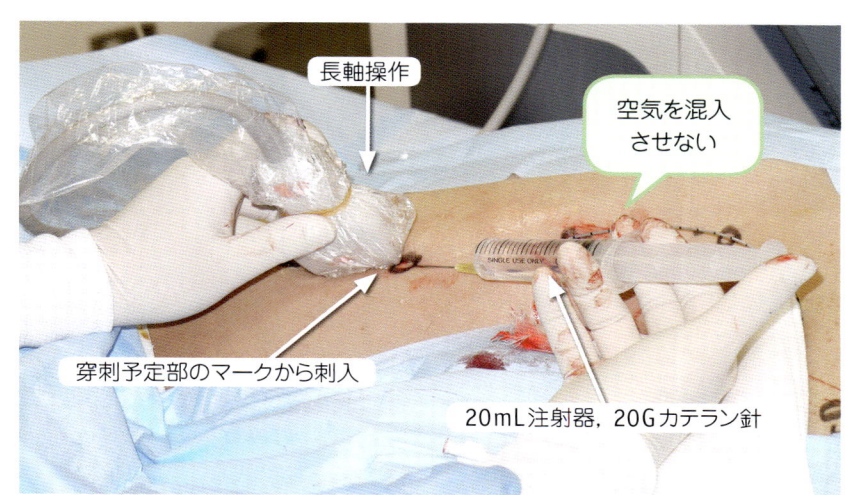

図29 エコー下TLA麻酔

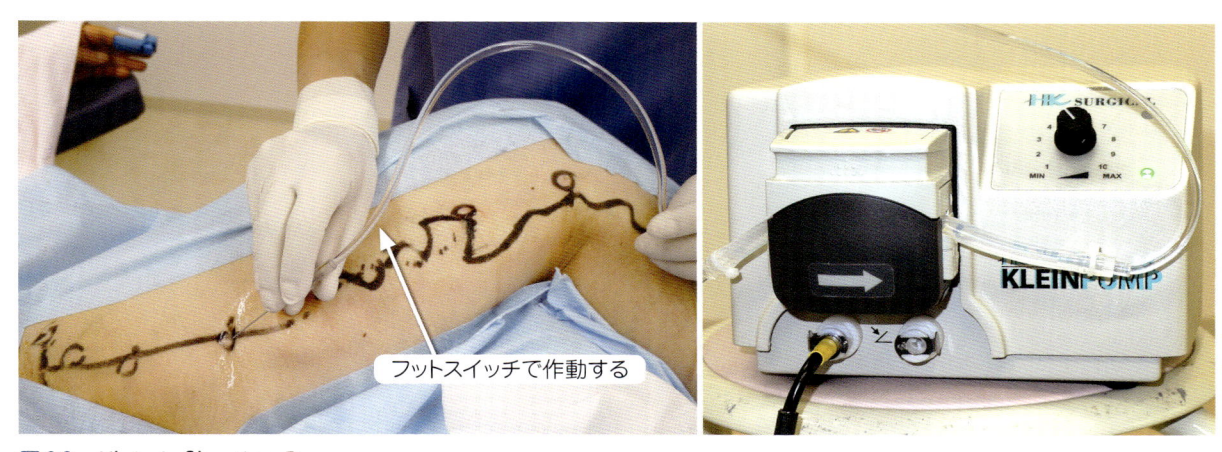

図30 Klein Infiltration Pump

- TLA麻酔をsaphenous compartment内に正確に浸潤するためには，長軸像で注射針とシース（RFカテーテル）を同時に描出して，必ず両者がみえている状態で麻酔液を浸潤します（図31①）。
- 注射針がみえない状態で，周囲組織の動きから類推して何となく麻酔液を浸潤してはいけません。
- 針は太いので何回も刺さずに，注射液がなくなったら針はそのままで注射器のみを交換します（図31②）。
- 針先を正確に誘導するためには穿刺と同様に正しいグリップでプローブを持ち，針をたわませないで直線を保ったまま抜き刺してエコーの走査面に誘導します（図31③）。
- 麻酔液がうまくsaphenous compartment内に入るとシース（RFカテーテル）周囲が膨化して低輝度になります。
- この際の短軸のエコー像が印象的なので，短軸操作でTLA麻酔を行いたくなりますが，TLA麻酔は必ず長軸操作で行います。
- TLA麻酔を行っていくとシース（RFカテーテル）の深さや周囲の組織の輝度が変化していくので，その都度こまめにエコーの条件を変えていきます。

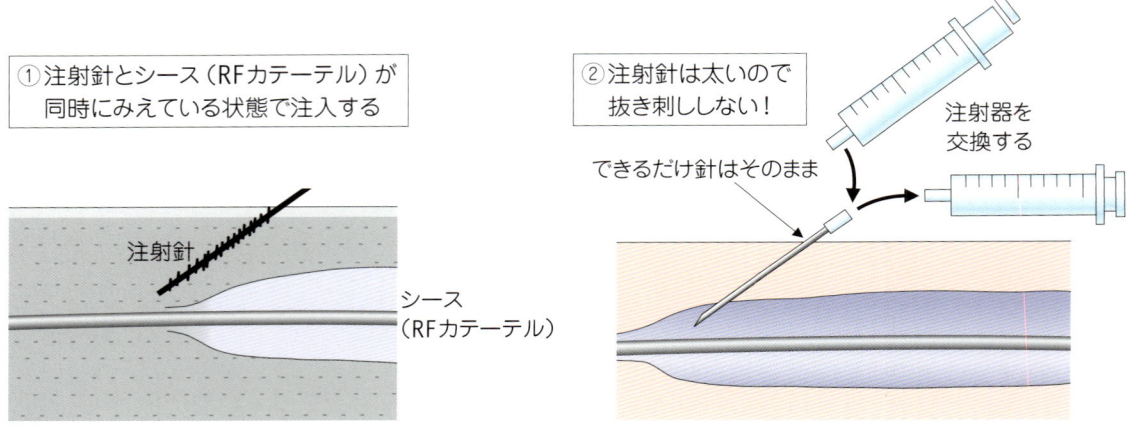

> TLA麻酔はsaphenous compartmentに浸潤する！

①注射針とシース（RFカテーテル）が同時にみえている状態で注入する

注射針
シース（RFカテーテル）

注射針のみえない状態でTLA麻酔をしない！

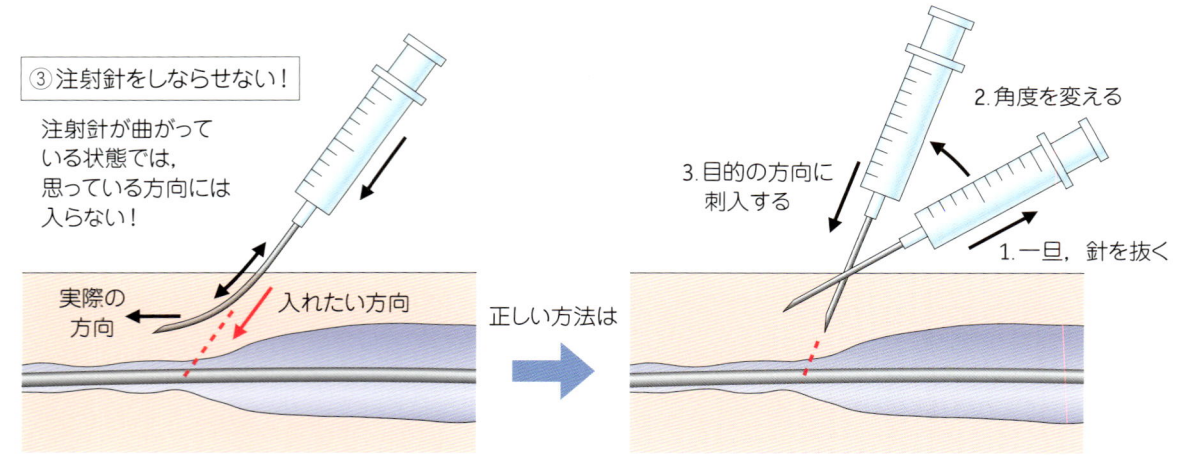

②注射針は太いので抜き刺ししない！

注射器を交換する
できるだけ針はそのまま

③注射針をしならせない！

注射針が曲がっている状態では，思っている方向には入らない！

実際の方向　入れたい方向　正しい方法は

1.一旦，針を抜く
2.角度を変える
3.目的の方向に刺入する

図31　TLA麻酔のコツ

3) 逆向きTLA麻酔

- エコー下TLA麻酔に慣れてきたら，逆向きTLA麻酔にトライしましょう。
- まず，通常通りシース挿入部から頭側に向かってTLA麻酔を行い，SFJに最も近い部位まできたらプローブと注射針を持ち替えて逆向きに浸潤します（図32）。
- 両側から迎え撃つように浸潤するので，頭側向きのTLA麻酔は穿刺部間の半分ぐらいまでで大丈夫です。
- こうするとより長い距離をTLA麻酔できるため，TLA麻酔穿刺部の数を減らすことができます（図33）。

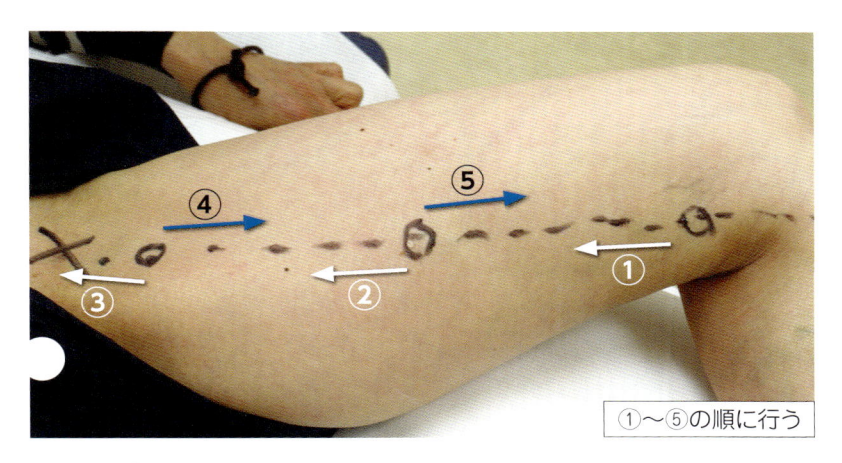

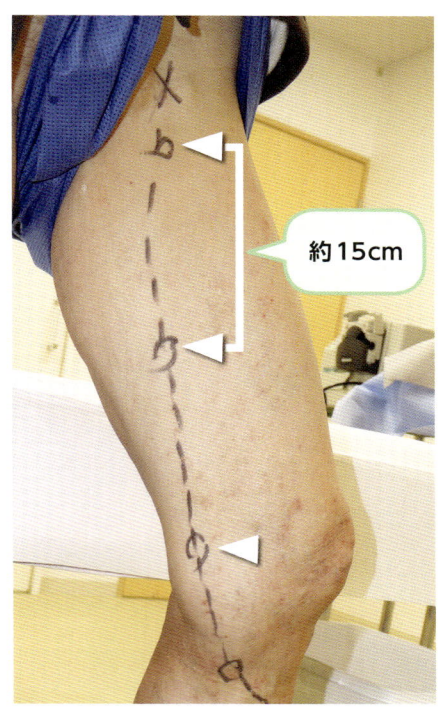

図33　逆向きTLA麻酔時のマーキング
大腿部でTLA麻酔穿刺部位は3箇所。

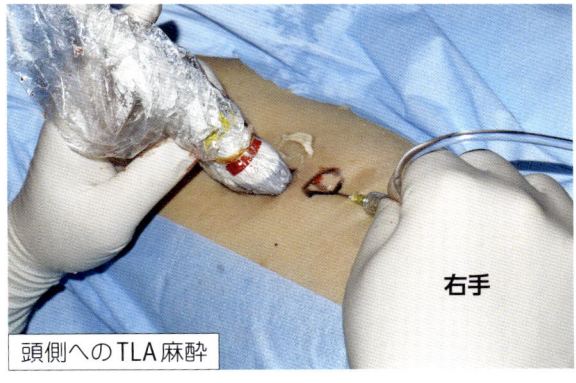

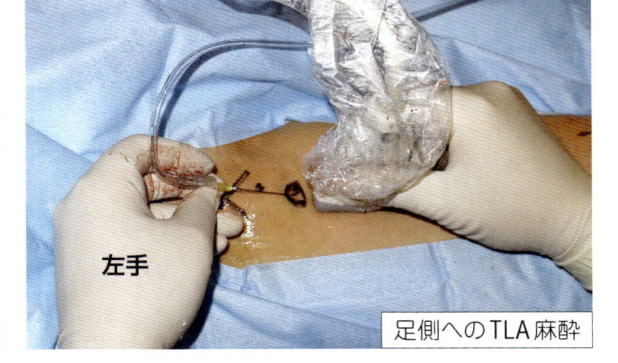

図32　逆向きTLA麻酔
1箇所の穿刺部位から頭側・足側にTLA麻酔を行う。

4) SFJ周囲のTLA麻酔

- SFJ近くはレーザーでもRFAでも比較的長い時間焼灼を行うので，しっかりとTLA麻酔をしておく必要があります。

- SFJ近くは大腿動脈と静脈が併走し、"外陰部動脈"がGSVの上下どちらかを横断しているため、動脈損傷や動静脈瘻の危険性があります（図34）。
- まず、長軸操作でGSVの前面に沿ってほぼ水平に大腿静脈前面までTLA麻酔を行います（図35①）。
- 次に、いったん注射針を引き戻し角度を立て気味に変えて、やや遠位側からGSVの裏側に針を進めます（図35②）。
- この際、注射針がGSVを貫いても構いません。
- GSVの裏側に針が入ったら角度を寝かせ気味に変え、GSVと大腿静脈の角に向かってTLA麻酔を行います。
- SFJ近くではGSVと平行に針を進めて、外陰部動脈を貫いて動静脈瘻をつくらないように注意します。
- 最後に短軸走査で全長を観察してGSV周囲に十分に麻酔液が浸潤されていることを確認します。

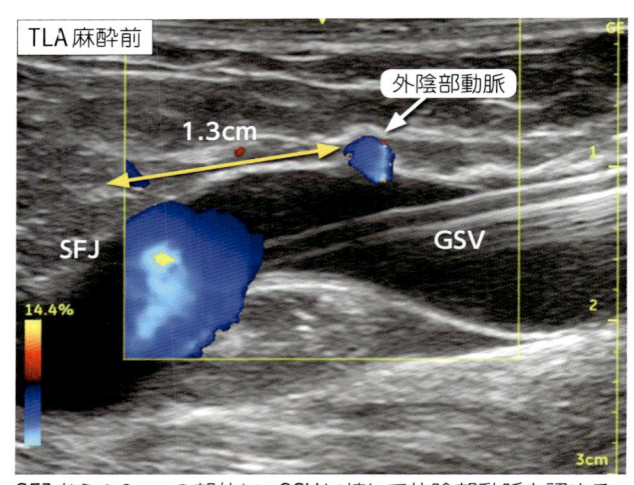

SFJから1.3cmの部位に、GSVに接して外陰部動脈を認める。 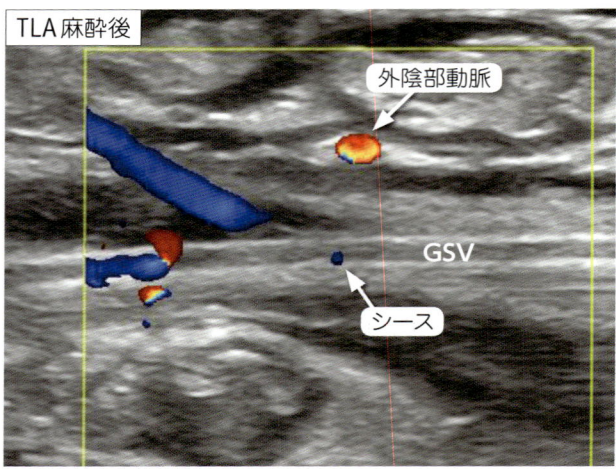　TLA麻酔によって外陰部動脈がGSVより離れている。

図34 外陰部動脈

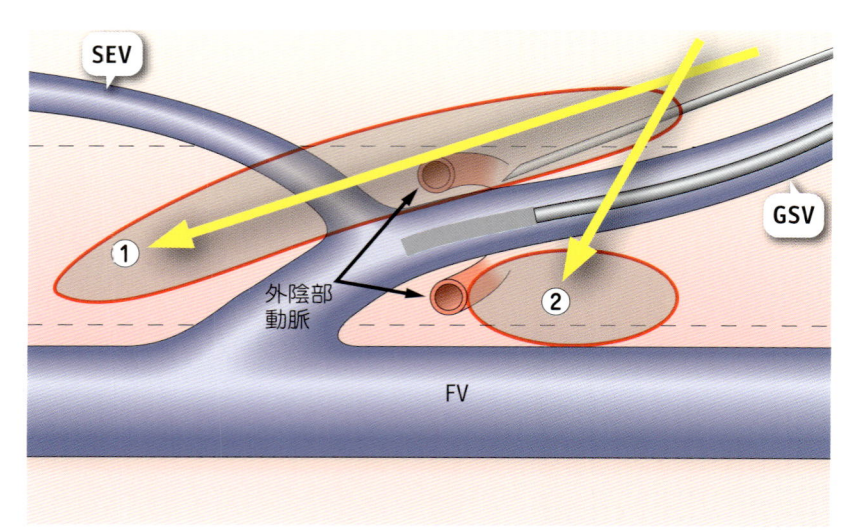

図35 SFJ近くのTLA麻酔
①GSVの前面に沿って大腿静脈までTLA麻酔を行う。
②針の角度を変えて、GSVの裏側にTLA麻酔を行う。
SEV：浅腹壁静脈

6. 焼灼開始部位の決定──どこから焼くの？

▶血管内焼灼術において焼灼開始部位は，合併症を防ぎ治療成績を向上させるために非常に重要です。

▶血管内焼灼術で最も恐ろしいのは深部静脈内での焼灼であり，逆に焼灼開始部位が手前すぎると再疎通の原因となります。

▶EVLAではaiming beamとエコーによって，RFAでは温度センサーの温度とエコーによって焼灼開始部位を決定します。

1) 焼灼開始部位の決定──GSV

▶GSVの場合，焼灼の開始部位はSFJから1～2cmの部位になります。

▶RFA，bare-tip fiberによるEVLAの場合は"2cm"，radial 2ring fiberの場合はもう少しSFJ近くで"1～1.5cm"の部位から焼灼を開始します（図36）。

▶以前は，浅腹壁静脈（SEV）合流部を目標としていましたが，SEVの位置にはバラツキがあります[12]。

▶SEVを残すことで，EHITを防ごうという考えもありましたが，実際はあまり意味がありません。

▶SEVは，TLA麻酔後にSFJを同定する目印になります。

▶短軸像でGSVを末梢から中枢に向かってスキャンし，SEVを認めたらそこを軸としてプローブを回転させて長軸像にすると，モニターの中心がちょうどSEV合流部になります（図37）。

> RFAは2cm，1,470mmレーザーは1～1.5cm

> SEVはSFJの目印

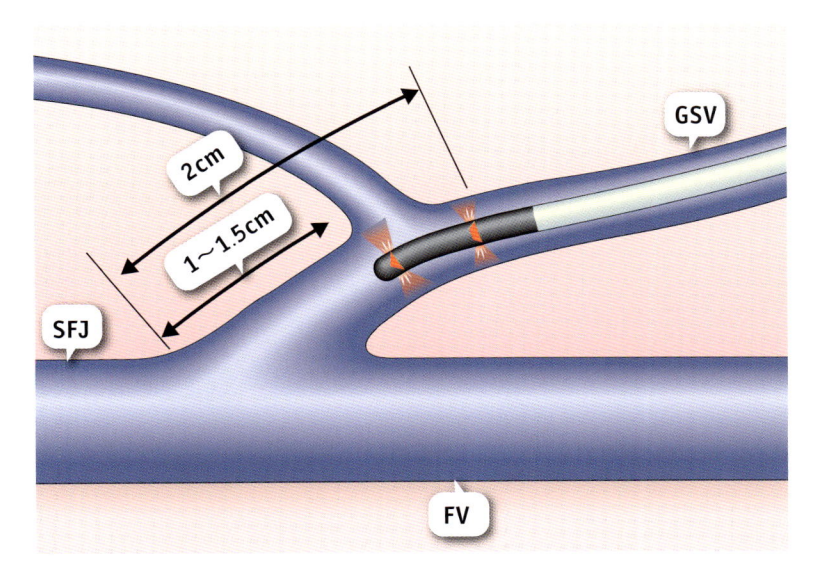

図36 GSVの焼灼開始部位
SEVの位置に関係なく，radial 2ring fiberはSFJから1～1.5cm，bare fiber，ClosureFAST™カテーテルは2cmの部位から焼灼を開始する。

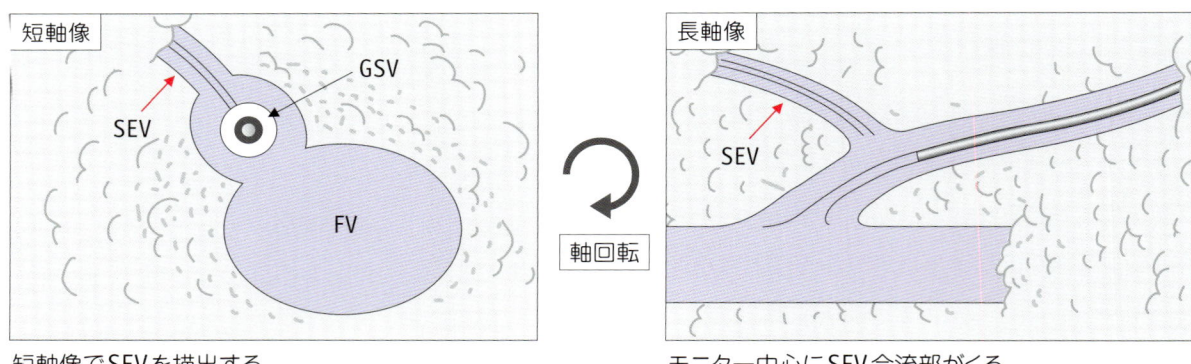

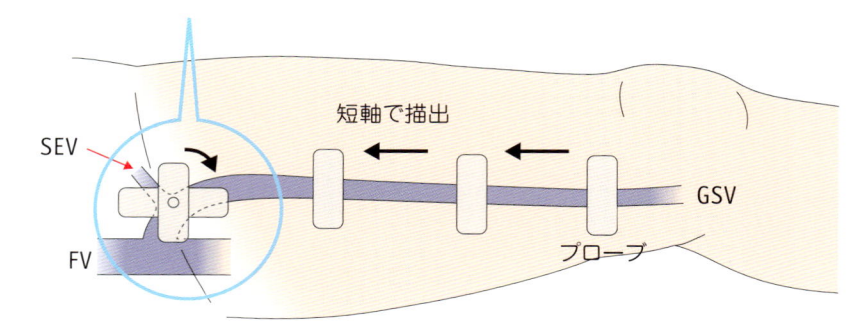

図37 焼灼開始部位の決定

- 長軸像でファイバー（RFカテーテル）を描出し，深部静脈内に入っている場合はゆっくりと抜去してくると，深部静脈からGSV内にファイバー（RFカテーテル）が抜けたときに先端が跳ね上がるような動きがエコーで観察されます。
- さらにファイバー（RFカテーテル）を抜去して，先端を焼灼開始部位に置きます。
- しかし，エコーのみではファイバー（RFカテーテル）先端がまだ深部静脈内にあってもGSV内にあると勘違いする場合があります。
- EVLAの場合は，必ず部屋の照明を落としてaiming beamが皮膚を透過して観察できることを確認します。
- RFAの場合は，RFカテーテル挿入前にマーカーでおおよその長さを確認し，温度センサーの温度が30℃以下であることを確認します（**第8章149頁**）。

2) 焼灼開始部位の決定——SSV

- SSVの場合はGSVのような明確な照射開始の目印はありません。
- SPJからの再発を恐れて，SPJ近くから焼灼を開始したくなりますが，神経障害の危険があるので注意が必要です。
- ほとんどの場合，SSVは脛骨神経とその分枝である内側腓腹皮神経をかすめるように膝窩静脈に合流しているので，脛骨神経と交差する部位より末梢側から照射を開始します（**図38**）。

▶ SSVの場合は，どうしてもある程度SPJから離れた浅い部位からの照射になりますが，神経障害より再発のほうがましですので無理は禁物です。

▶ また，SSVがSPJと合流しないで大腿部に向かって伸びている場合，あまり頭側から焼灼を行うと，坐骨神経あるいは総腓骨神経障害による下垂足の危険があります（図39）[13]。

▶ 膝窩部より5cm以上頭側から焼灼を開始してはいけません。

> 膝窩部より5cm以上頭側は危険！

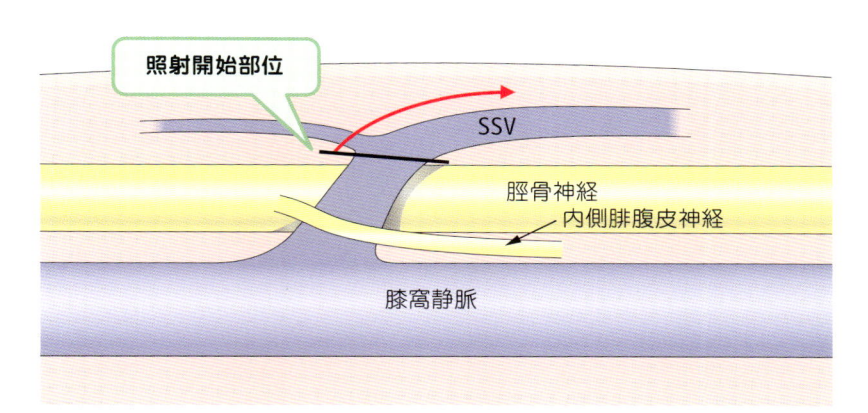

図38 小伏在静脈の照射開始部位

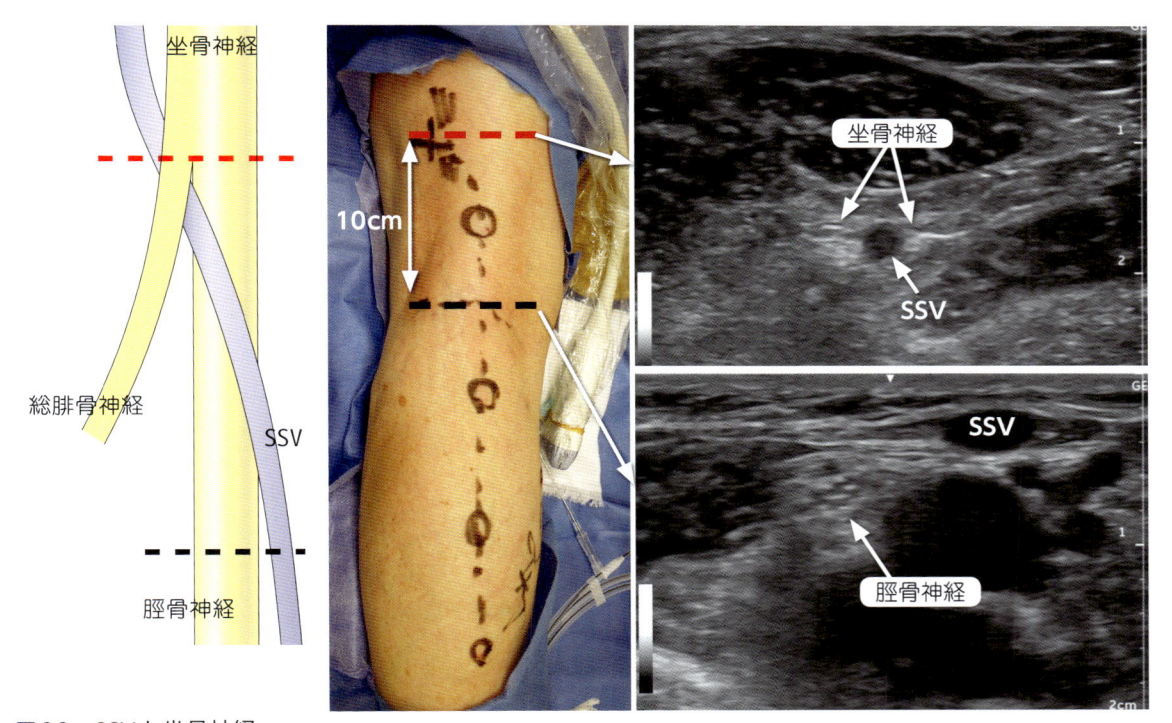

図39 SSVと坐骨神経
SSVが膝窩静脈と合流しないで大腿部に伸びている場合，中枢側で坐骨神経・腓骨神経と接している。
膝窩部より5cm以上頭側は焼灼を行わない！

7. レーザー焼灼のポイント

1) レーザー照射開始時

- 照射開始位置を決めたら，レーザーの出力と照射モードを確認してからレーザーを照射します。
- レーザーの波長と機種によって異なりますが，レーザーの出力は6～12W（radial 2ring fiberは10W），照射モードは連続照射が一般的です。
- レーザー照射を開始してから静脈の焼灼が始まるまでに若干のタイムラグがあるので，すぐにファイバーの牽引を開始せずに2～3秒程度静止したままにします（図40）。
- 焼灼が始まると血液が沸騰して泡が生じ，血管壁が変性して輝度が上昇するのがエコーで観察されるので，それからファイバーの牽引を開始します。
- radial 2ring fiberでは，ファイバー先端のプリズム2箇所に血液の泡が発生したのを確認してからファイバーを牽引します（図41）。
- 1,470nmレーザーでは980nmレーザーよりも血液の泡が激しく

> ファイバー牽引は照射開始から3秒後，牽引は焦らずゆっくりと！

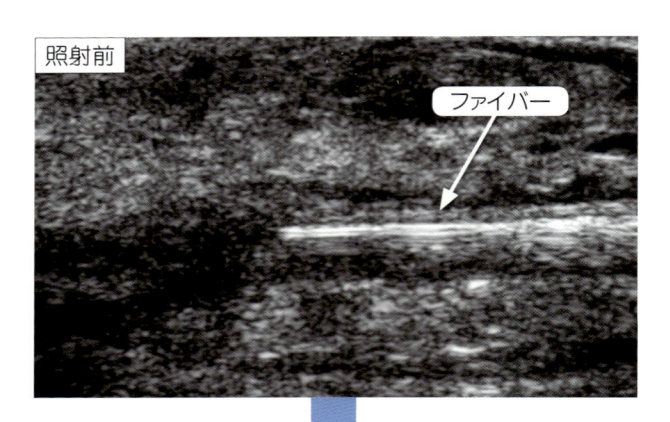

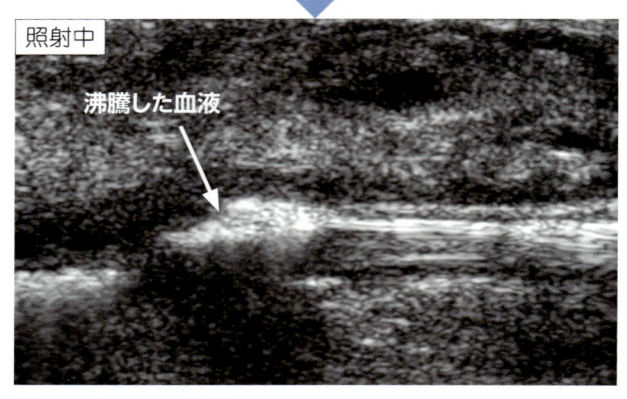

図40 レーザー照射

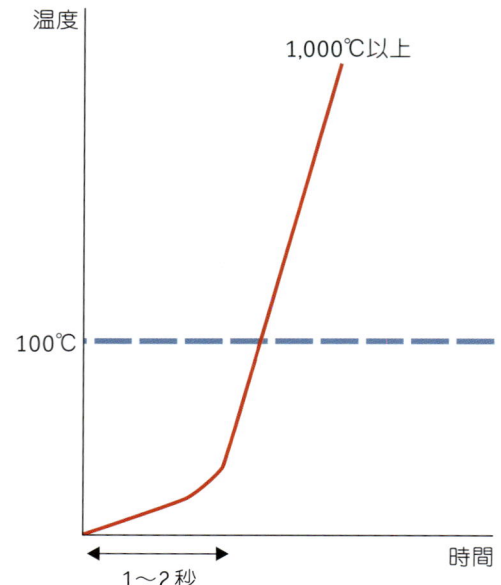

レーザー照射開始から焼灼開始まではタイムラグがある。連続的に照射すると指数関数的に温度が上昇する。

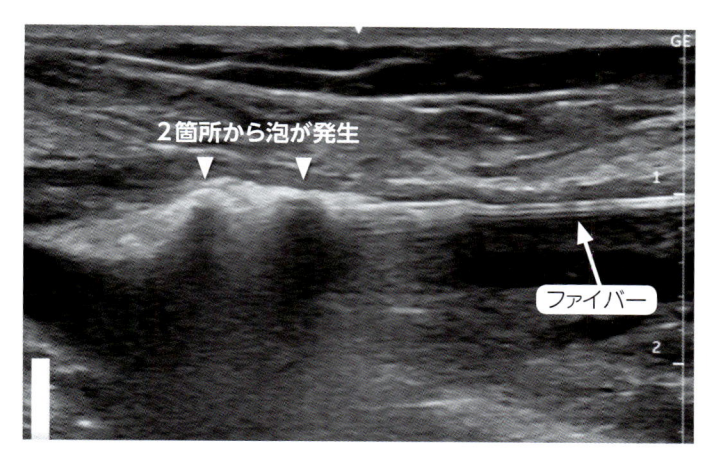

図41 Radial 2ring fiberでのレーザー照射
ファイバー先端の2箇所のプリズムから血液の泡が発生したら，ファイバーの牽引を開始する。

発生し，「パチッ」という弾けるような大きな音が聞こえますが，あわてる必要はなくゆっくりとファイバーを牽引します。
- radial 2ring fiberでは，ファイバーと静脈壁がくっつく"sticking"と言われる現象が起こることがあります。
- ファイバーを強く引いてもstickingが解除できないときは，一旦照射を止めてstickingを解除してから再度照射を開始します。
- 解除時にファイバーが抜けてしまった場合は，stickingした部位までファイバーを戻してから再度照射を開始します。
- レーザー照射中はプローブで軽く静脈を圧迫してファイバーと密着するようにします（図42）。
- 中枢側の静脈閉鎖が不十分な場合，レーザー照射による血液の泡は中枢側に勢いよく流れていきます。
- 焦らずに，泡の流れがなくなるか弱くなるまではファイバーをゆっくりと牽引します。
- レーザー照射を開始すると「焼けるようなにおいがする」と患者さんが訴えることがありますが，心配はありません。
- レーザー照射中に患者さんが疼痛を訴えた場合は，いったんレーザー照射を止め，ファイバー先端周辺にTLA麻酔を追加してから，レーザー照射を再開します。

> stickingは
> 引っ張ればよい！

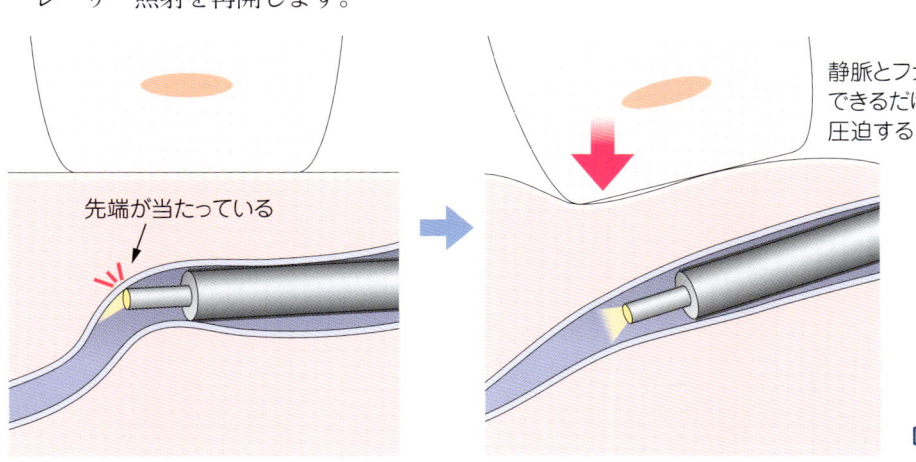

図42 プローブによる圧迫

静脈とファイバーができるだけ水平になるように圧迫する

先端が当たっている

05 血管内焼灼術のテクニック

2) ファイバー牽引とLEED

- 一般に，初心者はファイバーの牽引が速すぎる傾向にあります。
- ファイバーの牽引が速すぎると再疎通や術後疼痛の原因となり，逆に多少遅くても特に問題は起こりません。
- ファイバーを牽引する速度は照射エネルギー密度（linear endovenous energy density；LEED）を目安にして行います。
- LEEDは1cm当たりの照射エネルギー（J/cm）で，レーザーの出力と牽引速度で決まります（**図43**）。
- レーザーを10Wで1秒間照射すると10Jとなり，その間にファイバーを1cm牽引するとLEEDは10J/cmとなります。
- 簡単な計算式はレーザー出力（W）÷牽引速度（mm/秒）×10＝LEEDです。12Wの出力で2mm/秒で牽引するとLEEDは60J/cmとなります。
- LEEDは通常70〜100J/cmを目標にします。
- レーザー出力が12Wの場合，1cmを6〜8秒で牽引するとLEEDが70〜100J/cmになります。
- しかし，最初から最後まで均一にファイバーを牽引するわけではありません。
- SFJから5〜10cm程度はゆっくりと牽引し十分に焼灼し，残りの部分はエコーで焼灼の具合を観察しながらファイバーの牽引速度を調節します（**図44**）。

> LEEDは70〜100J/cmが目標

- エネルギー量（J）＝出力（W）×照射時間（秒）
- **LEED（J/cm）＝エネルギー量÷治療静脈長（cm）**
- EVLA時はレーザーの出力と牽引速度で決まる

出力（W）÷牽引速度×10（mm/秒）＝LEED

10Wで1mm/秒で牽引するとLEEDは100J/cm

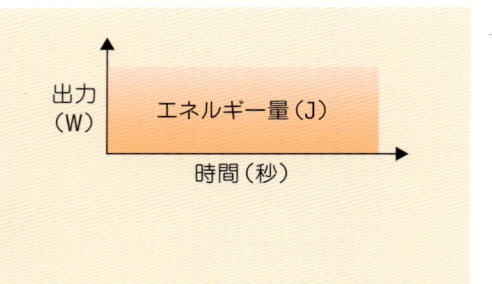

図43 LEED

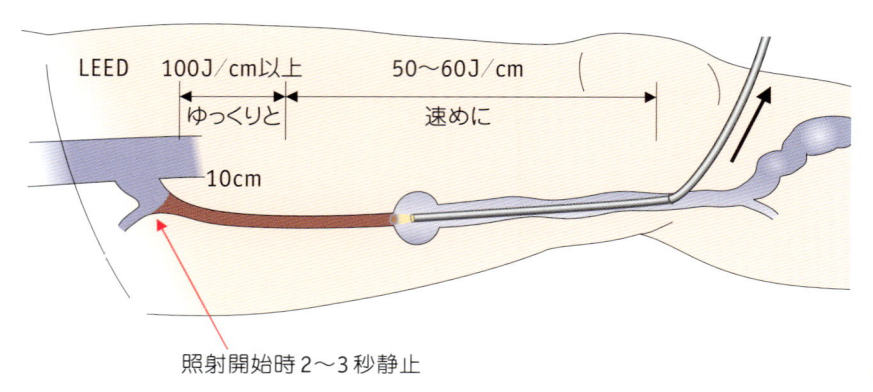

LEED 100J/cm以上　50〜60J/cm
ゆっくりと　速めに
10cm
照射開始時2〜3秒静止

図44 ファイバーの牽引

3）LEEDで本当にいいの？

▶ レーザー治療の牽引速度の指標にLEEDが用いられるのは，LEEDと静脈の再疎通に関連性があると報告されているからです[14～16]。

▶ しかし，LEEDと再疎通には関連性はなく，fluence（J/cm^2）と再疎通に関連性があるという報告もあります[14]。

▶ LEEDは"長さ"に対する照射エネルギー量ですが，fluenceは"単位面積"に対するエネルギー量を示す指標です。

▶ fluenceは長さだけではなく血管の太さも考慮されています（図45）。

▶ 静脈の場合は内腔の表面積を正確に計算するのは難しいため，Proebstleら[17]は疑似的なfluenceとしてendovenous fluence equivalent（EFE）を計算し，治療静脈径1mm当たり6.3 J/cm^2のEFEが必要と報告しています。

▶ さらに，静脈径は部位によって異なるので，Maurins[18]は，10～15cmおきに静脈径を測定して，各部位で静脈径の7倍（radial 2ring fiberの場合）のLEEDでレーザーを照射することを推奨しています。

▶ この方法では各部位の静脈径に応じてエネルギー量が計算されるので，EFEよりもより正確にレーザー焼灼を行うことができます。

▶ さらに，EFEは長さと静脈径の2次元の指標ですが，静脈には壁の厚みがあるので理想的には3次元の指標が必要です。

▶ しかし，レーザーによる静脈の焼灼は瘤状変化などの静脈の局所的な状態やファイバー先端の状態によって時々刻々と変化します。

▶ あくまでも理想は理想であり，臨床的にはLEEDあるいはEFEで十分です。

▶ LEEDはあくまでも目安であり，あまりLEEDにはとらわれず，レーザー照射中はエコーで焼灼の程度を観察しながらファイバーを牽引することが大切です。

> LEEDは目安，エコーで観察しながら確実なレーザー照射を行う

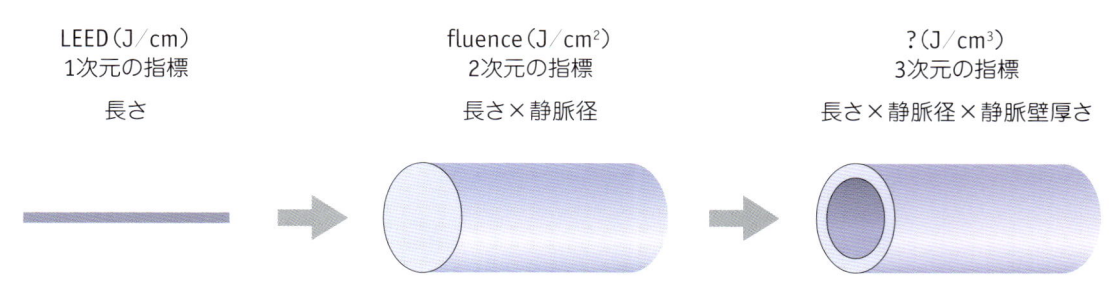

LEED（J/cm）	fluence（J/cm^2）	?（J/cm^3）
1次元の指標	2次元の指標	3次元の指標
長さ	長さ×静脈径	長さ×静脈径×静脈壁厚さ

図45　LEEDとfluence

8. 高周波焼灼

1) 高周波焼灼のポイント

▶ ClosureFAST™の焼灼メカニズムは熱伝導による焼灼なので、圧迫によって組織とRFカテーテルをしっかりと密着させることが重要です（第2章28頁 図20参照）。

▶ 圧迫はエコーのプローブと手指によって行いますが、圧迫が不適切だと焼灼が不十分になります（図46）。

▶ 圧迫が適切かどうかは、RFジェネレーターに表示される"温度"と"出力"から判断します。

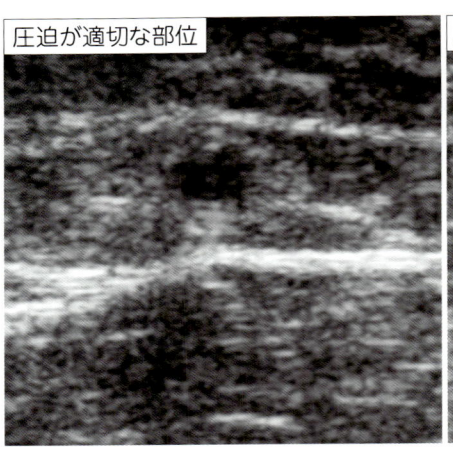

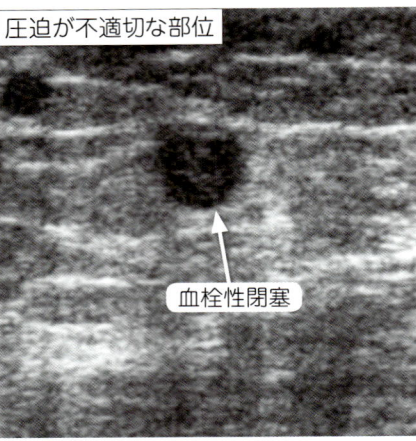

図46　RFA後エコー所見
圧迫が不適切な部分では焼灼が不十分となり、静脈の収縮が弱く内腔に血栓を認める。

2) 温度と出力のモニター

▶ ClosureFAST™カテーテルの先端には温度センサーが組み込まれていて（図47）、エレメントコイルの温度をモニターし、設定した温度になるようにRFジェネレーターの出力が自動的に調整されます。

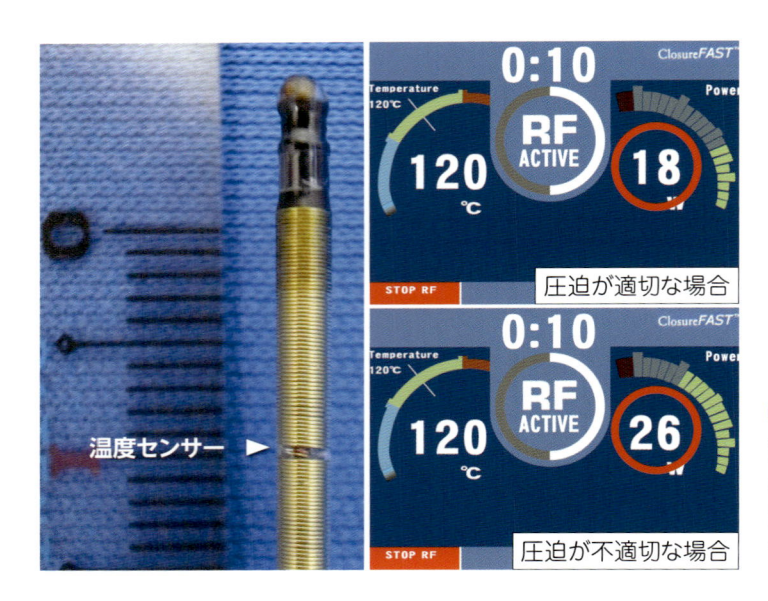

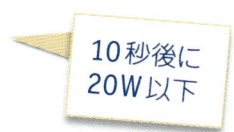

図47　温度と出力のモニター
温度センサーでコイルの温度をモニターしながら出力が調整される。RFカテーテルの圧迫が適切であれば、10秒後に出力は20W以下になる。

- RFジェネレーターの出力パターンは2つの位相から成り立っています（図48）。
- 位相①は最初の6秒間で，最大出力40W，位相②は残りの14秒間で，最大出力25Wに設定されています（初期設定）。
- 焼灼を開始すると，温度が120℃に達するまで出力が上昇し，120℃に達したらそれを維持するように出力が調整されます。
- 通常，5秒以内に120℃に達し，出力は急速に低下し10秒後には出力は20W以下になります。
- 5秒で120℃に達していないと，"ドドド"と低い音のアラームが続き，9秒までに120℃に達しないと自動的に本体は停止します。
- 最初の焼灼開始時に5秒で120℃に達しない場合は，深部静脈内での焼灼の可能性があります。
- きちんと焼灼されているかどうかの目安は，"10秒で20W以下"および"15秒で15W以下"です。
- 上記の条件に達しない場合は，再度焼灼を繰り返します（最大3回まで）が，ほとんどの場合は2回の焼灼で十分ですし，あまり神経質になる必要はありません。

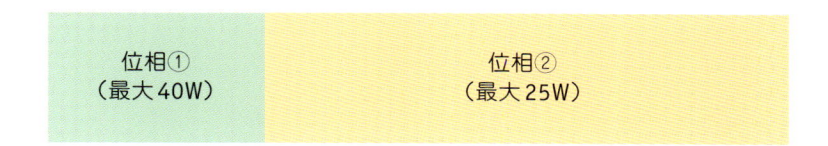

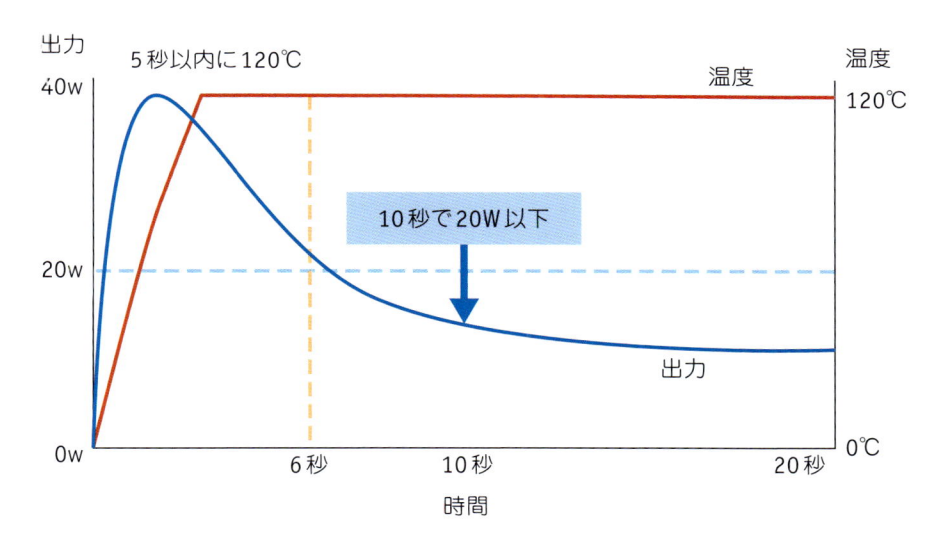

図48　RFジェネレーターの出力パターン
RFカテーテルの断線時および9秒で120℃に達しない場合は自動的にシャットダウンする。

3) 焼灼サイクル──何回焼くの？

▶全体の焼灼のサイクルは，GSVの場合，焼灼開始部位が2回，残りは1回ずつがメーカー推奨の方法です。

▶それ以外には，焼灼開始部位とその遠位部が2回，残りは1回ずつ，あるいは大腿部はすべて2回，などの方法があります（図49）。

▶①→③の順番に再疎通は起こりにくくなりますが，焼灼時間がかかります。

▶ヨーロッパで行われたEuropean ClosureFAST Clinical Study Groupによるランダム化比較試験[19]では，①のサイクルで5年閉塞率が91.9％，逆流阻止率が94.9％と良好な長期結果が報告されています[20]。

▶筆者らは①と③の間をとって②のサイクルで行っています。

▶1箇所の焼灼は基本的に2回までで，最大で3回です。それ以上の焼灼は皮膚熱傷，動静脈瘻，神経障害等の合併症の危険があります。

▶SFJ・SPJ近傍，焼灼時に出力が十分に低下しなかった場合，Dodd穿通枝不全や静脈の瘤状変化がある部位では，2回焼灼を行います。

▶SSVの場合，神経障害の可能性があるので，①焼灼開始部位が2回，残りは1回ずつ（メーカー推奨）あるいは，②すべて1回ずつになります。

▶膝下GSVは神経障害の可能性が高く，焼灼を行わないか，1回以上焼灼は行いません。

▶もし，膝下GSVを焼灼する場合は，神経障害を防ぐために焼灼直前にTLA麻酔を追加します。

> 1箇所の焼灼は基本的に2回まで！

図49 RFAの焼灼パターン

注意：同一部位を3回以上焼灼しない！

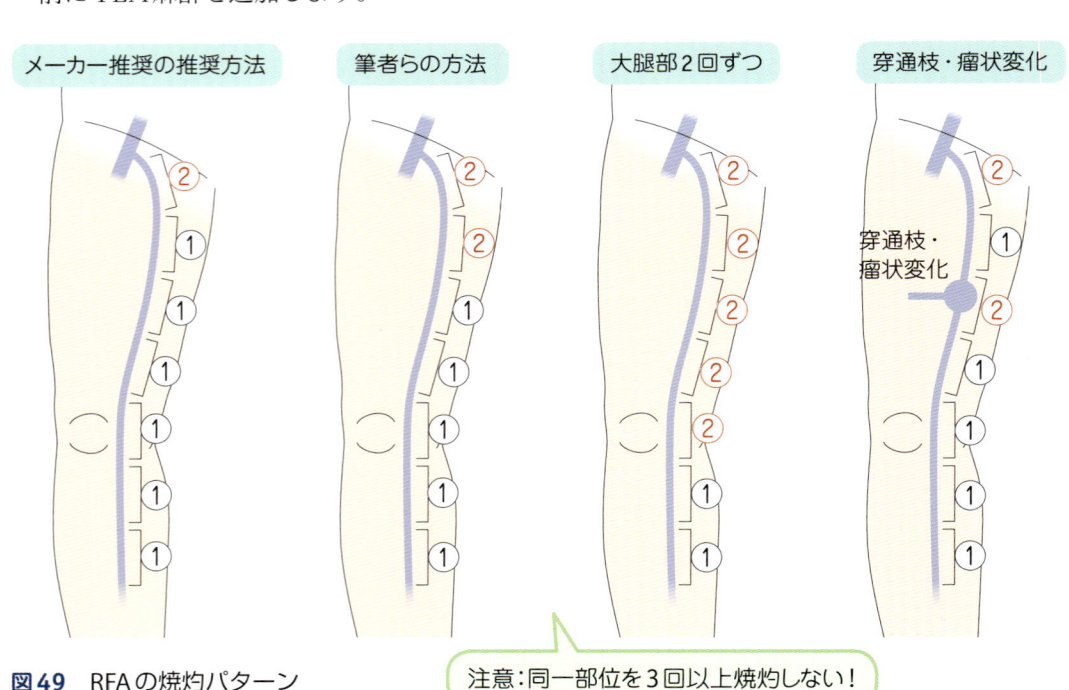

9. 術後はどうするの？

1）術後圧迫療法

▶ 血管内焼灼術後24〜48時間は，弾性包帯あるいは弾性包帯＋弾性ストッキングによる圧迫を行います（図50）。

▶ この圧迫の目的は，創部の止血とTLA麻酔液を吸収するパッドの固定です。

▶ 以前筆者らは，皮下出血を防ぐために鼠径部の圧迫を行っていましたが，現在は行っていません。

▶ その後は，弾性ストッキングに交換し，1〜3週間圧迫療法を行います。最初の5日間は24時間着用します。

▶ 血管内焼灼術後の圧迫療法の目的は，DVTの予防と疼痛の抑制であり，焼灼静脈の閉塞のためではありません。

▶ 1,470nmレーザーおよびRFAの術後の場合，大伏在静脈瘤では中圧（30〜40mmHg）のハイソックスタイプの弾性ストッキングを使用します。

▶ 大腿部のつっぱり感，疼痛がある場合は，大腿部サポーター（市販品）を着用させるか弾性包帯を巻き大腿を固定します。

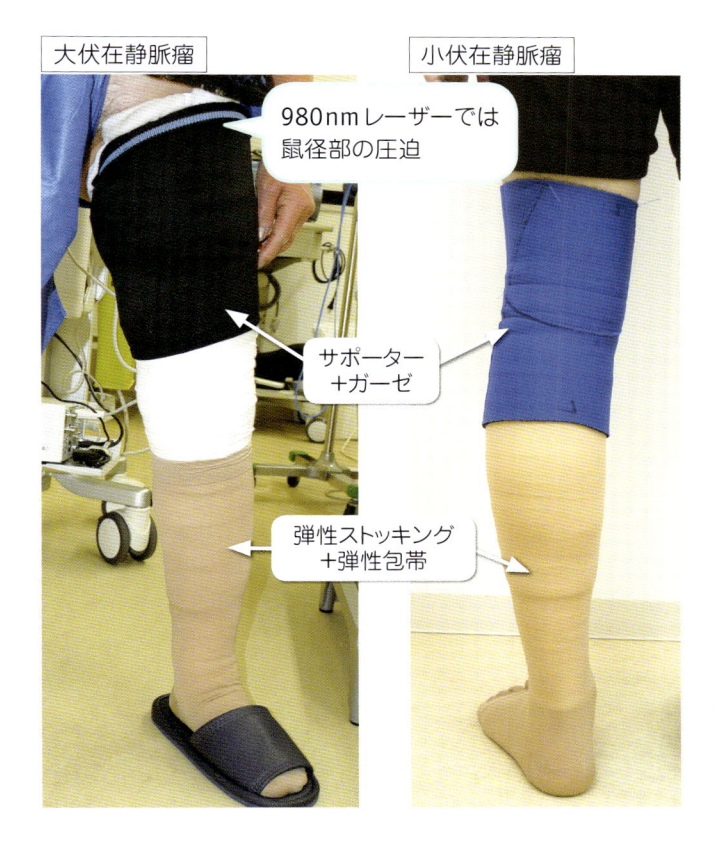

図50 術後の圧迫
手術翌日（翌々日）にはハイソックスタイプの弾性ストッキングのみとする。

- 980nmレーザーの場合は，大腿部の疼痛・つっぱり感が比較的高頻度に起こるので，大腿部までのストッキングタイプの弾性ストッキングあるいはハイソックスタイプの弾性ストッキング＋大腿部サポーターを最初から着用させます。
- 弾性ストッキングの着用期間は以前よりも短くなる傾向があり，最近では欧米では着用させない場合もあります。
- しかし，術後1～2週間は弾性ストッキングを着用したほうが，術後の疼痛が少ないと報告されています[16,17]。

2) 生活指導 (表5)

- 抗菌薬は3日間，鎮痛薬は3～5日間内服させます。
- 日常生活，家事労働の制限は特に行いません。
- 瘤切除を行わない場合，シャワー・入浴は治療後翌日から，瘤切除を行った場合はシャワーを2日後から，入浴は5日後から許可します。
- 事務系の仕事は翌日から，肉体労働，長時間の立ち仕事は3日後から許可します。
- サウナ，加圧トレーニング，長時間の正座は1カ月後からとします。
- 以上の生活指導はあくまで目安であり，個々の症例，施設によって違ってきます。

表5　術後生活指導

生活内容	開始時期
家事労働を含む日常生活	手術当日から
車の運転	翌日，消毒後から
事務仕事	翌日から
シャワー	2日後から
肉体労働・立ち仕事	3日後から
自転車に乗る	3日後から
入浴（瘤切除行った場合）	5日後から
温泉，プール	7～10日後から
旅行	2週間後から
スポーツ，ジム	2週間後から
長時間の正座	1カ月後から
サウナ，加圧トレーニング	1カ月後から

手術の翌日が1日後。あくまで目安であり，経過によって日数は前後する。

3) 術後エコー

- 日本静脈学会のガイドライン[23]では血管内焼灼術後72時間以内および1～3カ月後のエコー検査が推奨されています。
- 血管内焼灼術後72時間以内のエコーの目的は，治療静脈の閉塞およびDVTの有無のチェックです。
- 治療静脈の閉塞は，短軸像で観察しながらプローブで静脈を圧迫して潰れるかどうかで判定します[24]。
- ①圧迫で静脈が潰れない場合（total incompressibility），②潰れるがミルキング操作によって血流がない場合，あるいは③血流があるがその範囲が5cm以下の場合，を閉塞とします（表6）。

表6　焼灼静脈閉塞の評価

1. プローブの圧迫で静脈が潰れない
2. 一部静脈が潰れるが，血流がない
3. 一部静脈が潰れ血流があるが，範囲が5cm以下

上記1～3のいずれかに該当する場合を閉塞とする。

▶焼灼静脈に5cm以上の血流を伴う開存を認めた場合，再疎通あるいは治療の不成功と診断します。

▶深部静脈接合部は通常3cm程度開存しているため，5cm以下を閉塞としています。

▶圧迫で静脈が潰れずに，血管壁がやや高エコーとなり，内腔がほとんど認められない状態が最も良好な閉塞像です（図51）。

▶しかし，内腔が低エコーになっていて静脈が潰れない場合があります。

▶これは，焼灼が不十分な場合に起こる血栓による閉塞で，数日後に血栓性静脈炎を起こしたり，その後再疎通を起こす可能性が高いので注意が必要です。

▶また，1,470nmレーザーやRFAでは，"潰れるが血流がない"所見が焼灼静脈の一部あるいは全長にわたって観察される場合があります（図52）。

▶これは，静脈壁が均等に焼灼されている結果であり，静脈径の減少に伴い内腔は6～12カ月で消失し，再疎通に発展することはありません。

▶中枢型DVTはほとんど起こりませんが，EHIT（あるいはPASTE）と呼ばれる深部静脈接合部の血栓は比較的頻繁に認められます。

▶EHITおよびその対処に関しては**第6章114頁**を参照して下さい。

> 1,470mmレーザーやRFAでは部分的内腔開存が起こる

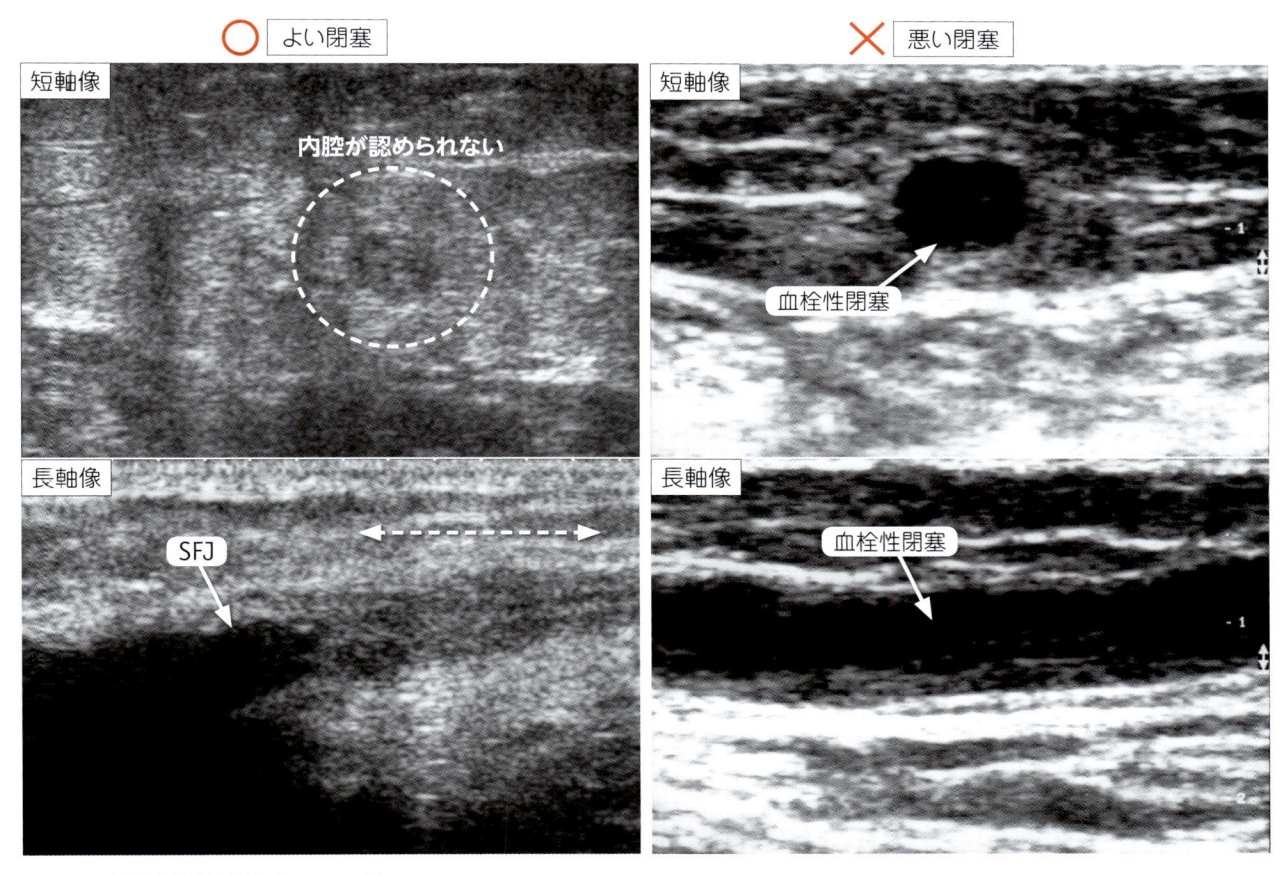

図51 血管内焼灼術後のエコー像

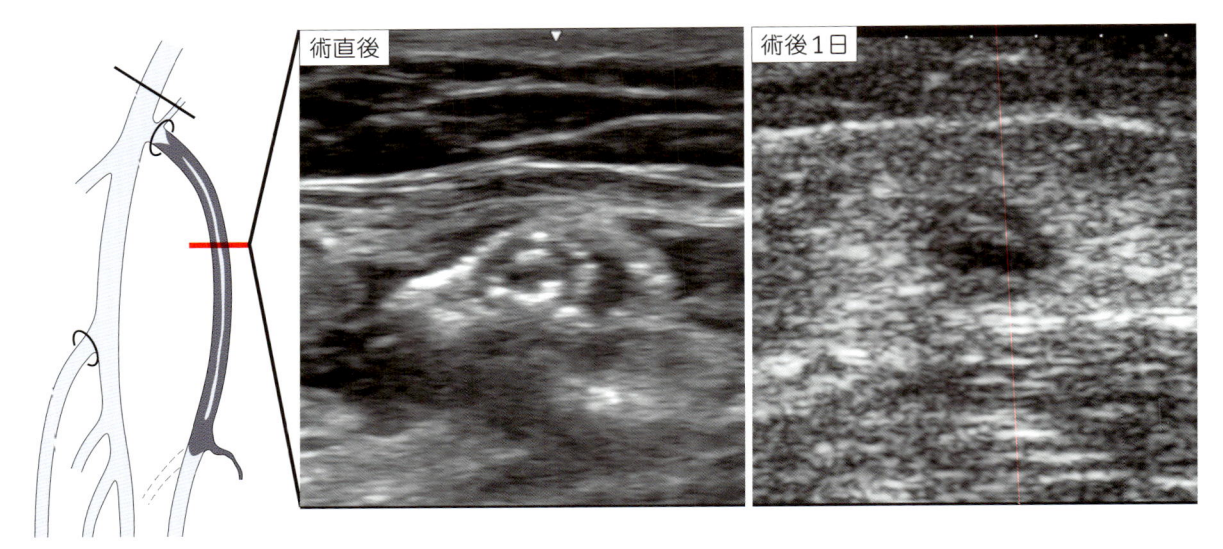

図52 部分的内腔開存
1,470nmレーザー術後，術直後は静脈壁が高輝度となり２重リング状となっている。術後１日目には壁は肥厚しているが構造は保たれ，圧迫によって潰れるが血流は認めない。

▶ 治療後１カ月以降のエコーではDVTおよび静脈閉塞の有無，治療静脈の径，残存静脈不全の有無をチェックします。
▶ 術直後と同様に1,470nmレーザー，RFAでは焼灼静脈の部分的開存が認められる場合があります。
▶ 静脈の径が２mm以上あると再疎通の可能性があるので，静脈径が２mm以下になるか消失するまで，できれば１年間はエコーで経過を観察します。
▶ 治療静脈の再疎通は３カ月以内に起こることが多いですが，１年以上経過して再疎通する場合もあります。

> 静脈径が2mm以下になればOK!

4) 再発とその治療

▶ 血管内焼灼術は良好な成績が報告されていますが，今後，観察期間が長くなるにつれて再発は増加していきます。
▶ 再発静脈瘤（recurrence varices after surgery；REVAS）の定義は，初回治療時には正常だった静脈が後に静脈瘤となったもので，もともとあった静脈瘤が再燃したものは残存静脈瘤と呼ばれます[25]。
▶ しかし，両者を完全に区別することは難しいので，臨床的には両者を含めて再発静脈瘤として診断・治療を行います。
▶ 血管内焼灼術後の主な再発形式は，①SFJ/SPJの分枝再発，②焼灼静脈の再疎通，③副伏在静脈不全です（**図53**）。
▶ 再発静脈瘤は一例一例病態が大きく違うので，エコーで詳細な評価を行って治療の適応を決定します。

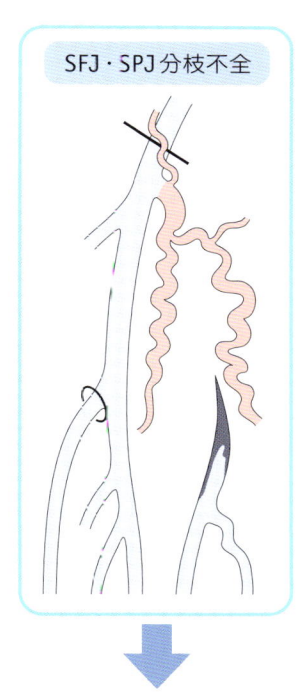

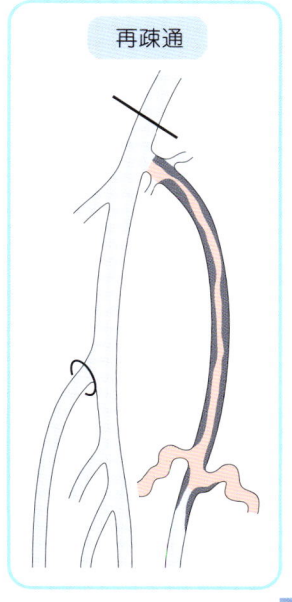

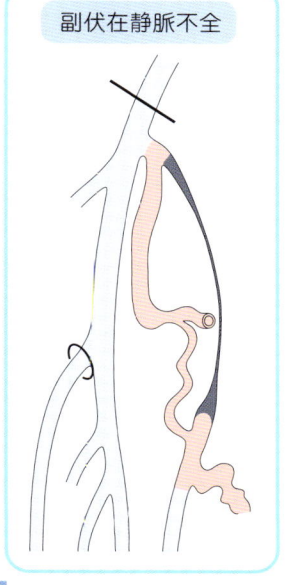

図53 血管内焼灼術後の再発形式と治療方針

（SFJ・SPJ分枝不全）
● 早期にフォーム硬化療法

（再疎通）／（副伏在静脈不全）
● 症状がない場合は経過観察
● 第一選択はフォーム硬化療法
● 無効な場合は再血管内焼灼術

▶ SFJ/SPJの分枝再発は，パルスドプラ法ではなくカラードプラ法で評価を行います（図54）。

▶ この形式の再発はいったん起こると比較的速く進行するので，基本的に診断時にフォーム硬化療法を行います。

▶ 焼灼静脈の再疎通は，前述したようにプローブによる圧迫と血流の有無で評価しますが，1,470 nmレーザーとRFAでは治療後早期に再疎通ではない内腔の開存が認められるので注意が必要です。

▶ また，いったん焼灼された静脈は，炎症によって固くなっているので再疎通しても必ずしも再発するとは限りません。「再疎通＝再発」ではありません。

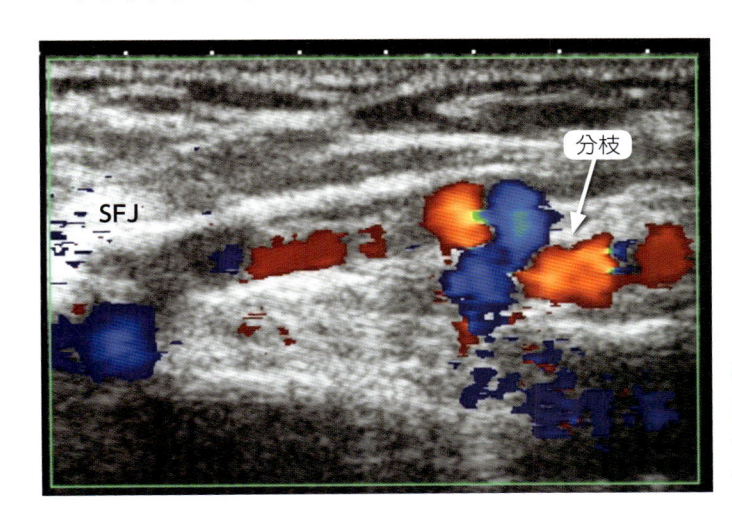

図54 分枝再発の評価
EVLA後（1年半後）。カラードプラ法にてSFJの分枝再発を認める。

05 血管内焼灼術のテクニック

- したがって，肉眼的に明らかな静脈瘤を認めなければ経過観察する場合もあります。
- それ以外の場合は，フォーム硬化療法を第一選択とします。
- フォーム硬化療法が無効な場合，1カ月以内の早期の再疎通の場合は再手術を行います。
- 焼灼静脈は非常にもろいので，ストリッピング手術ではなく再レーザーあるいはRFAを選択します。
- 副伏在静脈不全は，術前は弁不全を認めなかったASVがGSVの焼灼後に弁不全を起こした再発形式です。
- この場合も再疎通と同様にフォーム硬化療法を第一選択とし，無効な場合は再血管内焼灼術を行います。

文献

1) Vuylsteke M, et al：Endovenous laser treatment: a morphological study in an animal model. Phlebology 24：166-175, 2009.
2) 白石恭史：下肢静脈瘤治療における伝達麻酔の工夫．静脈学 23：375-379, 2012.
3) 白石恭史：大伏在型静脈瘤に対するVNUS® Closure™FASTによる高周波焼灼術の中期治療成績．静脈学 25：285-290, 2014.
4) Cavallini A, et al：Endovenous laser ablation of great saphenous veins performed using tumescent cold saline solution without local anesthesia. Ann Vasc Surg 28：951-956, 2014.
5) Korkmaz K, et al：Tumescentless endovenous radiofrequency ablation with local hypothermia and compression technique. Cardiovasc J Afr 24：313-317, 2013.
6) Klein JA：The tumescent technique for liposuction surgery. Am J Cosmet Surg 4：263-267, 1987.
7) 清水康廣，他：内翻式ストリッピング手術―短期滞在手術に向けた取り組み．静脈学 11：349-359, 2000.
8) Shwarz S, et al：5 Toxicology．In：Tumescent local anesthesia. Hanke CW, et al. ed. Springer, Germany, 2012, p28-34.
9) Thomson PD, et al：Lidocaine pharmacokinetics in advanced heart failure, liver disease, and renal failure in humans. Ann Intern Med 78：499-508, 1973.
10) Klein JA：Tumescent technique for regional anesthesia permits lidocaine doses of 35mg/kg for liposuction. J Dermatol Surg Oncol 16：248-263, 1990.
11) Klein JA：Bupivacaine, prilocaine, and ropivacaine. In：Tumescent Technique：Tumescent Anesthesia and Microcannular Liposuction. Mosby, St. Louis, MO, 2000, p179-183.
12) Mühlberger D, et al：Venous valves and major superficial tributary veins near the saphenofemoral junction. J Vasc Surg 49：1562-1569, 2009.
13) Shahid KR, et al：Sciatic and peroneal nerve injuries after endovascular ablation of lower extremity varicosities：case reports and review of the literature. Ann Plast Surg 74：64-68, 2015.
14) Proebstle TM, et al：Nonocclusion and early reopening of the great

saphenous vein after endovenous laser is fluence dependant. Dermatol Surg 30:174-178, 2004.

15) Timperman PE, et al:Greater energy delivery improves treatment success of endovenous laser treatment of incompetent saphenous veins. J Vasc Interv Radiol 15:1061-1063, 2004.

16) Theivacumar NS, et al:Factors Influencing the effectiveness of endovenous laser ablation(EVLA) in the treatment of great saphenous vein reflux. Eur J Vasc Endovasc Surg 35:119-123, 2008.

17) Proebstle TM, et al:Reduced recanalization rates of the great saphenous vein after endovenous laser treatment with increased energy dosing: definition of a threshold for the endovenous fluence equivalent. J Vasc Surg 44:834-839, 2006.

18) Maurins U:EVLA. In Practical aspects of endovenous laser ablation of varicose veins. Maurins U, ed. LaimaPrint, Latvia, 2014, p18-25.

19) Proebstle TM, et al:Treatment of the incompetent great saphenous vein by endovenous radio frequency powered segmental thermal ablation: first clinical experience. J Vasc Surg 47:151-156, 2008.

20) Proebstle TM, et al:Five-year results from the prospective European multicentre cohort study on radiofrequency segmental thermal ablation for incompetent great saphenous veins. Br J Surg 102:212-218, 2015.

21) Bakker NA, et al:Compression stockings after endovenous laser ablation of the great saphenous vein:a prospective randomized controlled trial. Eur J Vasc Endovasc Surg 46:588-592, 2013.

22) Elderman JH, et al:Role of compression stockings after endovenous laser therapy for primary varicosis. J Vasc Surg:Venous and Lym Dis 2:289-296, 2014.

23) 佐戸川弘之, 他:下肢静脈瘤に対する血管内治療のガイドライン. 静脈学 21:289-309, 2010.

24) De Maeseneer M, et al:Duplex ultrasound investigation of the veins of the lower limbs after treatment for varicose veins-UIP consensus document. Eur J Vasc Endovasc Surg 42:89-102, 2011.

25) Perrin MR, et al:Presentation of the patient with recurrent varices after surgery (REVAS). J Vasc Surg 43:327-334, 2006.

Textbook of Endovenous Ablation for Varicose Veins

06 合併症とその対策

表1 血管内焼灼術後合併症とその頻度

合併症	頻度
DVT	0.01%以下～0.1%
PE	0.01%以下～0.1%
EHIT (PASTE)	0.01%以下～10%
神経障害	0.01～10%
動静脈瘻	稀
血栓性静脈炎	0.01～10%
色素沈着	1～10%
皮膚熱傷	0.01%以下～1%

（文献1より引用）

血管内焼灼術は基本的に安全な治療であり，きちんと手順に沿って治療を行えば重篤な合併症が起こることはありません。

しかし，大腿部疼痛・皮下出血などの重篤ではない合併症は比較的よく起こり（表1）[1]，血管内焼灼術が始まった当初から問題となっています[2]。

血管内焼灼術後にどのような合併症が起こるのか，どんな経過をたどるのかを知っておくことが最も重要です。

本項では血管内焼灼術後に起こる代表的な合併症とその対処，予防法に関して解説します。

1．大腿部疼痛

1）"必ず起こる！"

▶ 痛みの少ない低侵襲治療として始まった血管内焼灼術ですが，実際は治療後の疼痛が高頻度に認められました。
▶ 自発痛以外に"つっぱり感"，"違和感"，"圧痛"まで含めるとほぼ全例に認められますが，そのうち鎮痛薬の追加や冷却が必要な疼痛は5％以下です。
▶ 疼痛がどの程度起こるかは，使用する治療機器と手技の習熟度によって大きく変わります。
▶ 従来の980 nmレーザーでは比較的高頻度に起こりますが，それでも手技に習熟してくると徐々にその頻度は少なくなります。
▶ 1,470 nmレーザーおよびRFAでは，上記のような疼痛は1％以下であり，以前の血管内焼灼術に比べ格段に改善されています。

大腿部疼痛の特徴
★ つっぱり感，圧痛はほぼ全例に認められる！
★ ひどい疼痛は5％以下

2）いつ起こる？　どんな痛み？

▶ 術直後ではなく，術後2～3日目から始まります。
▶ 術翌日の診察では「なんともなかった」のに，その次の受診時に「痛みがあった」と訴えることがほとんどです。
▶ 通常は1～2週間で収まりますが，ひどい場合は1カ月程度続くこともあります。
▶ 軽度の場合は"何となく重い感じ"，"立ち上がるときにつっぱる感じ"，"押すと痛む"，"ストッキングのゴムが当たると痛む"等の訴えがあります。
▶ ひどい場合は発赤，熱感を伴う自発痛であり，"ズキズキする"，"痛くて歩くとき足を引きずる"，"痛くて夜眠れない"等の訴えがあります（図1）。

疼痛は術直後ではなく，数日後に始まる！

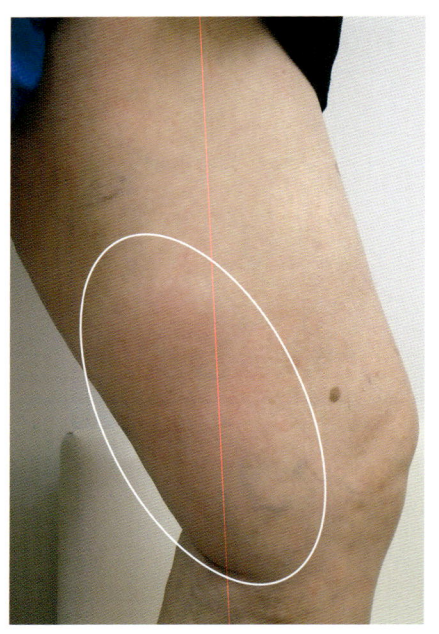

図1　EVLA後大腿部疼痛
治療した静脈に沿って疼痛を伴う発赤と腫脹を認める。皮下出血は認められない。

3) 軽い疼痛への対処法

- あらかじめ経口の鎮痛薬を3～5日分処方しておきます。
- 患者さんは不安になるので，治療後数日するとつっぱり感や違和感が出てくること，2週間程度で必ず収まることを話しておきます。
- 歩行時に大腿部が動くことによって痛みが起こるので，大腿部をサポーターや弾性包帯によって固定（圧迫ではない）することも有効です（図2）。

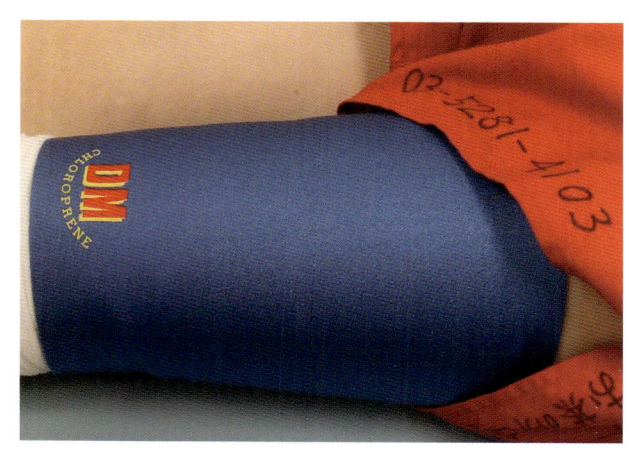

図2　大腿部サポーター
軽度の疼痛は弾性包帯やサポーターで大腿部を固定するのが有効。

4) ひどい疼痛への対処法

- ひどい疼痛がある場合は，まず鎮痛薬を処方します。
- さらに冷却，固定（弾性包帯あるいはスポーツ用サポーター）で対処します。
- 発赤や熱感が強い場合はアクリノール（リバノール®）湿布をして，弾性包帯で固定します。
- 基本的に抗菌薬は必要ありませんが，感染であったり，感染に移行する場合があるので注意が必要です（表2）。

表2　大腿部疼痛の治療

1	冷却
2	鎮痛薬（ロキソニン®3T，分3）
3	圧迫（弾性ストッキング，弾性包帯，サポーター）
4	アクリノール（リバノール®）湿布

基本的に抗菌薬は不要だが，感染を疑うか，除外できない場合は抗菌薬を投与する。

5) 防ぐことはできるのか？

- 術中のTLA麻酔が不十分なために起こると考える人もいますが，TLA麻酔とは関係ありません。
- 本合併症の原因は主に不十分な焼灼による静脈内の血栓形成（図3），あるいは静脈穿孔からの出血による血栓性静脈炎ですが，それだけでは説明がつかない場合もあります。
- 静脈を十分に焼灼することによってある程度防ぐことはできますが，980nmレーザーでは疼痛を完全に防ぐことはできません。
- しかし，1,470nmレーザー，RFAでは軽度のものを除きほとんど認められなくなっています。

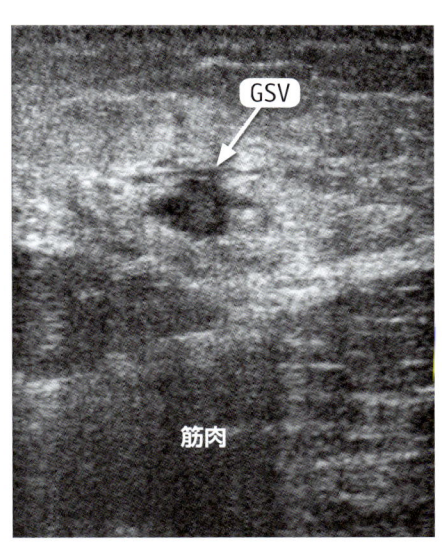

図3　大腿部疼痛症例の術後エコー所見
血栓性閉塞したGSVと周囲脂肪組織のエコー輝度上昇が認められる。

2. 大腿部皮下出血 (図4)

1) "皮下出血＝疼痛"ではない！

- bruisingあるいはecchymosisと呼ばれ，血管内焼灼術が始まった初期の頃から問題になっている合併症です[1, 2]。
- 軽症のものを含めると半数以上で認められますが，皮下出血があっても痛いわけではなく，あくまでも外見的な問題です。
- "皮下出血＝疼痛"ではないので基本的には対処する必要はありません。

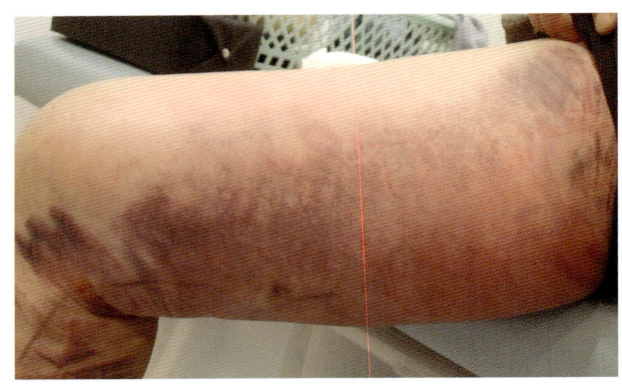

図4　大腿部皮下出血

2) いつ・なぜ起こる？

- 術直後から認められ，重力によって下腿に拡がり約3週間で消失します。
- 皮下出血が拡がると患者さんは新たな出血が起こったと考えがちなので，直後に皮下出血を認めた場合は，「皮下出血は拡がってから消える」と説明しておきます。
- 焼灼による静脈の穿孔あるいは切開によって起こります (図5)。
- TLA麻酔の穿刺によっても皮下出血が起こりますが，通常ごく軽度です。

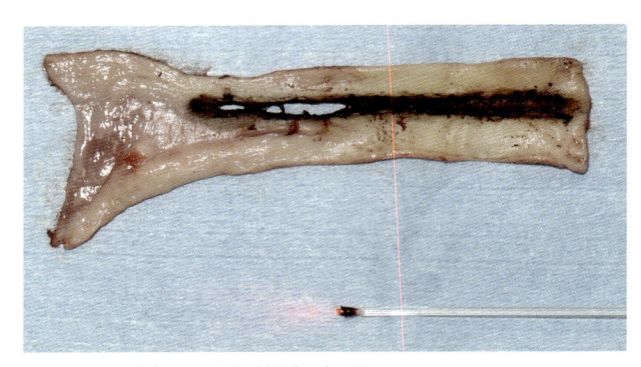

図5　レーザーによる静脈の切開
bare-tip fiberによって縦に切開されたGSV。

3) 対処方法

- 痛みがあるわけではなく外見上の問題だけですので，「術後によく起こるもので，真っ黒になりますが心配はありません」と，あらかじめ患者さんに話しておきます。
- 「徐々に下に拡がってきて，約3週間で完全に消えます」とも話しておきましょう。

大腿部皮下出血の対策
★あらかじめ術後に起こることを話しておく！
★下に拡がってくるが，3週間で消失すると説明する！
★鼠径部，大腿部の圧迫！

4) 防ぐことはできるのか？

- 術後に鼠径部および大腿部を圧迫すると，ある程度防ぐことはできます．
- しかし，あまり強く圧迫すると水疱を形成しやすくなるので注意が必要です．
- 980nmレーザーでは高頻度に認められましたが，1,470nmレーザー，RFAではほとんど認められなくなっています．

3. DVTとEndovenous heat-induced thrombus (EHIT)

1) 高位結紮をしなくて大丈夫？

- 血管内焼灼術の経験がない方からよく質問されるのが，「高位結紮をしないでDVTの心配がないのか？」ということです．
- 答えはYes（心配ない）です．
- 血管内焼灼術後のDVT・PEは稀な合併症であり，欧米での血管内焼灼術後のDVTの頻度は0.5％以下，PEは約0.1％です[3]．
- 2011〜2013年に日本で行われた血管内レーザー焼灼術実施・管理委員会による118施設30,007例の調査では，EHIT Class 4が0.013％，その他のDVTが0.063％，PEが0.0067％でした（表3）[4]．
- 筆者らの施設での8,318肢の検討[5]では，中枢型DVTが0.05％，PEが0.01％，Class 2以上のEHITが5.3％でした．
- 血管内焼灼術は局所麻酔による日帰り手術で行われることが多く，治療直後から歩行を開始するので，入院で行われるストリッピング手術よりもDVTは少ないと考えられます．
- しかし，焼灼した静脈端から血栓が深部静脈に向かって伸びるEHITあるいはPASTEと呼ばれる現象は血管内焼灼術が始まった頃から報告され[6]，その意義および治療方法が議論されてきました．

表3 血管内焼灼術後の血栓性合併症の頻度

血栓性合併症	頻度
EHIT Class 2	1.0％
EHIT Class 3	0.11％
EHIT Class 4	0.013％
その他のDVT	0.063％
PE	0.0067％

血管内レーザー焼灼術実施・管理委員会による118施設30,007例の調査．

（文献4より引用）

2) EHIT（イーヒット）って何？

- 血管内焼灼術後は静脈内皮の熱損傷によって深部静脈との接合部付近に血栓が発生します。
- Kabnicら[7]はこの血栓形成をendovenous heat-induced thrombus（EHIT）と呼び，Class 1〜4に分類しています（図6, 7）。
- EHITのClass 1は深部静脈内に突出しない血栓ですが，定義はあいまいです。
- 筆者らは静脈内で血栓がSFJギリギリまで充満している場合はEHITとせず，血栓が血管壁から遊離している場合をClass 1としています（図8）。

短軸像で断面積の50％以上

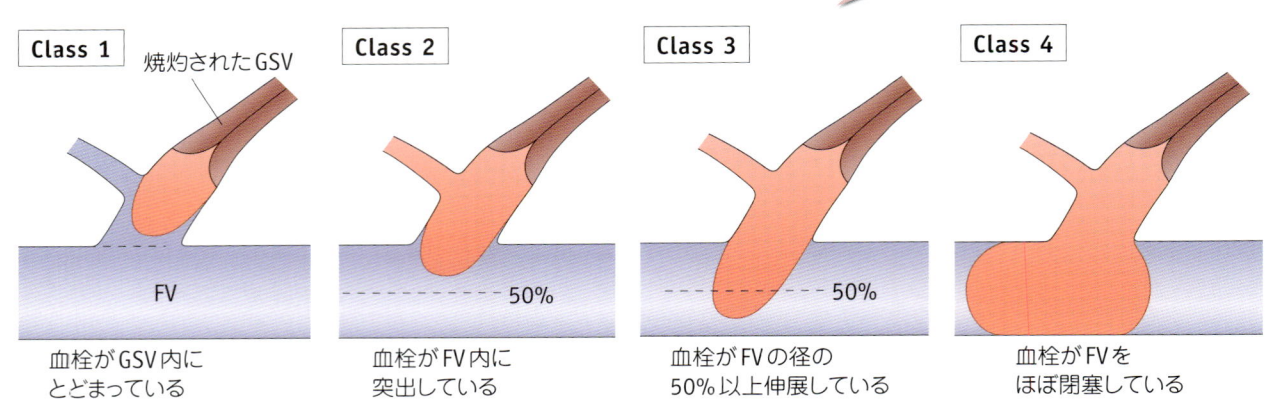

Class 1 焼灼されたGSV / FV / 血栓がGSV内にとどまっている
Class 2 50％ / 血栓がFV内に突出している
Class 3 50％ / 血栓がFVの径の50％以上伸展している
Class 4 血栓がFVをほぼ閉塞している

図6　EHIT分類

Class 1 GSV内の血栓
Class 2 FV内に突出した血栓
Class 3 FV内をfloatingする血栓

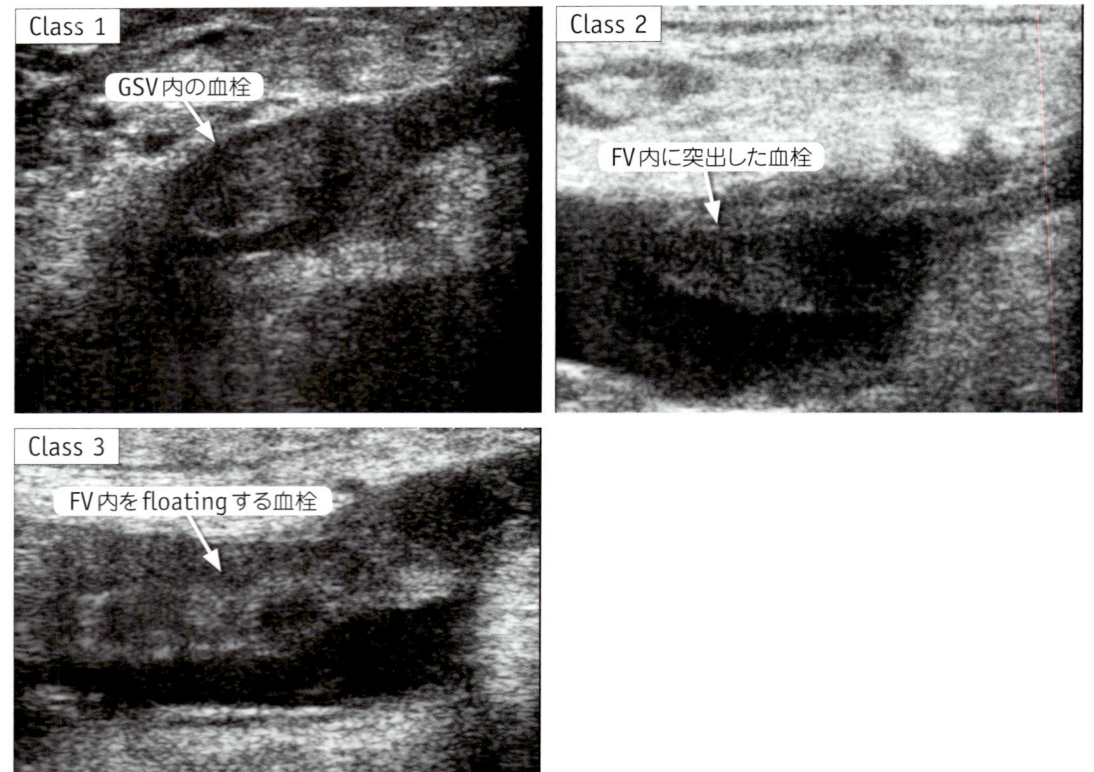

図7　EHITのエコー所見

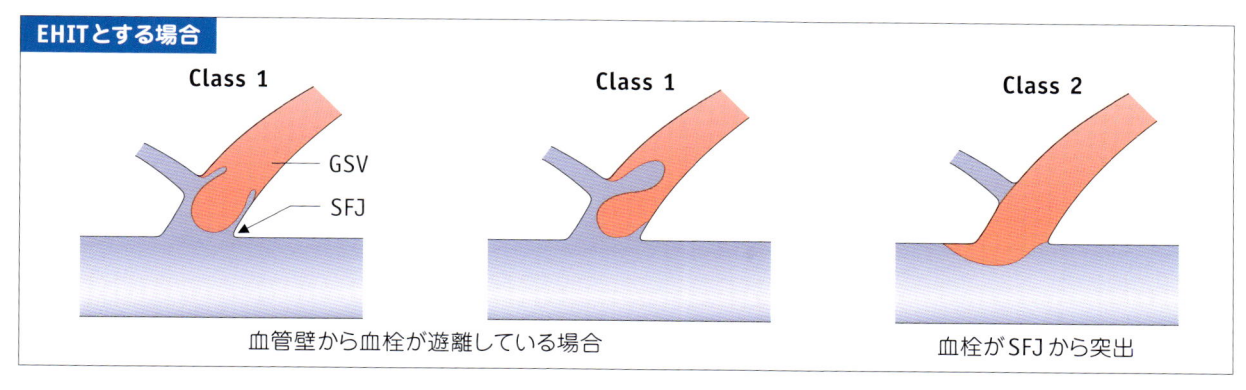

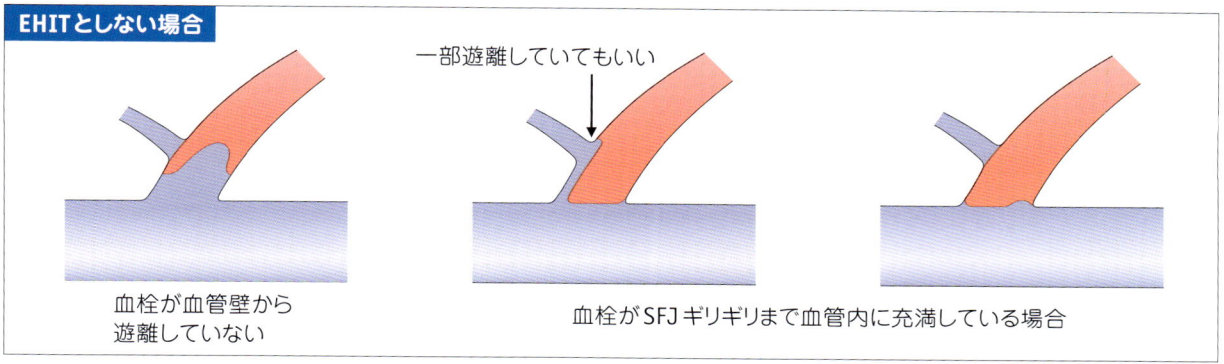

図8 EHITの定義

- Class 2〜4は、FVの短軸像で観察し、血栓が面積の50％以下の場合がClass 2、50％以上がClass 3、ほぼ閉塞している場合がClass 4となります。

3) PASTEって何？

- post ablation superficial thrombus extension (PASTE) は、2008年のインターネット上における議論を基にLaser-Floating Groupによって提唱された概念です[8]。
- EHITと同様に血管内焼灼術後に表在静脈から深部静脈に伸びる血栓を意味し、**表4**のように定義されています。
- EHITと異なるのは、部位がSFJ・SPJに限定されないことと、治療方法がレーザーや高周波に限定されないことで、EHITのようなClass分類はありません。
- EHITより包括的な概念であり、硬化療法や高位結紮術、ストリッピング術後にも使われており、最近では一部修正されたeXtended-PASTE (X-PASTE) が発表されています[9]。

最近ではPASTE！

表4 PASTEの定義

①無症候性である
②エコーで診断される
③静脈を閉塞しない
④治療静脈と連続性がある
⑤治療後1週間以内に診断される

4) EHIT (PASTE) は怖くない！

- 血管内焼灼術術後にEHITは0.2〜7.7％ (Class 2以上)[10]，PASTEは約1〜5%の頻度で観察されます[8]。
- EHITやPASTEは血管内焼灼術後特有の現象ではなく，Labropoulosら[11]は高位結紮術あるいはストリッピング術後で2.7％，GSVグラフト採取後DVT症例で15.3％に伏在静脈断端血栓を認めたと報告しています。
- エコーでEHIT (PASTE) を初めてみると，血栓が非常に大きく見えるので心配になります。
- しかし，通常のDVTとは違い，EHIT (PASTE) の血栓は最大でも20mm程度であり (図9)，SFJ分枝からの還流やFVの血流により血栓は伸展しにくくなっています (図10)。
- そのため，有症候性の肺塞栓症を起こすことは稀で，保存的に経過観察するとほとんどの場合1カ月以内に消失します。

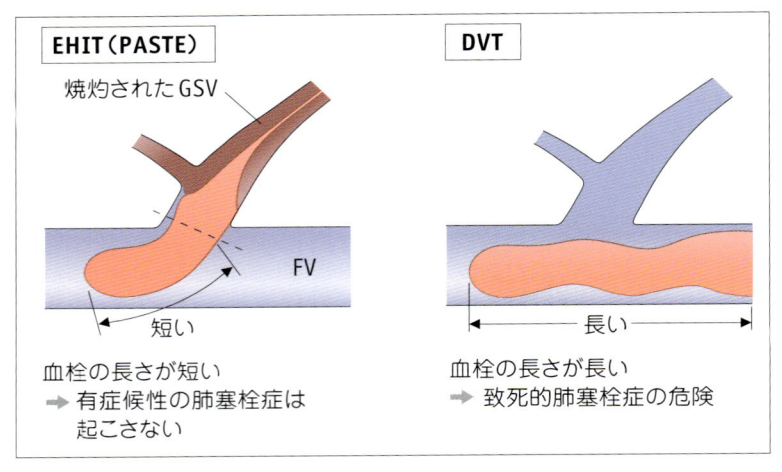

図9　EHITとDVTの違い

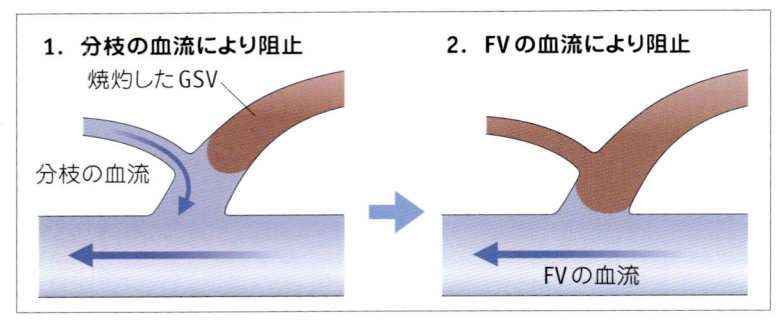

図10　EHITが伸展しない理由

5) 治療方針 (図11)

- ほとんどの場合EHITは自然消失し，有症候性の肺塞栓症は起こさないので，EHITに対して抗凝固療法はあまり行わないようになっています。

図11 EHITの治療方針

術後72時間以内の
エコー検査
- EHIT Class 1,2 → 特に治療は必要ない　エコーによる経過観察
- EHIT Class 3 → 外来抗凝固療法＋弾性ストッキング　エコーによる経過観察
- EHIT Class 4 → 入院抗凝固療法　あるいは　緊急手術

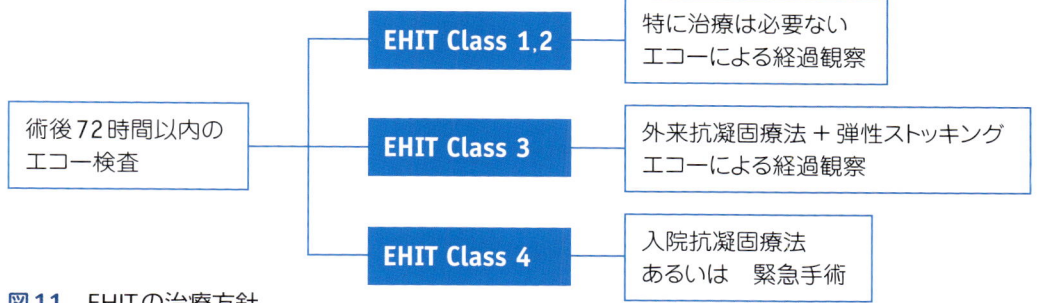

▶ Class 1〜2では特に治療は必要ありません。
▶ 血栓がFVに大きく入り込んでいるClass 3は，外来で抗凝固療法を行います（図12）。
▶ 抗凝固療法は，以前はワルファリンを使用していましたが，最近では2014年に静脈血栓塞栓症の治療の適応となったエドキサバン（リクシアナ®）を使用しています。
▶ エドキサバンによる抗凝固療法はワルファリンよりも簡便であり，短期間でEHITが消失する傾向があります（図13）。
▶ エドキサバンはDVTとPEの治療と再発抑制に対する適応の追加承認を取得しています。
▶ さらにヘパリンが必要ないリバーロキサバン（イグザレルト®）も，2015年9月に同じ適応の追加承認を取得しています。
▶ もちろん，弾性ストッキングによる圧迫療法およびエコーによる頻回の観察も行います。
▶ 血栓が完全にFVを閉塞しているClass 4は，入院の上，抗凝固療法あるいは緊急手術の適応となります。

当日
1. ヘパリン5,000単位を腹部皮下注
2. リクシアナ®60（30）*mg　分1×7日分処方
3. 弾性ストッキングの24時間着用

1週間後
1. エコー
- EHIT Class 1以下 ➡ リクシアナ®終了
- EHIT Class 2以上 ➡ リクシアナ®追加処方

1カ月後
1. エコー
- EHIT Class 1以下 ➡ リクシアナ®終了
- EHIT Class 2以上 ➡ リクシアナ®追加処方

EHIT消失まで1カ月おきに繰り返す

リクシアナ®の投与量は体重60kg以上60mg，60kg未満30mgを基本として，腎機能や併用薬剤によって減量する。

図12 EHIT Class 3の治療の流れ

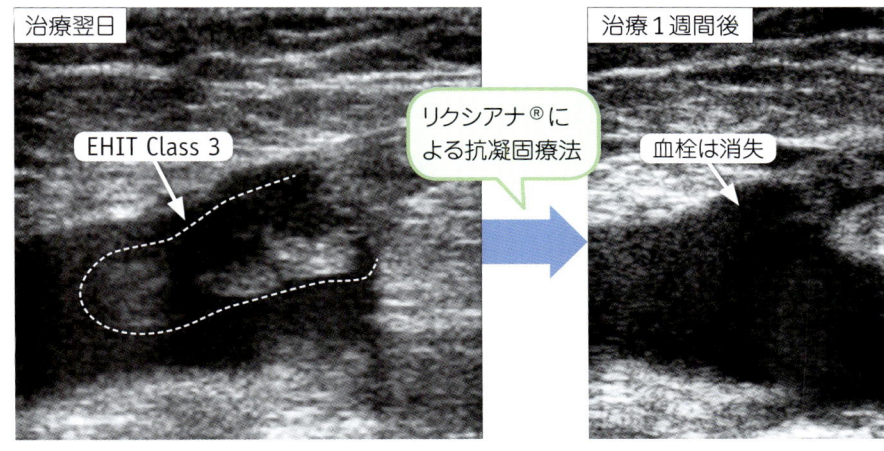

治療翌日　EHIT Class 3
リクシアナ®による抗凝固療法
治療1週間後　血栓は消失

図13 EHIT Class 3に対する抗凝固療法

06 合併症とその対策

117

6) EHIT (PASTE) を防ぐには

▶ EHIT (PASTE) の主な原因は SFJ (SPJ) における不完全な焼灼で，焼灼開始点が SFJ (SPJ) に近いためではありません。

▶ 拡張した病的な静脈が完全に焼灼されずに残るために，術後に大きなスペースが残り，そこに血栓ができることによって EHIT (PASTE) は生じます（図14）。

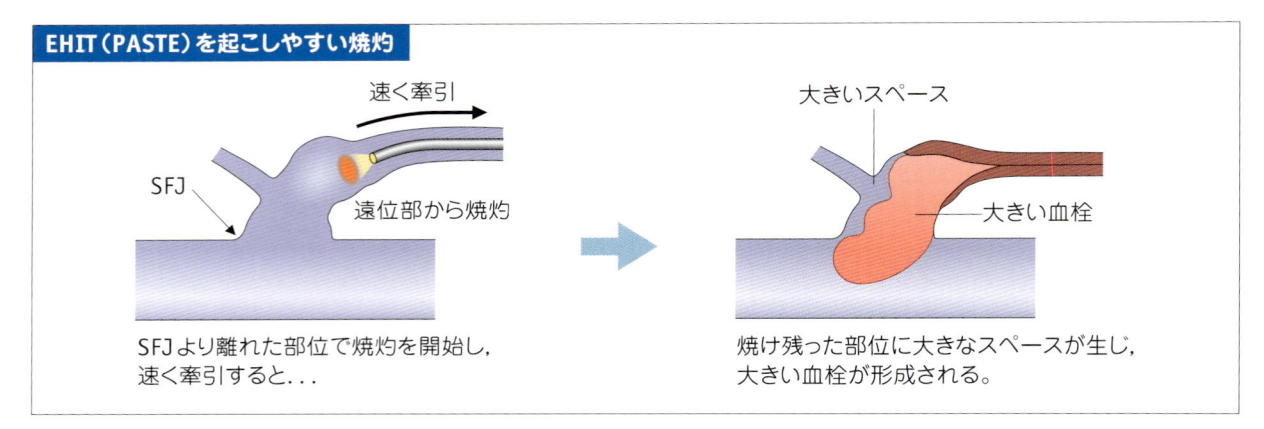

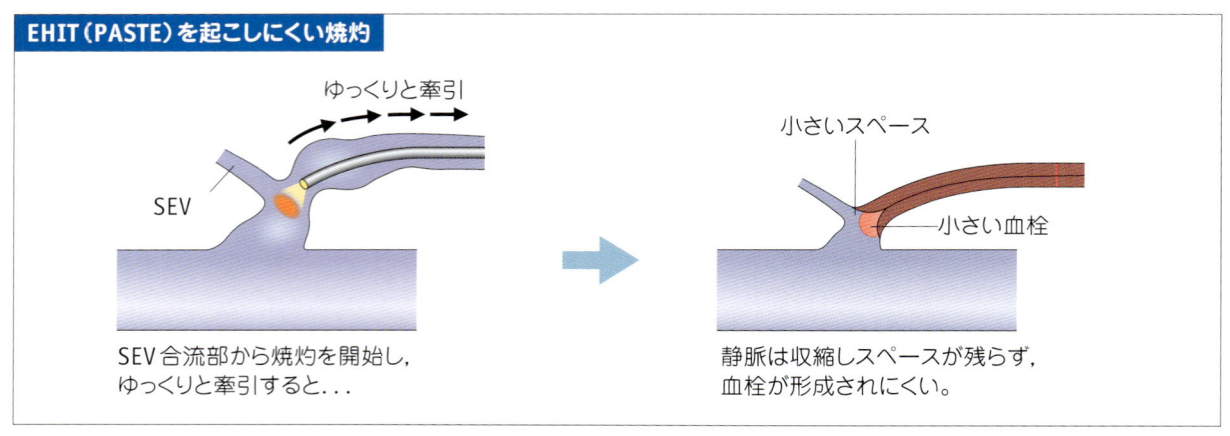

▶ EHIT (PASTE) を防ぐコツは，SFJ より遠い位置で焼灼を開始することではなく，SFJ の近くからしっかりと焼灼して閉塞することです。

▶ レーザーの場合は，照射を開始してから焼灼が始まるまで1〜2秒のタイムラグがありので，焼灼開始と同時にファイバーの牽引を始めると，焼灼開始点付近が生焼けになり EHIT (PASTE) を起こしやすくなります。

▶ 照射開始時は2〜3秒間ファイバーを牽引せずに停止して，沸騰する血液の泡が十分に発生してから牽引を開始します。

▶ RFA では，SFJ 部での焼灼は圧迫をしっかりとして RF カテーテルと静脈が密着するようにします。

> 照射開始時は2〜3秒ファイバー停止！

EHIT (PASTE) を起こしやすい焼灼

速く牽引 / SFJ / 遠位部から焼灼 / 大きいスペース / 大きい血栓

SFJ より離れた部位で焼灼を開始し，速く牽引すると…　→　焼け残った部位に大きなスペースが生じ，大きい血栓が形成される。

EHIT (PASTE) を起こしにくい焼灼

ゆっくりと牽引 / SEV / 小さいスペース / 小さい血栓

SEV 合流部から焼灼を開始し，ゆっくりと牽引すると…　→　静脈は収縮しスペースが残らず，血栓が形成されにくい。

図14　EHIT (PASTE) を防ぐには

4. 神経障害

1) 血管内焼灼術と神経障害 (図15)

- ▶ 血管内焼灼術でもストリッピング手術と同様に神経障害が起こります。
- ▶ 膝下のGSVを焼灼すると伏在神経障害が起こる可能性が高いので，膝下遠位2/3のGSVはできるだけ焼灼を避けます。
- ▶ 膝下GSVの焼灼を行う際は，焼灼直前にTLA麻酔を追加したり，EVLAでは牽引速度を速くし，RFAでは膝下GSVの焼灼サイクルを1回のみとします。
- ▶ 神経障害は不可逆的合併症であり，絶対に起こさないようにしなければなりません。

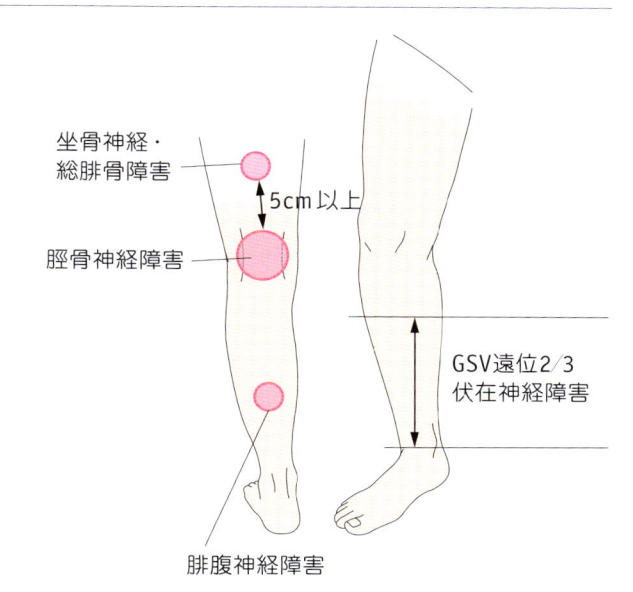

図15 血管内焼灼術時の神経障害部位

2) 小伏在静脈瘤と神経障害

- ▶ 特に神経障害の注意が必要なのが小伏在静脈瘤です。
- ▶ 小伏在静脈瘤の場合，穿刺部位における腓腹神経障害 (図16) および中枢側での脛骨神経，総腓骨神経，坐骨神経障害の可能性があります。

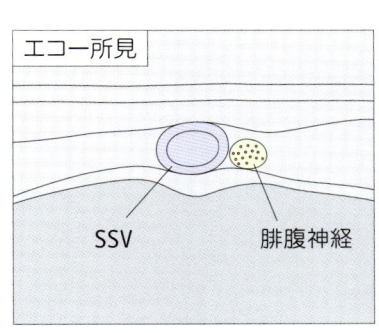

図16 SSVと腓腹神経の関係

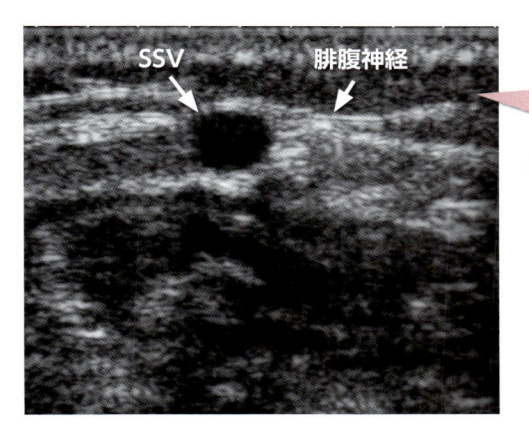

- 腓腹神経障害を防ぐには，SSV末梢部では牽引速度を速くし，光ファイバーが血管外に出る前に焼灼を終了するようにします（**図17**）。
- 脛骨神経は非常に太く，SSVが膝窩部からSPJに合流する部分でSSVと交差しています（**図18**）。
- エコーで脛骨神経を確認して，脛骨神経とSSVの間にTLA麻酔を浸潤してから焼灼を行うか，脛骨神経と交差する部分より遠位側から焼灼を開始しなければいけません。
- また，膝窩部より5cm以上頭側では総腓骨神経，坐骨神経障害の危険性があるので，絶対に焼灼を行ってはいけません（**第5章93頁参照**）。

①穿刺部位より中枢側で焼灼をやめる

②そのままファイバーを抜去する

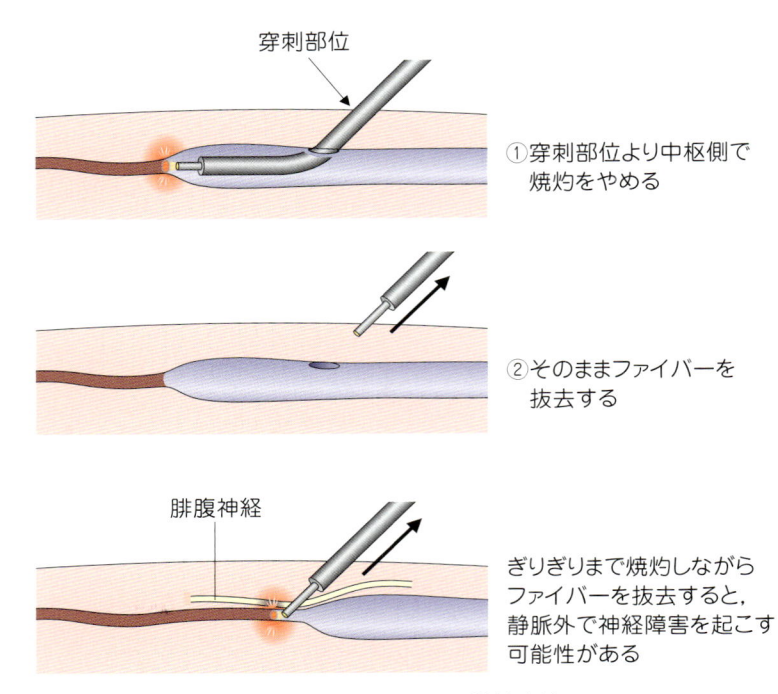

ぎりぎりまで焼灼しながらファイバーを抜去すると，静脈外で神経障害を起こす可能性がある

図17 腓腹神経障害を防ぐためのSSVの焼灼方法

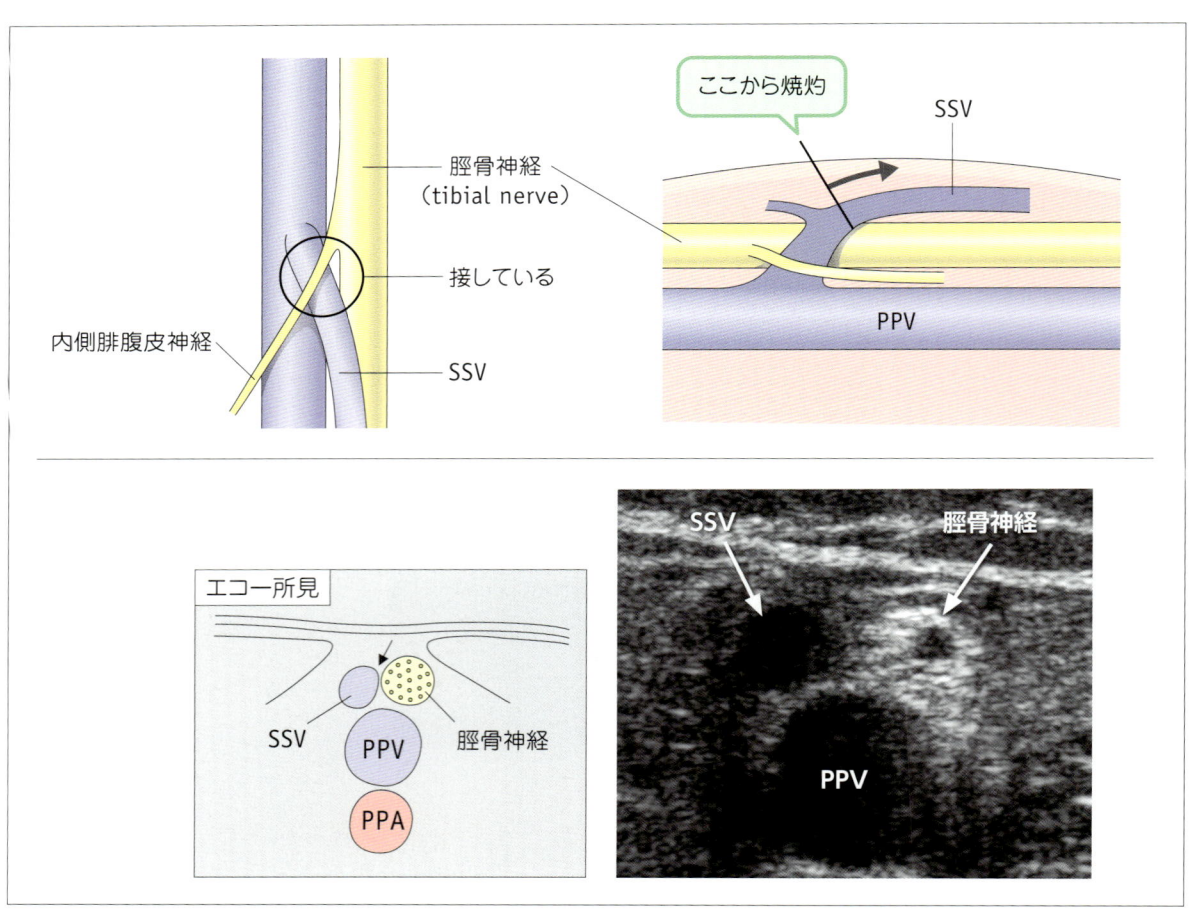

図18 SSVと脛骨神経の関係
PPV：膝窩静脈，PPA：膝窩動脈

3) 偶発的神経ブロック

- ▶ TLA麻酔によって偶発的に神経ブロックが起こることがあるので，注意が必要です。
- ▶ 偶発的神経ブロックの可能性があるのは大腿神経および脛骨神経で，手術終了直後に転倒の危険性があります（図19）。
- ▶ 術直後に患者さんが立てない，あるいは歩けないという訴えがあった場合は，本症を疑います。
- ▶ 2～3時間安静にしていれば自然に回復するので，帰宅前に屈伸運動をしてもらい，できるようであれば帰宅を許可します。

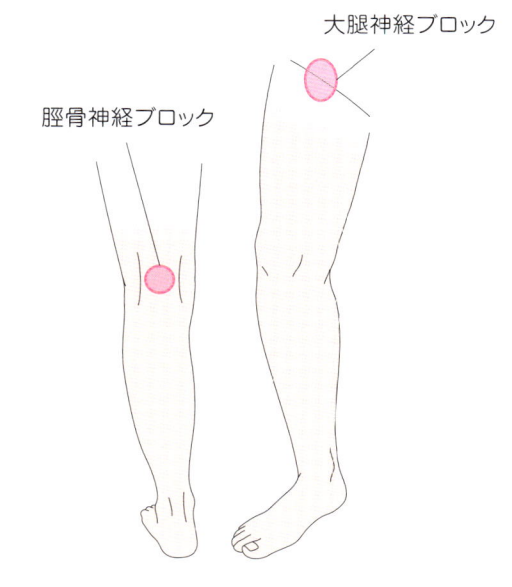

図19 偶発的神経ブロックの部位

---

5. 皮膚熱傷──恐れる必要はない

- ▶ 浅在性の静脈に血管内焼灼術を行うと皮膚熱傷を起こすのではないかと心配になります。
- ▶ しかし，TLA麻酔が皮膚と静脈の間に1cm以上間隔が空くように十分に浸潤されていれば，皮膚熱傷の心配はありません（図20）。
- ▶ したがって，静脈が浅在性だからといって血管内焼灼術の適応外にする必要はありません（図21）。
- ▶ ただし，浅在性静脈瘤に血管内焼灼術を行うと，静脈に沿って色素沈着やひきつれを起こすことがあるので，特に若い女性では注意が必要です（図22）。

皮膚熱傷は
★ TLA麻酔をきちんとすれば起こすことはない！
★ 色素沈着を起こすことがあるので，若い女性では注意が必要！

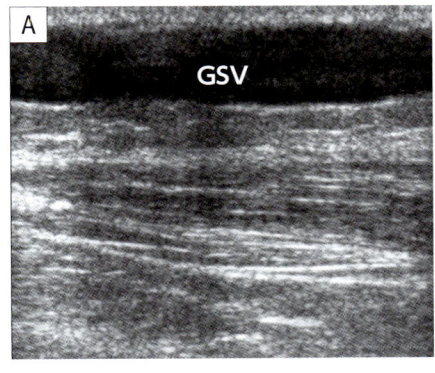

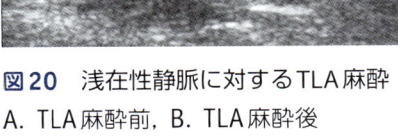

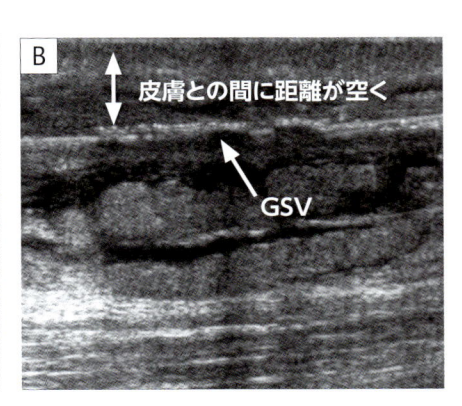

図20 浅在性静脈に対するTLA麻酔
A. TLA麻酔前，B. TLA麻酔後

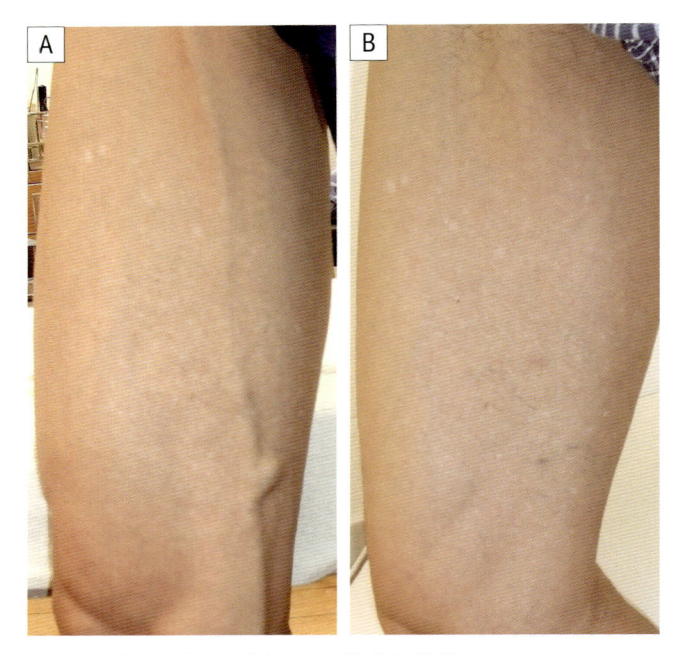

図21 浅在性静脈に対する血管内焼灼術
A. 浅在性静脈
B. EVLA後10カ月。皮膚熱傷は認められない。

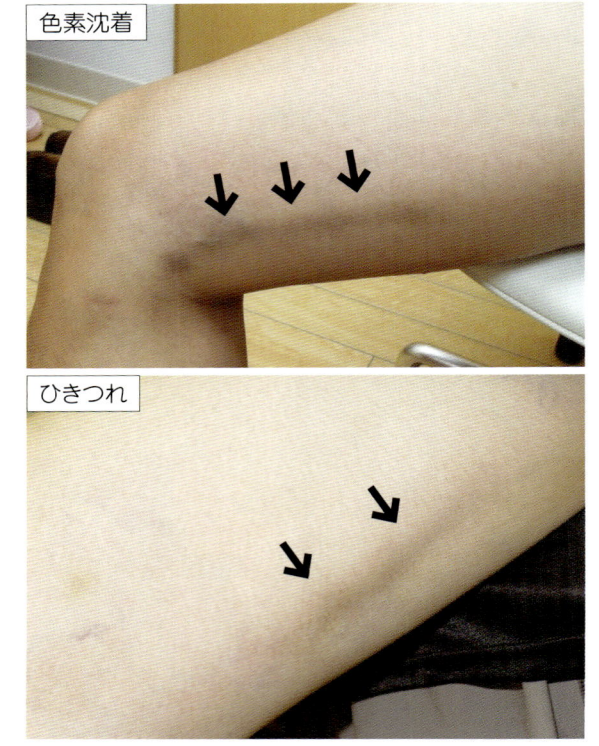

図22 浅在性静脈に対する血管内焼灼術後の色素沈着とひきつれ

6. 動静脈瘻

▶動静脈瘻は稀な合併症と考えられていますが，Labropoulosら[12]はEVLA後に7.1％，RFA後に2.2％の動静脈瘻が認められたと報告しています。

▶動静脈瘻は大および小伏在静脈瘤治療後のいずれにも認められ，多くは術後7日前後の早期に治療静脈の再疎通で発見されます。

▶原因としては，EVLA (RFA) による熱損傷，血栓形成による炎症，血栓内の血管新生あるいはTLA麻酔の注射針の穿刺があり，治療は血管内治療あるいは外科治療が行われます[12〜17]。

▶筆者らはSFJ近傍で外陰部動脈とGSVの動静脈瘻を数例経験していますが，特に治療が必要であった症例はありません（図23）。

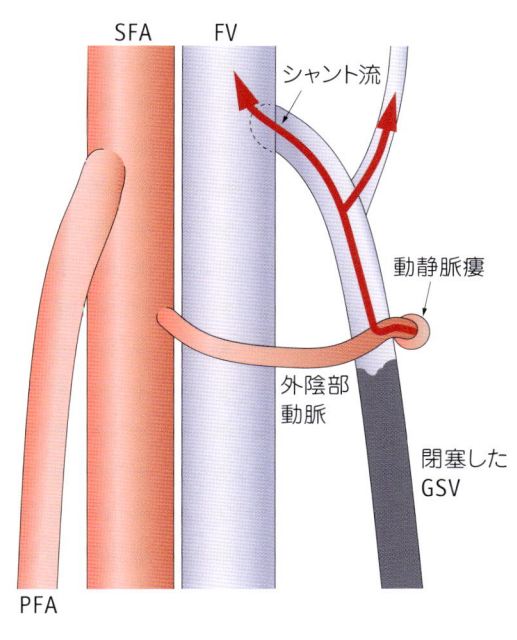

図23 血管内焼灼後動静脈瘻
外陰部動脈とGSVの動静脈瘻。
EVLA後6カ月。

7. その他の稀な合併症

▶ その他の合併症としては血腫，血栓性静脈炎，大腿部の感覚障害，蜂窩織炎，リンパ瘻などがあります。

付記　水疱形成

▶ 血管内焼灼術後に弾性包帯や弾性ストッキングによる下肢の圧迫によって水疱ができることがあります。

▶ 血管内焼灼術に特有の合併症ではありませんが，意外と痛みが強く色素沈着を起こして長期間残るので患者さんには非常に不快な合併症です。

> 水疱は結構痛い！
> 跡が残る！

▶ 筆者らは水疱を発見した場合，18G針で穿刺排液し市販のキズパワーパッド™(Johnson & Johnson株式会社)を貼付しています（**図24**）。

▶ キズパワーパッド™はいわゆるデュオアクティブ®と同じ創傷被覆剤であり，消毒の手間がいらず，入浴ができ，水疱の跡が残りにくくきれいに治ります。

▶ キズパワーパッド™はデュオアクティブ®より薄くしなやかではがれにくく，水疱の治療にぴったりです。一度お試し下さい。

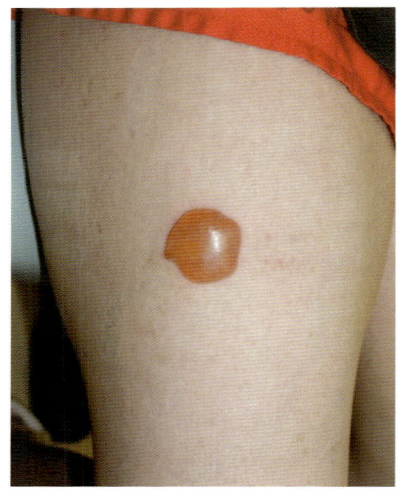

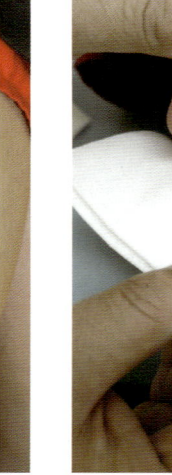

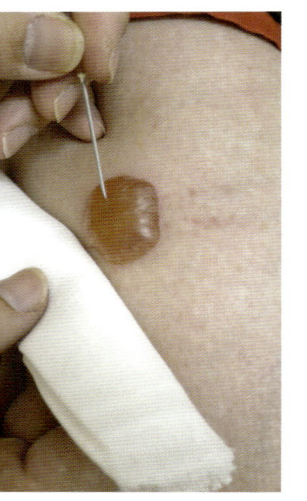

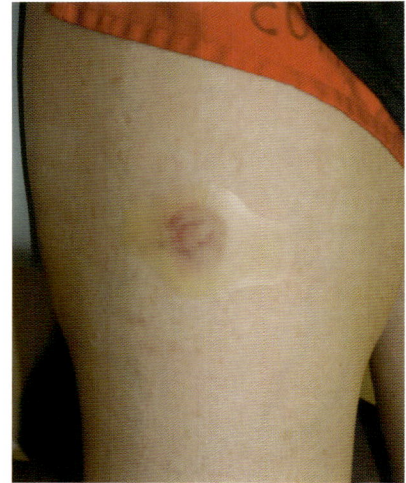

水疱　　　　　　　　　　18G針で穿刺　　　　　　　　　キズパワーパッド™貼付

図24 水疱の治療

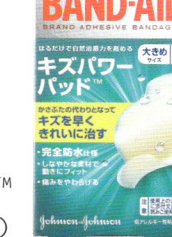

キズパワーパッド™
（Johonson & Johnson株式会社）

文献

1) Pavlović MD, et al：Guidelines of the first international consensus conference on endovenous thermal ablation for varicose vein disease-ETAV consensus meeting 2012. Phlebology 30：257-273, 2015.
2) Min RJ, et al：Endovenous laser treatment of saphenous vein reflux：long-term results. J Vasc Interv Radiol 14：991-996, 2003.
3) Hoggan BL, et al：Systematic review of endovenous laser therapy versus surgery for the treatment of saphenous varicose veins. Ann Vasc Surg 23：277-287, 2009.
4) Mo M, et al：Venous thromboembolic complication after endovenous thermal ablation for varicose veins：Report from Japanese endovenous ablation committee for varicose veins. Int Angiol 34：69, 2015.
5) 栗原伸久, 他：下肢静脈瘤の血管内治療術後の血栓合併症と対策. 脈管学 55：153-161, 2015.
6) Mozes G, et al：Extension of saphenous thrombus into the femoral vein：a potential complication of new endovenous ablation techniques. J Vasc Surg 41：130-135, 2005.
7) Kabnick LS, et al：Endovenous heat induced thrombus（EHIT）following endovenous vein obliteration：to treat or not to treat？ A new thrombotic classification. 18th Annual Meeting American Venous Forum, February 23, 2006, Miami Florida.
8) Wright D, et al：Post Ablation Superficial Thrombus Extension（PASTE）into the common femoral vein as a consequence of endovenous ablation of the great saphenous vein. Acta Phlebol 11：59-64, 2010.

9) Passariello F: Post Ablation Superficial Thrombus Extension (PASTE) as a consequence of endovenous ablation. An up-to-date review. Rev Vasc Med 2: 62-66, 2014.

10) 広川雅之: 話題のキーワード解説 Endovenous heat-induced thrombus (EHIT). Int Rev Thromb 8: 322-324, 2013.

11) Labropaulos N, et al: Great saphenous vein stump thrombosis after harvesting for coronary artery bypass graft surgery. Phlebology 29: 215-219, 2014.

12) Labropaulos N, et al: Neovascularization after great saphenous vein ablation. Eur J Vasc Endovasc Surg 31: 219-222, 2006.

13) Timperman PE: Arteriovenous fistula after endovenous laser treatment of the short saphenous vein. J Vasc Interv Radiol 15: 625-627, 2004.

14) Eidson III JL, et al: Aneurysmal dilatation of the great saphenous vein stump after endovenous laser ablation. J Vasc Surg 48: 1037-1039, 2008.

15) Yildirim E, et al: Treatment of an unusual complication of endovenous laser therapy: multiple small arteriovenous fistulas causing complete recanalization. Cardiovasc Intervent Radiol 32: 166-168, 2009.

16) Theivacumar NS, et al: Arterio-venous fistula following endovenous laser ablation for varicose veins. Eur J Vasc Endovasc Surg 38: 234-236, 2009.

17) Vaz C, et al: Iatrogenic arteriovenous fistula following endovenous laser therapy of the short saphenous vein. Ann Vasc Surg 23: 412 e15-17, 2009.

Textbook of Endovenous Ablation for Varicose Veins

07

EVLAの実際

本章では，実際にEVLAをどのように行うのか順を追って具体的に解説します。
大伏在静脈瘤に対するEVLAが基本となりますが，小伏在静脈瘤もSPJにおけるファイバー先端の位置決めや神経損傷に対する注意など，大伏在静脈瘤とは異なるポイントがあるので注意が必要です。

1. 大伏在静脈瘤

▶大伏在静脈瘤に対する治療はEVLAの基本になります。

1 手術室の配置

- ▶エコー，レーザー装置，術者用の椅子を準備します。
- ▶エコーは患肢にかかわらず常に患者の左側に置きます。
- ▶レーザー装置は患者の足元に置きます。

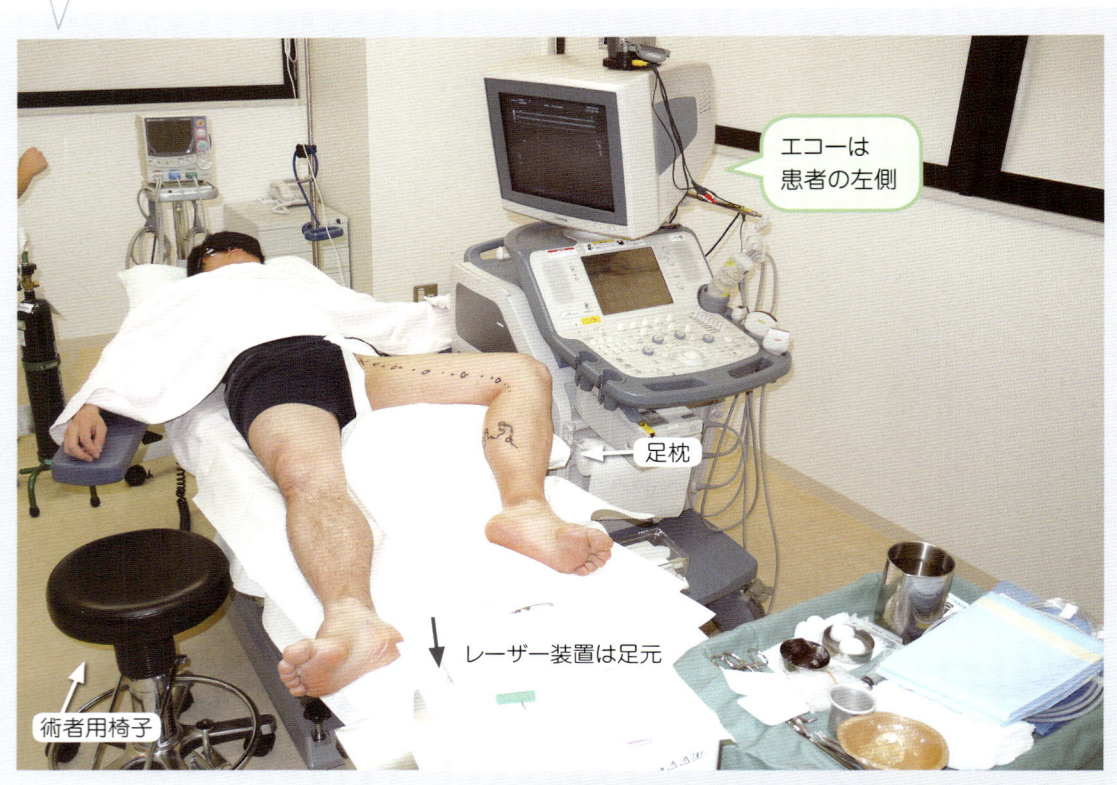

エコーは患者の左側

足枕

レーザー装置は足元

術者用椅子

2 手術器具

- ▶筆者らは，血管内焼灼術に使用するディスポーザブル製品をパック化したキットを使用しています。
- ▶これによって，器具を準備し展開する時間とコストを削減することができます。
- ▶キットにはレーザー用と高周波用キットの2種類があります。

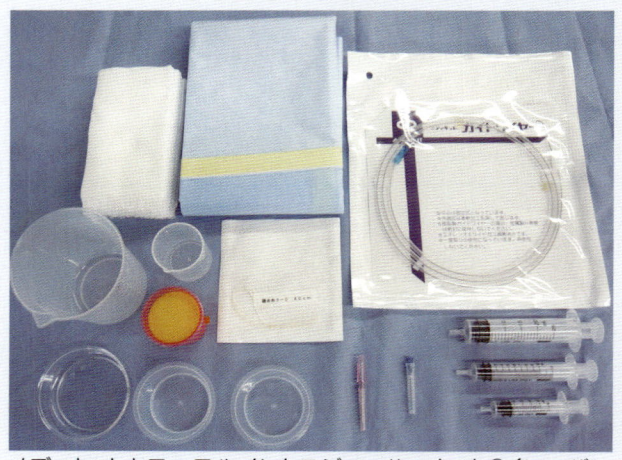

メディキットカテーテルイントロジューサーキット®（レーザー用・メディキット株式会社），高周波用キットもある。

3　術前マーキング

- エコーでGSVの走行をマーキングします。
- まずストロー（あるいは芯のないボールペン）で跡をつけ，ゼリーをよく拭き取った後に油性マジックでマーキングを行います。
- ゼリーの替わりに消毒用アルコールを使用すると，拭き取る手間が省けます。
- TLA麻酔を穿刺する部位は○印をつけます。
- 瘤切除を行う場合は下腿の瘤もマーキングしておきます。

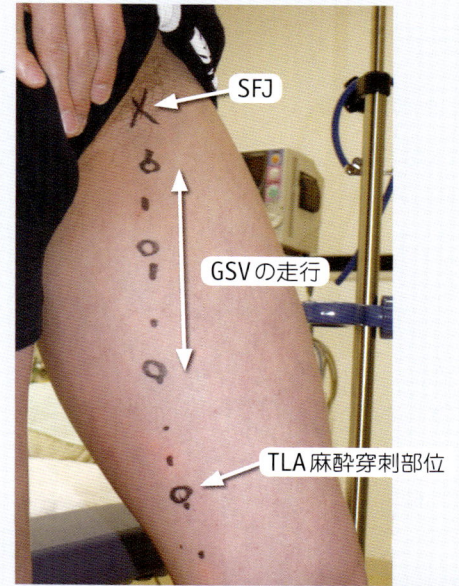

SFJ
GSVの走行
TLA麻酔穿刺部位

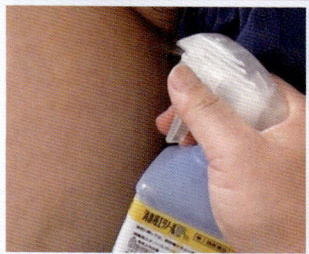

消毒用アルコールを使用すると拭き取りが楽
ストローでマーキング 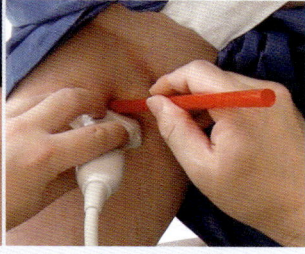

4　TLA麻酔穿刺部位の局所麻酔

- TLA麻酔の穿刺予定部位に局所麻酔を行います。
- 1%キシロカイン®を1箇所あたり0.1〜0.2 mL，皮下に浸潤します。
- 疼痛を少なくするために30G針を用い，左手で皮膚に緊張を加えながら素早く穿刺します。
- 必ず「少し痛みますよ」と患者さんに声をかけましょう。

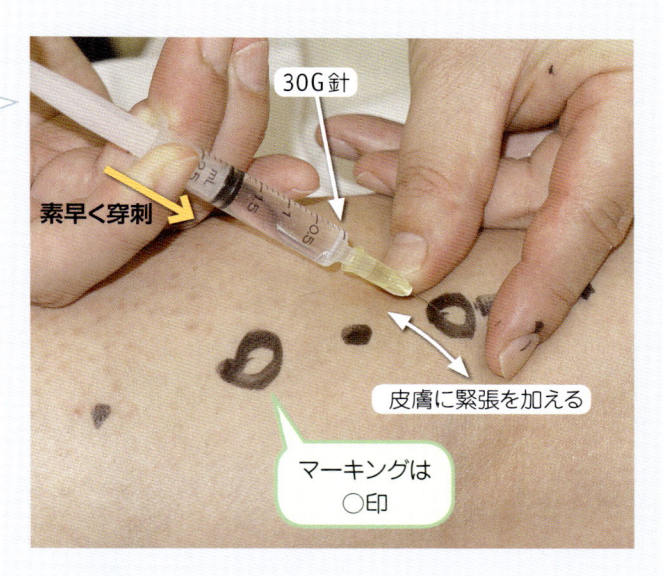

30G針
素早く穿刺
皮膚に緊張を加える
マーキングは○印

5　手術体位

- 患者の体位は半座位とし，患肢は下腿を屈曲やや外旋し膝枕を使用します。
- バイタルサインを確認し，患者の緊張を取り除くためにプロポフォール30mg（75歳以上は20mg，50歳未満は40mg）を静注します。
- 呼吸抑制が起こる場合があるので，パルスオキシメーターの酸素飽和度の低下に注意しましょう。

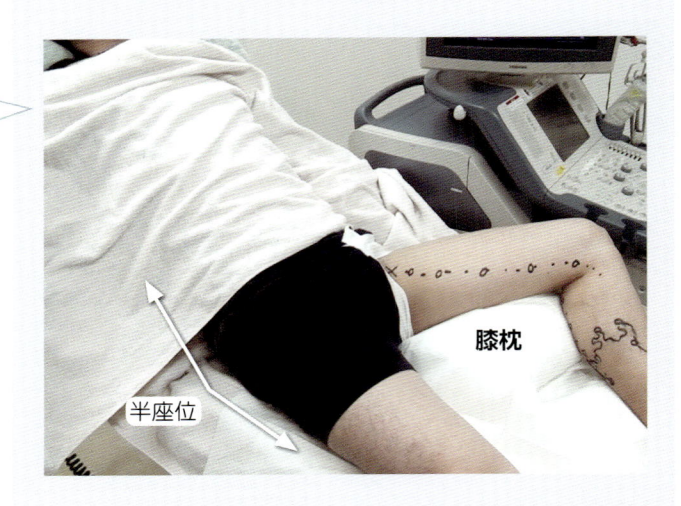

（半座位／膝枕）

6　患肢の消毒・エコープローブの準備

- 患肢を消毒し，マーキングがすべてみえるように覆布をかぶせます。
- エコーで観察できるように，SFJより中枢側は覆布で覆わずに開けておきます。
- イソジン®で消毒した場合は，ハイポアルコールでイソジン®の色を落としておくと，後でaiming beamが見やすくなります。
- エコープローブ（以下，プローブ）に滅菌カバーをかぶせます。
- 滅菌カバーは"耳"ができないようにしっかりと輪ゴムで固定します。

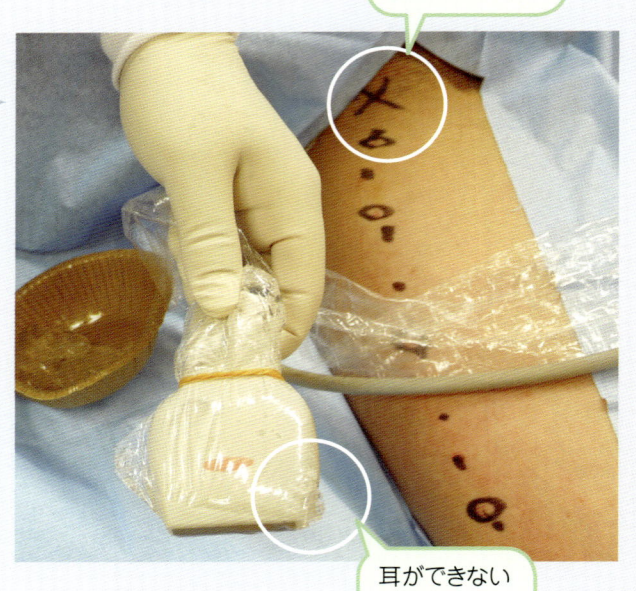

（SFJの頭側に覆布をかけない／耳ができないように！）

7　術者の姿勢

- 術者は椅子に腰かけて，左肘から前腕は患者の身体の上に置き固定します。
- 術者が左利きの場合は，エコーと術者の位置は反対になります。

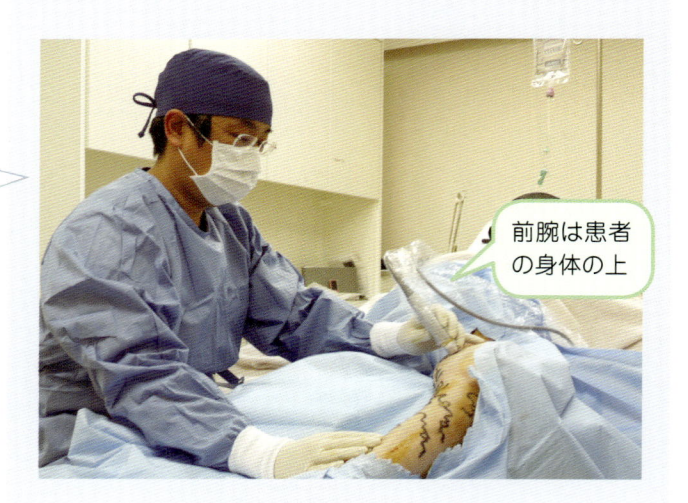

（前腕は患者の身体の上）

8 エコー下穿刺の準備

- エコー下穿刺に必要な器具を準備します。
- 必要器具は局所麻酔，ガイドワイヤー，滅菌ゼリー，プローブ，18G留置針です。

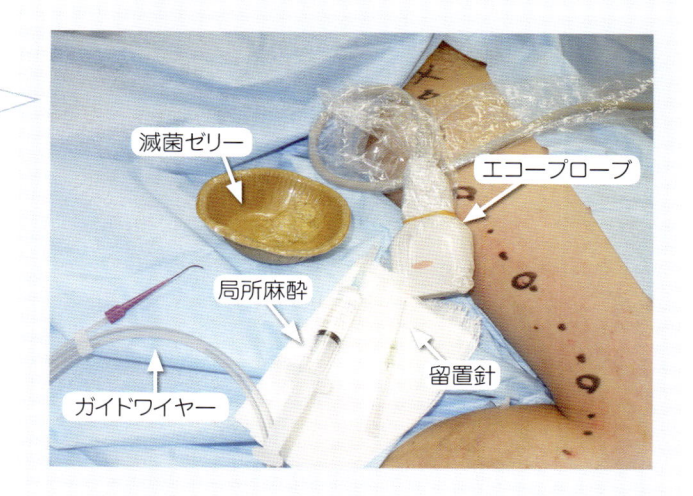

滅菌ゼリー
エコープローブ
局所麻酔
留置針
ガイドワイヤー

9 エコー下穿刺

- まずプレスキャンをして穿刺部位を決めます。
- 次にエコーでGSVを長軸像で描出し，穿刺部位に局所麻酔を行います。
- 続いて18G留置針でGSVを穿刺します。
- 穿刺が成功した場合は，留置針の内針に血液の逆流を認めます。
- 内針を抜き，留置した外套から血液が勢いよく逆流すれば穿刺成功です。

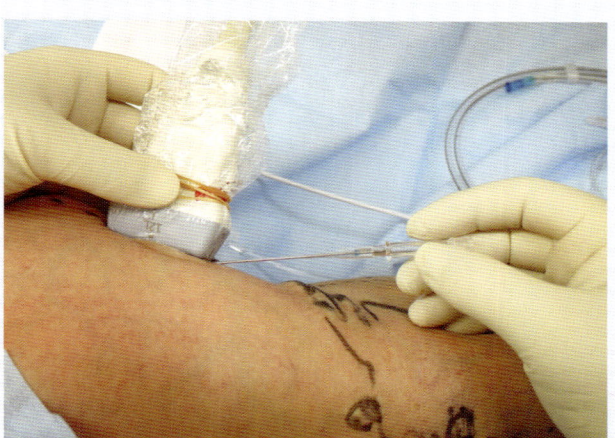

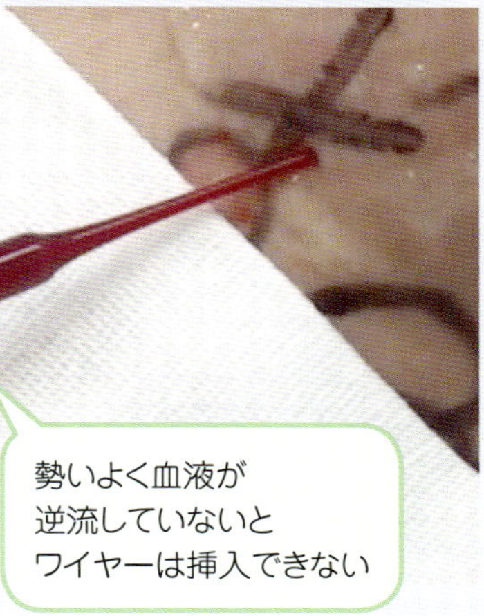

勢いよく血液が逆流していないとワイヤーは挿入できない

10 ガイドワイヤーの挿入

- 留置針の外套からガイドワイヤーを挿入します。
- 挿入後すぐに抵抗がある場合は，留置針が静脈内に入っていないので再穿刺します。
- ガイドワイヤーがGSVの途中で引っかかる場合は，エコーでガイドワイヤー先端を観察しながら中枢側に誘導します。
- 1,470nmレーザーのシースは6Frと太いので，ガイドワイヤーを挿入した後に穿刺針の外套を強く押し込み，穿刺部を拡張しておきます。

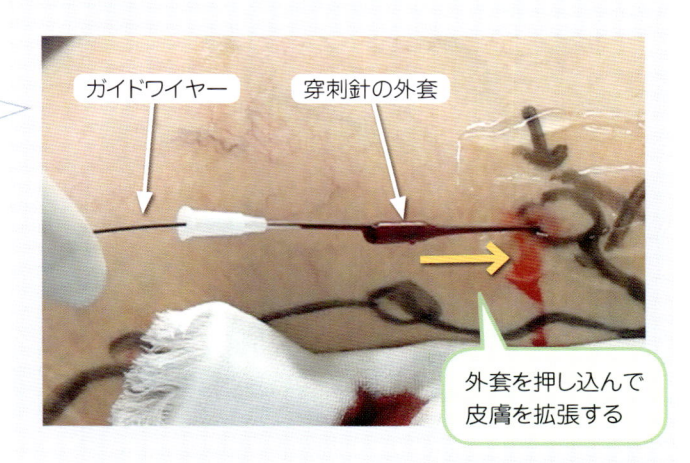

ガイドワイヤー　穿刺針の外套
外套を押し込んで皮膚を拡張する

07 EVLAの実際

131

11 ガイドワイヤーの確認

- 抵抗なくガイドワイヤーが挿入できても，穿通枝から深部静脈内に迷入している場合があります。
- シースを挿入する前に，必ずエコーでガイドワイヤーがSFJを通過していることを確認します。

必ず"SFJ"でガイドワイヤーが見えることを確認する

12 イントロデューサーシースの挿入

- ガイドワイヤーが深部静脈まで挿入されたら患者の体位を頭低位に変更し，イントロデューサーシース（以下，シース）を挿入します。
- エコー観察下にシースをSFJ近傍まで挿入します。
- シースは硬いので深部静脈を損傷する危険性があり，シース挿入中に患者が背部に痛みを訴えた場合は，シースを無理に挿入してはいけません。

通常，皮膚切開は必要ない

エコーでシースの位置を確認

シース

13 TLA麻酔①

- エコー下に末梢側よりTLA麻酔を行います。
- カテラン針でファイバーを損傷する危険があるので，レーザーファイバー（以下，ファイバー）挿入前にTLA麻酔を施行します。
- 20G・7cmのカテラン針と20mL注射器を使用します。
- 23G針ではTLA浸潤時の抵抗が強いため，20Gカテラン針を準備します。

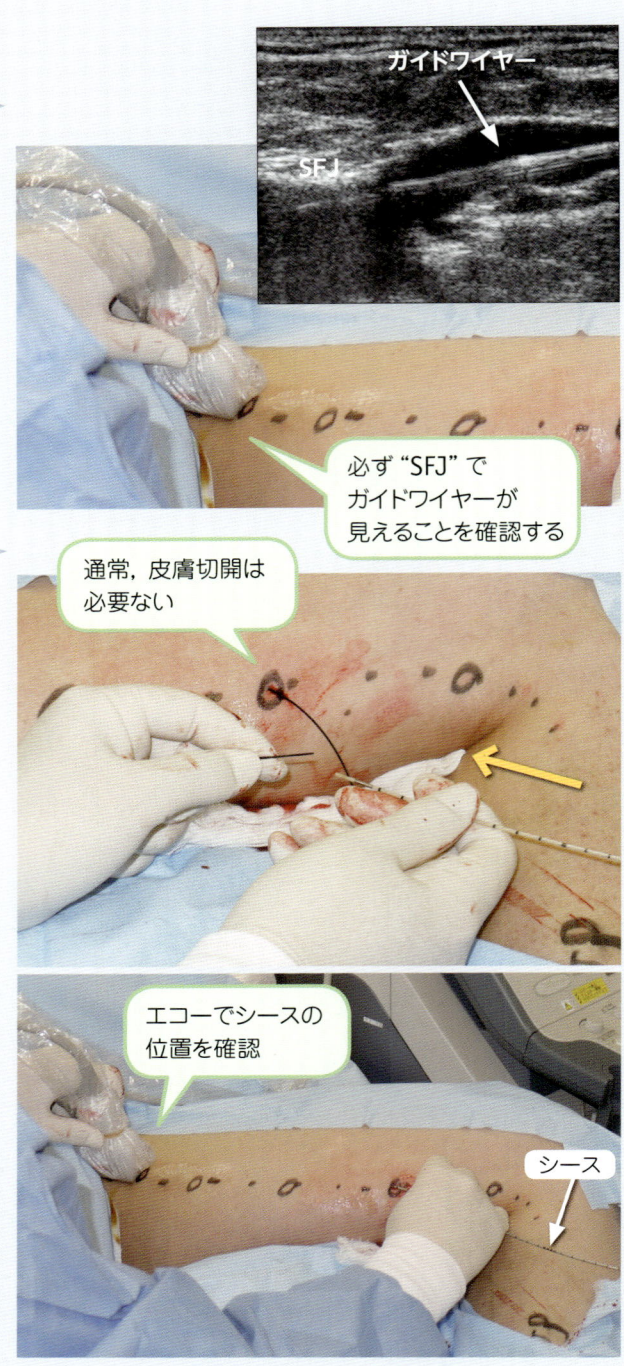

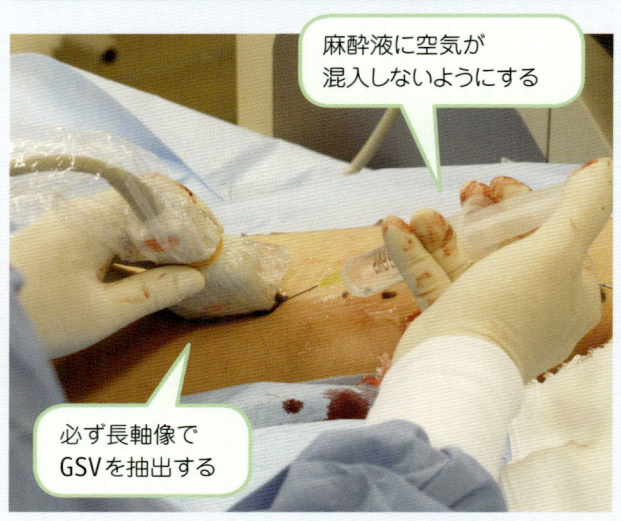

麻酔液に空気が混入しないようにする

必ず長軸像でGSVを抽出する

14　TLA麻酔②

- TLA麻酔は長軸像でsaphenous compartment内にあるGSV周囲に浸潤します。
- TLA麻酔がうまくsaphenous compartment内に浸潤されると，短軸像ではGSVを取り囲むように低エコー領域が観察されます。
- あくまで短軸像は確認のみであり，基本的に長軸像でTLA麻酔は行います。

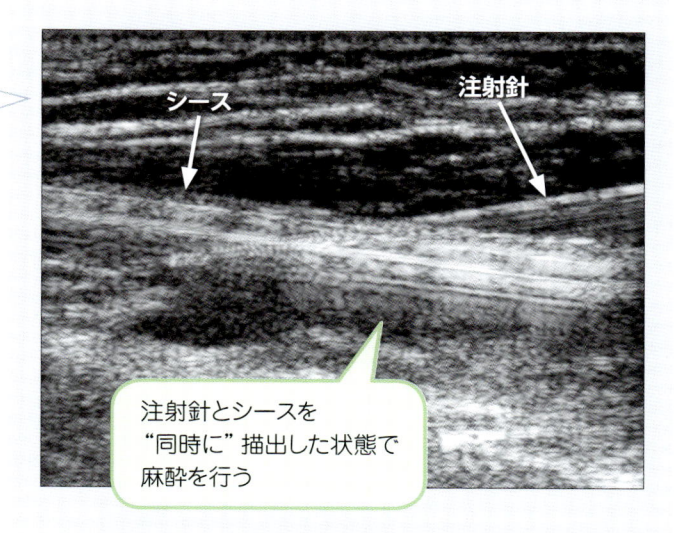

シース　注射針

注射針とシースを"同時に"描出した状態で麻酔を行う

15　ファイバーの接続

- ファイバーをレーザー装置に接続します。
- 980nmレーザーのbare-tip fiberでは，aiming beamを点灯しきれいな円形になっているかどうかを確認します。

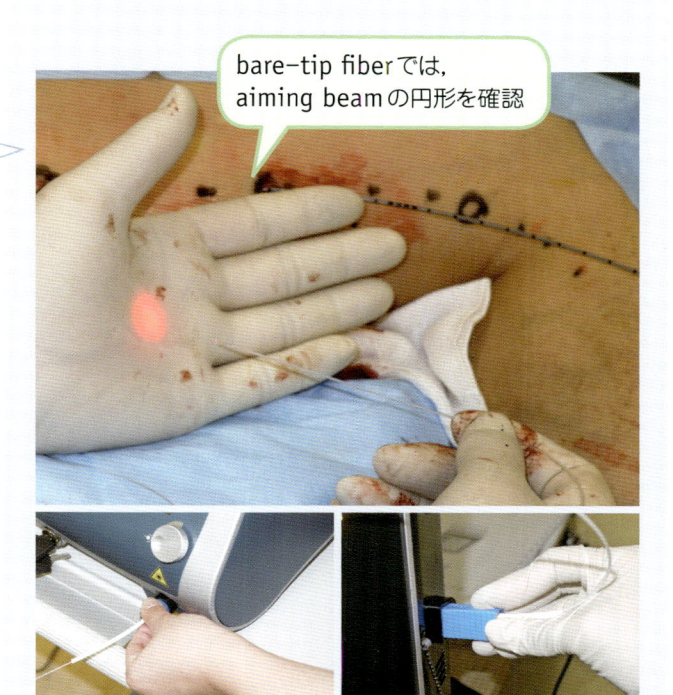

bare-tip fiberでは，aiming beamの円形を確認

980nmレーザー　　　1,470nmレーザー

16　ファイバーの挿入

- ファイバーをシースに挿入します。
- 980nmレーザーでは，ファイバーは付属のストッパーの部分まで挿入します。
- 1,470nmレーザーでは，シース先端からradial 2ring fiberの先端が出るまで（aiming beamが深部静脈内に入って見えなくなるまで）ファイバーを挿入します。

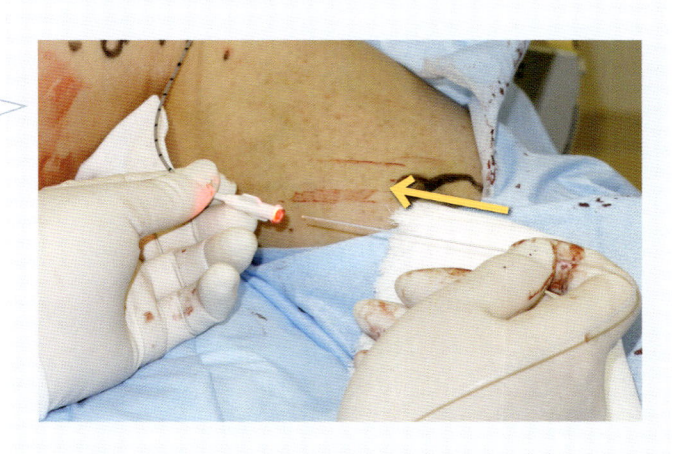

07　EVLAの実際

| 17 | ファイバーの挿入―980nmレーザー |

▶ 付属のストッパーを取り外し，ファイバーと固定します。

▶ これによってシース先端より約1.5cmファイバーが露出します。

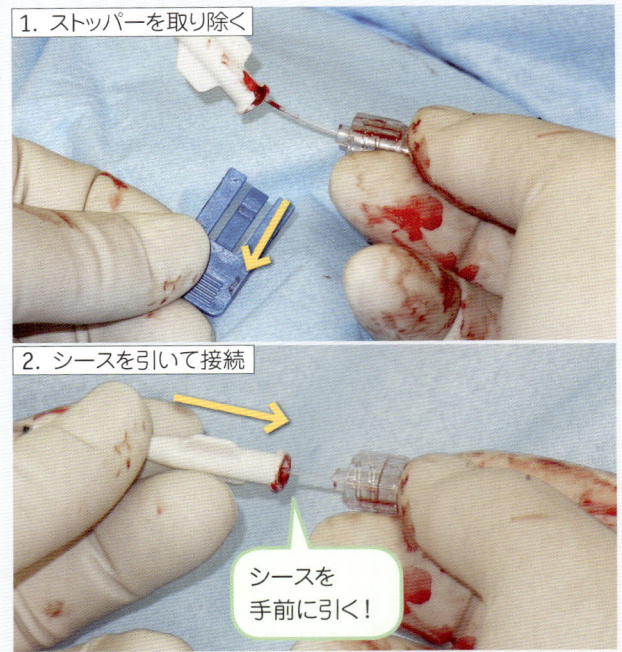

1. ストッパーを取り除く

2. シースを引いて接続

シースを手前に引く！

| 18 | ファイバーの挿入―1,470nmレーザー |

▶ 1,470nmレーザーでは，ファイバーが抜けないように注意しながらシースを完全に体外まで抜去します。

▶ ショートシース（7，11cm）を使用している場合は，シースはそのままで後で抜去します。

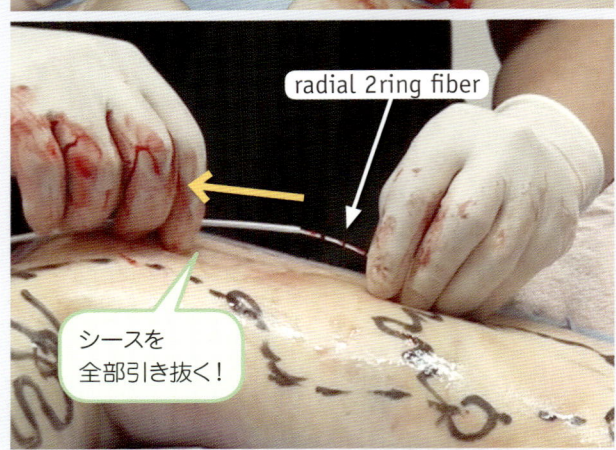

radial 2ring fiber

シースを全部引き抜く！

| 19 | ファイバー先端の確認① |

▶ エコーでファイバー先端の位置を確認します。

▶ 短軸像で末梢側のファイバーを描出して，そのまま中枢まで追いかけSEVが合流する地点でプローブを回して長軸像でSFJを描出します（第5章92頁参照）。

▶ ファイバーの先端は，SEV合流部とは関係なく，980nmレーザーの場合はSFJから2cm，1,470nmレーザーの場合は1～1.5cmの部位に留置します。

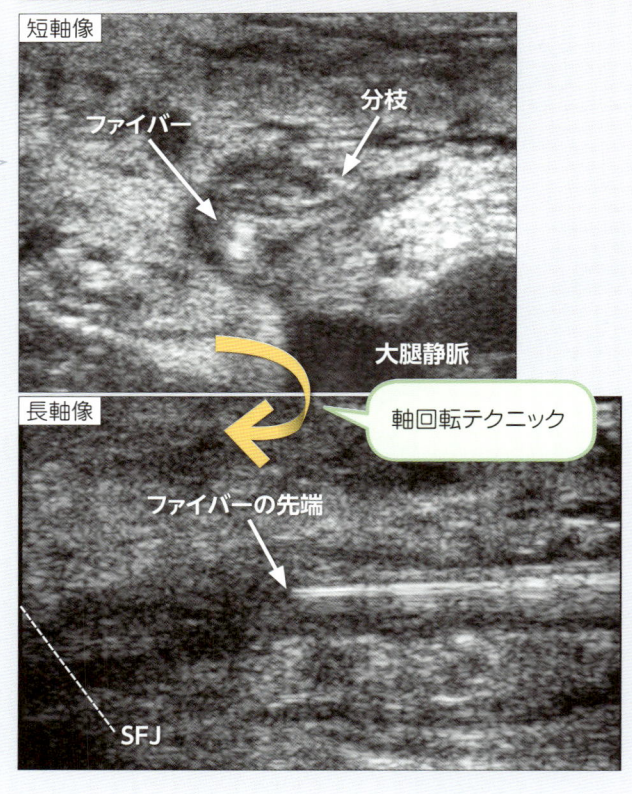

短軸像

ファイバー　分枝

大腿静脈

長軸像　軸回転テクニック

ファイバーの先端

SFJ

20 ファイバー先端の確認②

- エコーだけではファイバー先端の位置確認は不十分であり，必ずaiming beamの透過光が見えることを確認します（これは非常に重要！）。
- 透過光がよく見えない場合は，部屋の照明をさらに暗くして確認します。
- 焼灼を開始した後では透過光が見えない場合があります。

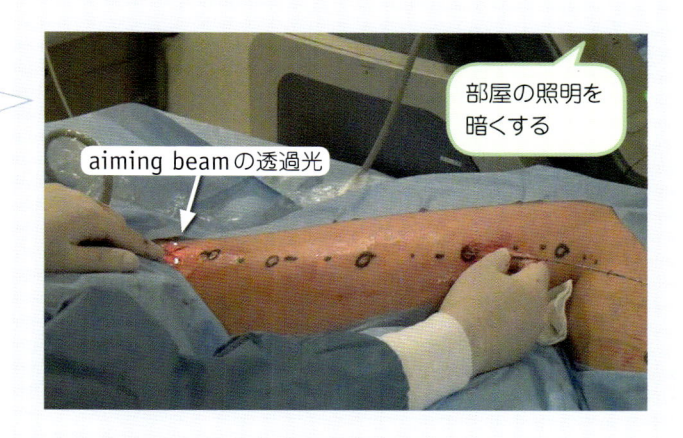

aiming beamの透過光

部屋の照明を暗くする

21 ファイバーの長さの確認

- ファイバー先端の位置が決まったら，挿入されたファイバーの長さを確認します。
- 980 nmレーザーではシースの目盛り＋1.5 cm，1,470 nmレーザーではファイバー本体の目盛り＋2 cmがファイバーの長さになります。
- ファイバーの長さを記録し，治療終了後にLEEDの値を計算します。

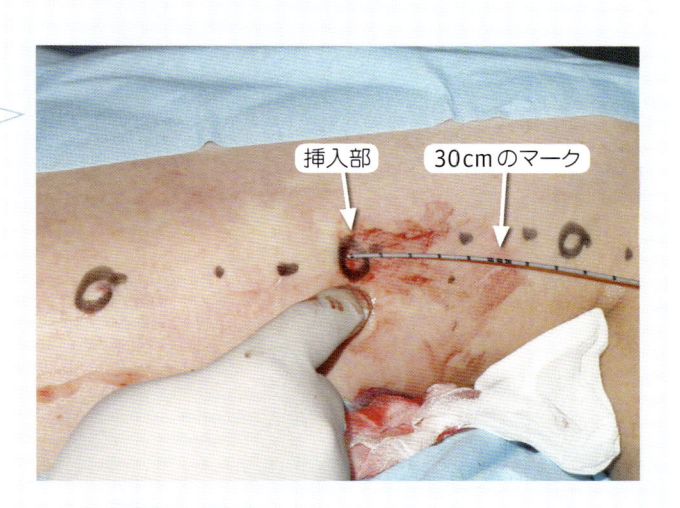

挿入部　30 cmのマーク

22 レーザー照射条件の確認

- 照射モードおよびレーザーの出力を設定します。
- 通常，連続照射モード（continuous mode），出力は980 nmレーザーでは8〜12 W，1,470 nmレーザーでは10 Wに設定します。
- 必ず術者が設定を確認します。

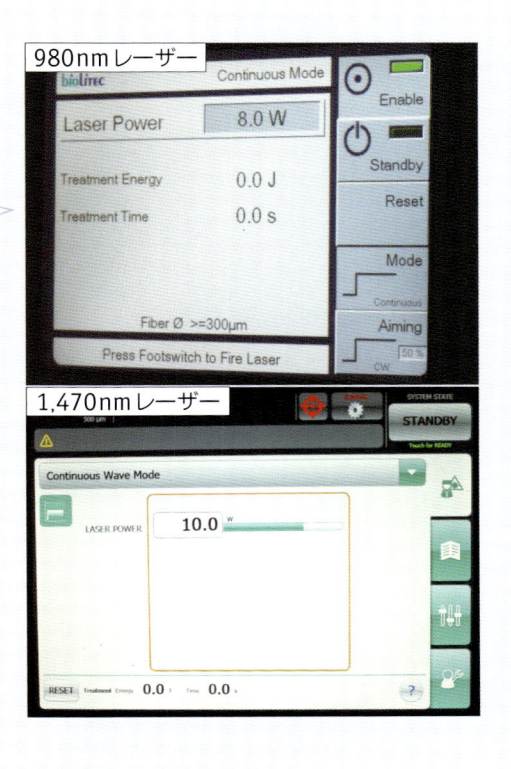

980 nmレーザー

1,470 nmレーザー

23 レーザー照射の開始

- 患者，術者および手術室内にいる者は保護眼鏡を着用します。
- レーザー装置を起動してEnableとし，フットスイッチを踏みレーザーを照射します。
- 照射を開始して数秒すると，血液が沸騰した泡が中枢側に流れていくのが観察されるので，ファイバーの牽引を開始します。
- 1,470nmレーザーの場合は，血液の沸騰がradial 2ring fiberの2箇所から発生するのを確認してからファイバーを牽引します。

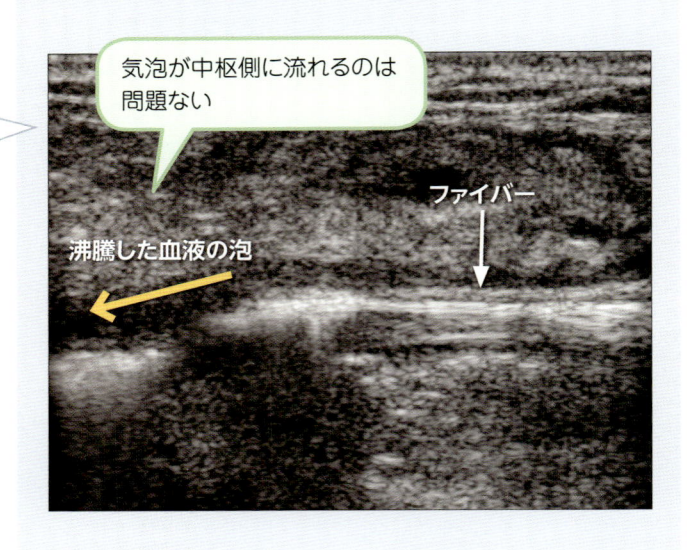

気泡が中枢側に流れるのは問題ない

沸騰した血液の泡　　ファイバー

24 ファイバーの牽引

- レーザー焼灼中はエコーで焼灼がきちんと行われているかを観察します。
- ファイバーの牽引速度はLEEDが70～100 J/cmとなるように牽引します。
- 牽引速度は均一ではなく，最初の10cm程度は比較的ゆっくり引き，残りは早めに牽引します。
- 1,470nmレーザーでは，ファイバーと静脈がくっつく"sticking"現象が起こりますが，これを解除しながらファイバーを牽引します。

ゆっくりと　　早めに

25 レーザー照射の終了

- 1,470nmレーザーで6Frショートシースを使用している場合は，ファイバーの最初のセーフティーマーキング（幅の広いマーク）が見えたらシースを体外に抜去します。
- さらにファイバーを牽引して2つ目のセーフティーマーキングが見えたら，照射を停止しファイバーを抜去します。
- 980nmレーザーでは，シースのセーフティーマーキングが見えたら，照射を停止しファイバーを抜去します。

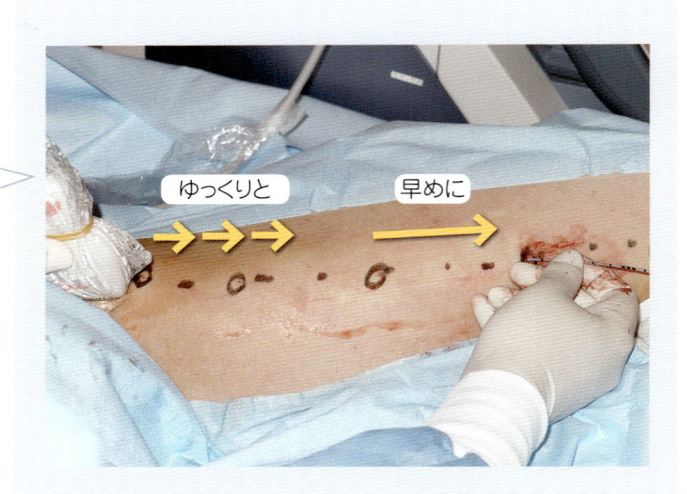

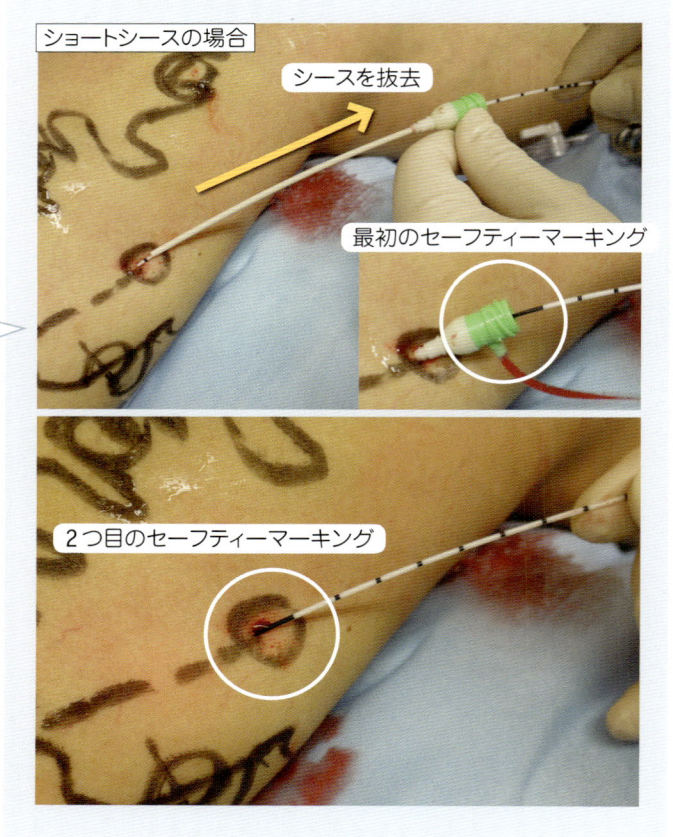

ショートシースの場合
シースを抜去
最初のセーフティーマーキング
2つ目のセーフティーマーキング

| 26 | レーザー焼灼後の確認 |

- ▶ レーザー焼灼が終了したら，エコーで静脈の閉鎖を確認します。
- ▶ 閉鎖の確認は，短軸像で静脈を観察しながらプローブで圧迫してつぶれないことを確認しますが，多少開存していても問題はありません。
- ▶ 基本的にSFJ周辺が閉鎖して深部静脈に異常がなければ大丈夫です。

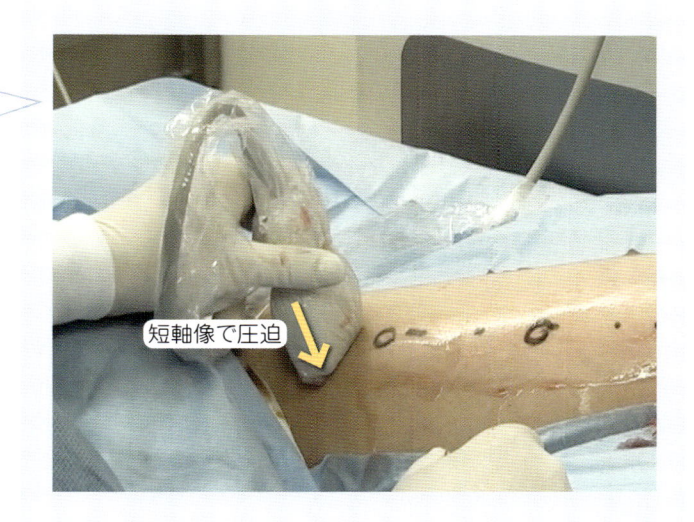

短軸像で圧迫

| 27 | 弾性包帯，弾性ストッキング着用 |

- ▶ 大腿部および下腿の創部に吸収パッド（ガーゼ）をあて，その上から弾性包帯を巻き，弾性ストッキング着用させます（**第10章 200頁**）。
- ▶ 大腿部はスポーツ用のサポーターを着用させます。
- ▶ 980nmレーザーでは大腿部皮下出血を防ぐために，鼠径部をガーゼと包帯で一晩圧迫します。

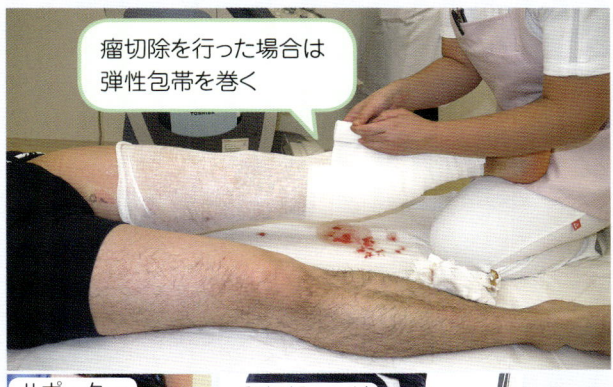

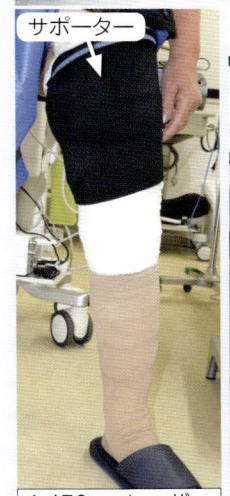

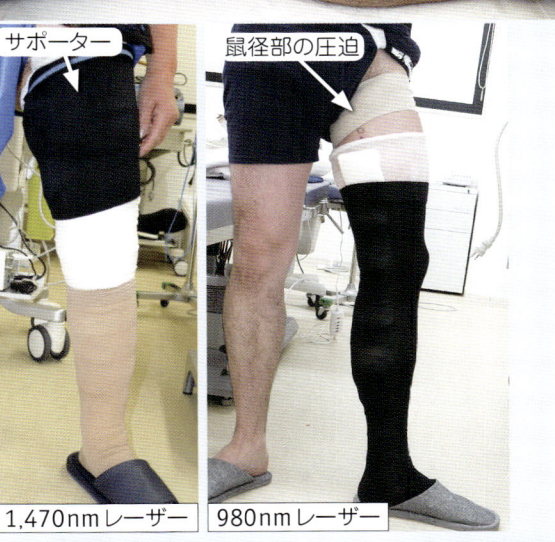

瘤切除を行った場合は弾性包帯を巻く

サポーター　　鼠径部の圧迫

1,470nmレーザー　　980nmレーザー

| 28 | 退室 |

- ▶ 手術終了後，患者が立ち上がるときは偶発的神経ブロックにて転倒する危険があるので注意します。
- ▶ 私服に着替えた後，術後の説明を行ったら帰宅させます。
- ▶ 回復室での経過観察は必要ありません。

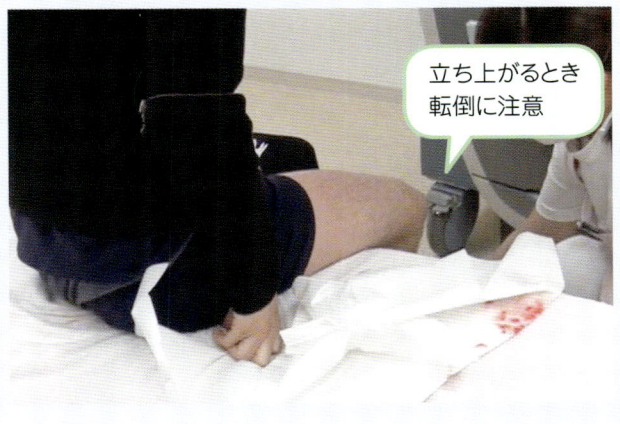

立ち上がるとき転倒に注意

07 EVLAの実際

2. 小伏在静脈瘤

- 小伏在静脈瘤は解剖も単純で穿刺は比較的簡単です。
- しかし，SPJは破格が多く，さらにTLA麻酔を行うとSPJの解剖はわかりにくくなるため術前のマーキングが重要になります。
- また，SSVは脛骨神経，腓腹神経と接しているため神経損傷に気をつけなければいけません。

1 術前マーキング①

- 術前にエコーでSPJの位置とSSVの走行をマーキングします。
- SFJと異なりSPJの位置はTLA麻酔後にエコーでわかりにくくなるので，SPJの高さを正確にマーキングしておきます。

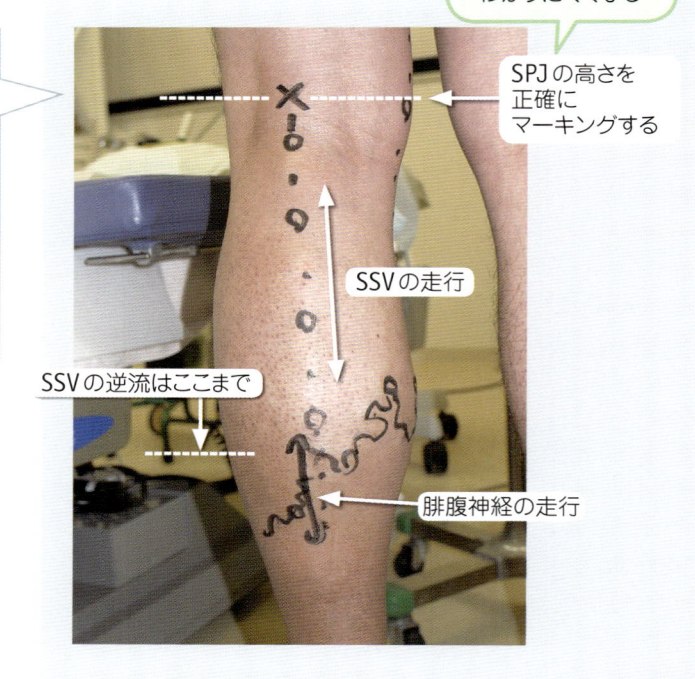

意外と大切！TLA麻酔後にわかりにくくなる

SPJの高さを正確にマーキングする

SSVの走行

SSVの逆流はここまで

腓腹神経の走行

2 術前マーキング②

- SPJの形状，脛骨神経とSSVの関係，腓腹神経の位置をエコーにて観察します。
- 脛骨神経は思ったより太く，SSVと接しているため特に注意が必要です。

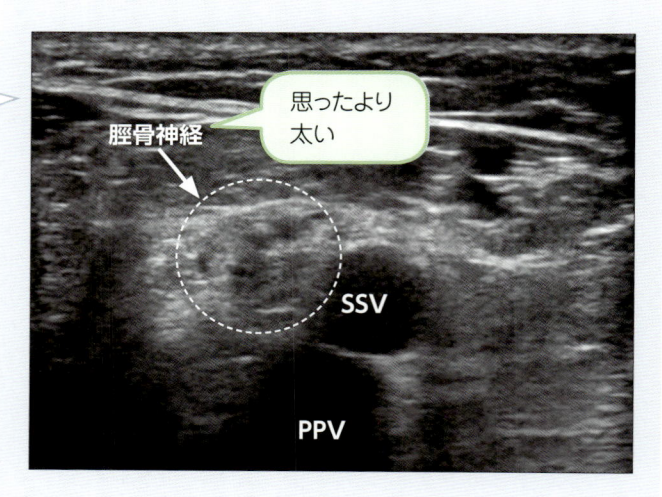

脛骨神経　思ったより太い

SSV

PPV

3　手術体位

- 体位は腹臥位で，手術台は頭部を高くします。
- 患肢を消毒し覆布をかけ，プローブ，滅菌ゼリー等を用意し，穿刺の準備をします。

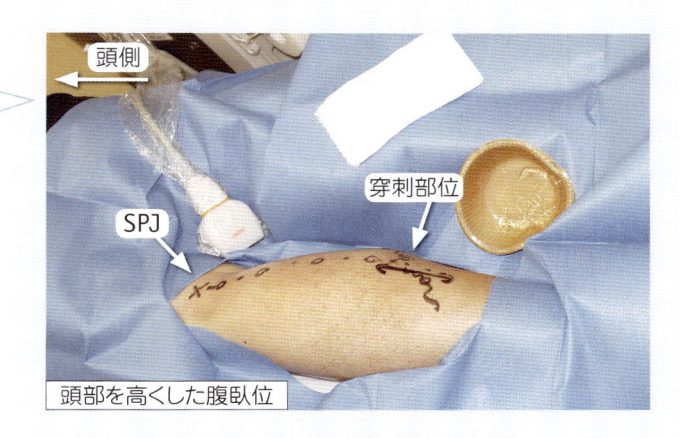

頭側
SPJ
穿刺部位
頭部を高くした腹臥位

4　エコー下SSV穿刺

- 部屋の照明を落とし，エコーでプレスキャンして穿刺部位を決定します。
- 局所麻酔を行い，エコー下にSSVを穿刺します。
- 基本的にSSVの逆流が終わる部位を穿刺しますが，遠位部1/3は神経障害の危険性があるため穿刺しません。

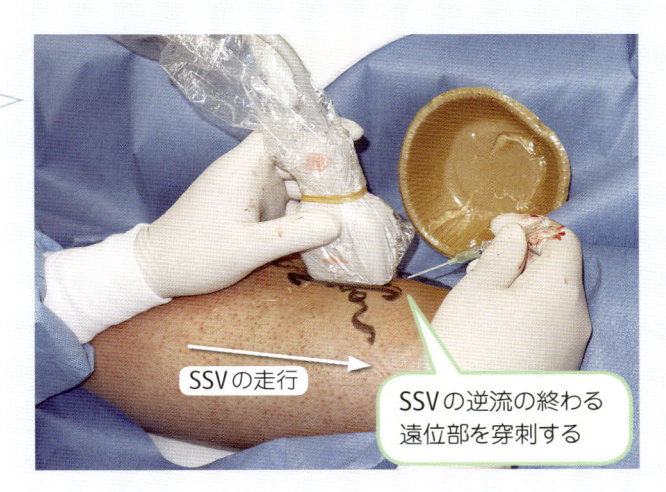

SSVの走行
SSVの逆流の終わる遠位部を穿刺する

5　ガイドワイヤー挿入

- 留置針の外套からガイドワイヤーを挿入し，SPJを通過してPPV内に入っているのを確認します。
- ガイドワイヤーが膝窩部で頭側の枝に入ってしまうことがあるので注意が必要です。
- ただし，Giacomini静脈等，頭側の枝の逆流が原因の場合は，あえて頭側にガイドワイヤーを挿入する場合もあります。
- ガイドワイヤーを挿入したら，頭低位に体位を変更します。

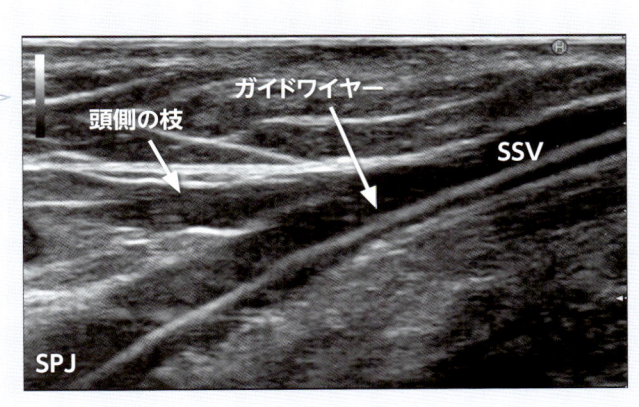

頭側の枝　ガイドワイヤー　SSV　SPJ

6　シースの挿入

- 次にシースを挿入します。
- SPJは角度が急峻で，SPJ付近にシースをとどめておくのは難しいので，いったんシースはPPVまで挿入します。

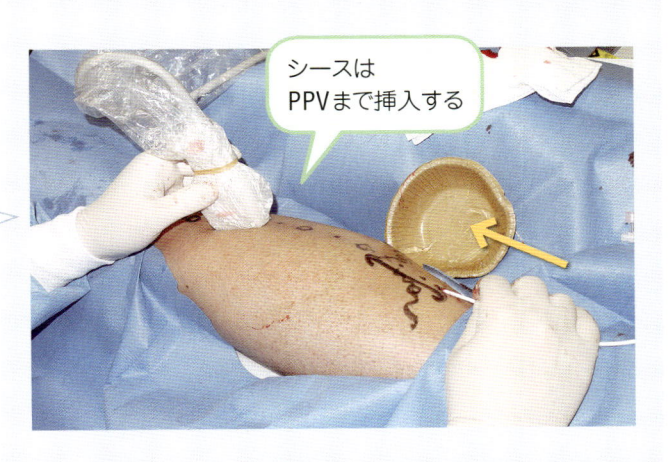

シースはPPVまで挿入する

7　TLA麻酔

- TLA麻酔は長軸像でSSVを描出しながら末梢側からSPJ周辺まで浸潤します。
- 膝窩部のSPJ周辺は脛骨神経がSSVと接しているので，慎重にTLA麻酔を行います。
- 筆者らは，Klein Infiltration Pumpを使用してTLA麻酔を行っています。

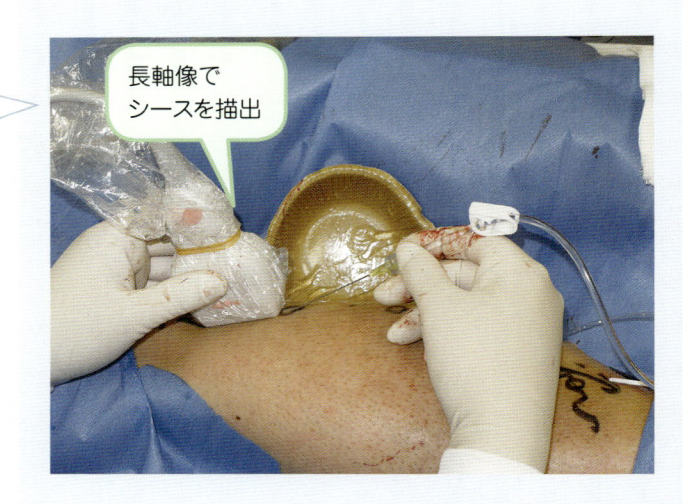

長軸像でシースを描出

8　TLA麻酔後のSPJ

- エコーでTLA麻酔がSSV周辺に十分浸潤されていることを確認します。
- 特に膝窩部で，SSVと脛骨神経との間にTLA麻酔が浸潤されて空間ができているかどうかを確認します。

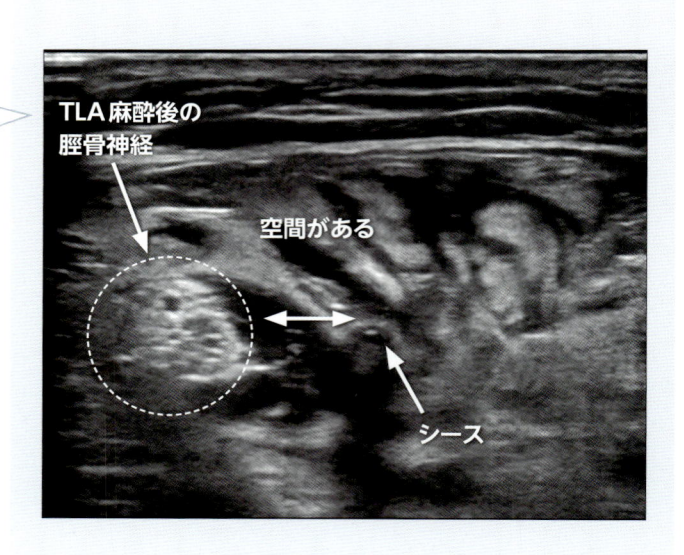

TLA麻酔後の脛骨神経／空間がある／シース

9　ファイバーの挿入

- シースにファイバーを挿入します。
- SPJから膝窩静脈に合流する部分の角度が急でファイバーが挿入しにくい場合があるので，その場合は，シースごとファイバーを押し込んでSPJを通過させます。
- 980nmレーザーでは，付属のストッパーを取り外し，ファイバーとシースを固定します。
- 1,470nmレーザーでは，ファイバーが抜けないように注意しながらシースを完全に体外まで抜去します。
- ショートシースの場合は，GSVと同様にそのまま留置します。

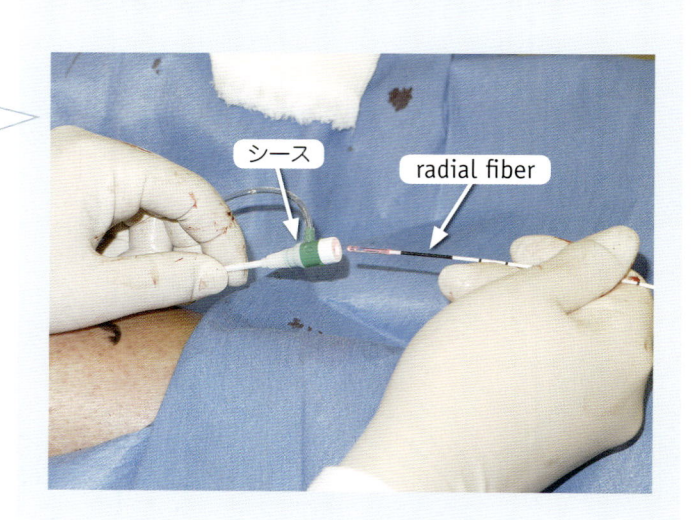

シース／radial fiber

10	ファイバー先端の確認①

- ファイバー先端の位置をエコーで確認します。
- 小伏在静脈瘤の場合はSPJ近傍にこだわらずに，脛骨神経と接しない部位にファイバー先端を留置します。
- 長軸像および短軸像で脛骨神経との距離が十分にあることをよく確認します。
- よくわからない場合は，通常ストリッピング手術で皮切を置く膝窩部までファイバーを抜去します。

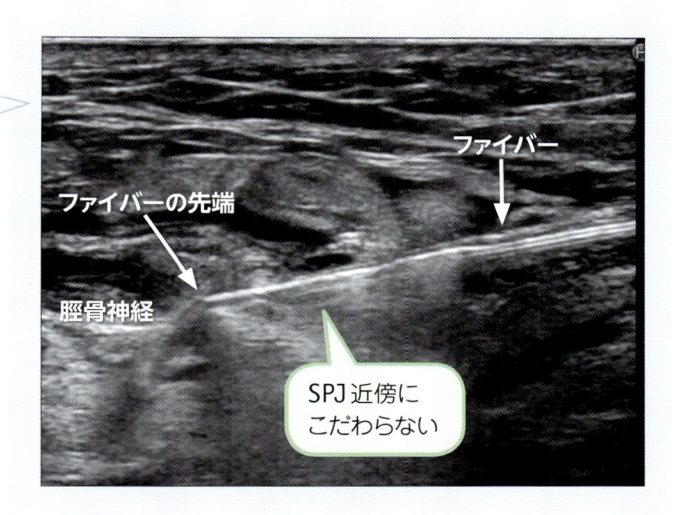

11	ファイバー先端の確認②

- 小伏在静脈瘤でも，必ず膝窩部でaiming beamの透過光がみえることを確認します。

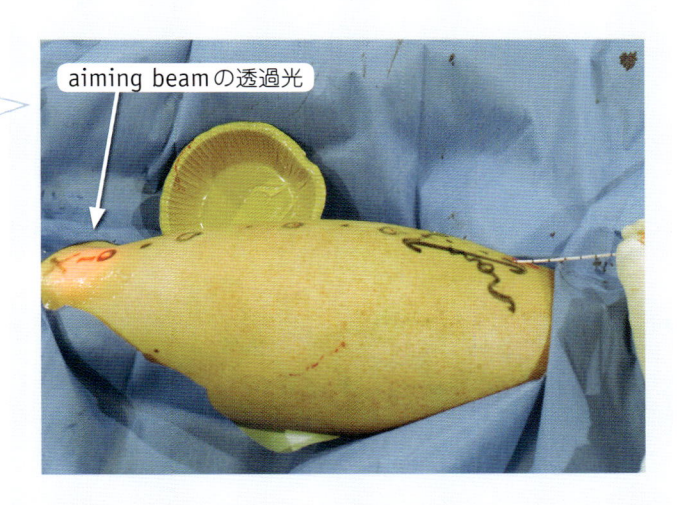

12	ファイバーの長さの確認

- ファイバー先端の位置が決まったら，挿入されたファイバーの長さを確認します。
- 980nmレーザーではシースの目盛り＋1.5cm，1,470nmレーザーではファイバー本体の目盛り＋2cmがファイバーの長さになります。
- ファイバーの長さを記録し，治療終了後にLEEDの値を計算します。

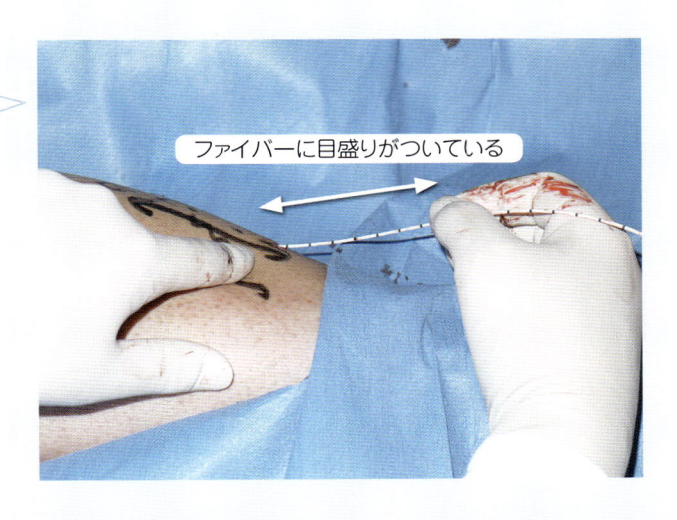

13 レーザー照射

- 術者がレーザーの設定を確認し，レーザーを照射します。
- 照射を開始して，血液が沸騰して高輝度の泡が中枢側に流れていくのが観察されたら，ファイバーの牽引を開始します。
- SSVの場合は照射開始時にあまり長時間ファイバーを停止しません。
- レーザー照射中に痛みを訴えたときはすぐに照射を中止し，TLA麻酔をファイバー先端に追加するか，数cm抜去してから再度照射を行います。

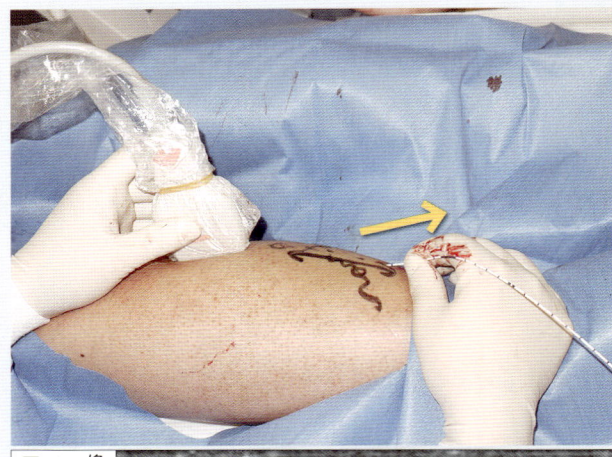

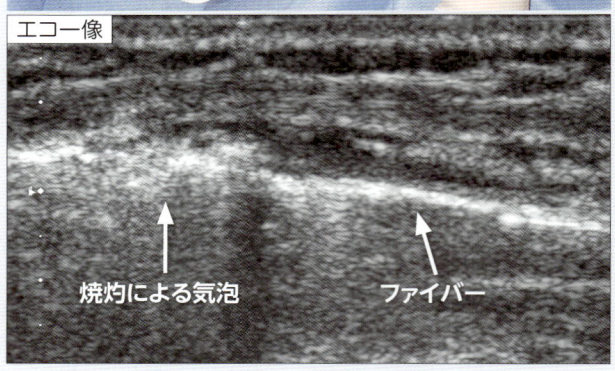

エコー像

焼灼による気泡　ファイバー

14 ファイバーの抜去

- 腓腹神経障害を避けるために，SSVの中で照射を終了し，ファイバーを抜去します。
- レーザー焼灼が終了したら，エコーで静脈の閉鎖を確認します。
- レーザー焼灼に引き続いてstab avulsion法で瘤切除を行います。

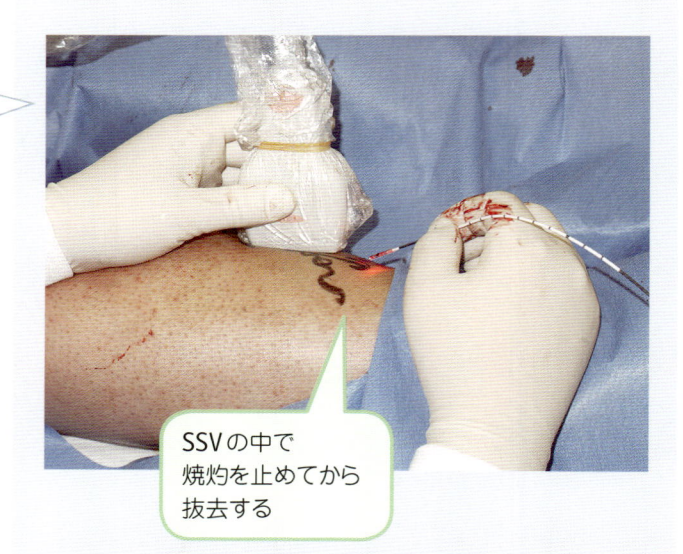

SSVの中で焼灼を止めてから抜去する

15 EVLAの終了

- 下腿の瘤切除を行った場合は，弾性包帯を巻き，その上から弾性ストッキングを着用させます。
- TLA麻酔部は術後に麻酔液がしみ出てくるのでガーゼを当てておきます。

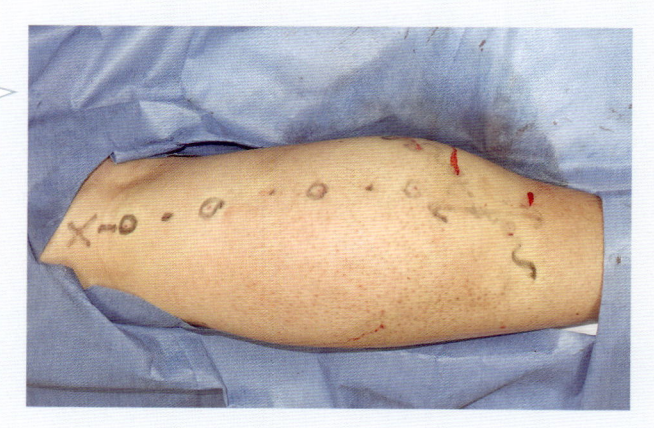

Textbook of Endovenous Ablation for Varicose Veins

08

RFAの実際

本章では実際にClosureFAST™カテーテルでRFAを行う際のテクニックを解説します。エコー下穿刺〜焼灼までの過程はEVLAと基本的に同じです。

EVLAと異なる点は，以下の4つです。

①RFカテーテル本体を直接静脈内に挿入する
②先端にaiming beamがない
③焼灼時に圧迫が必要
④RFカテーテルを分節的に牽引する

1 手術室の配置

- 治療に必要な機器とその配置は，RFジェネレーターを使用する以外はレーザー焼灼術と同じです。
- 手術台は上体を起こして半座位〜座位をとれること，部屋には調光のできる照明があることを確認しておきましょう。
- RFAではレーザー装置と違い，保護眼鏡の準備やレーザー設置・管理者の掲示等は必要ありません。

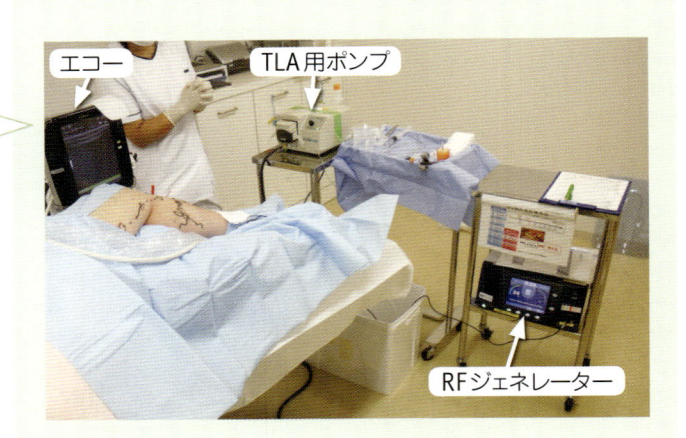

エコー／TLA用ポンプ／RFジェネレーター

2 術前マーキング

- レーザー治療と同様に，エコーで伏在静脈の走行と下腿の瘤をマーキングします。
- 小伏在静脈瘤の場合，焼灼距離が短いとRFAの適応とならないのでマーキング時に穿刺予定部位から焼灼開始部位の距離をチェックしておきます。
- 2015年10月現在，保険認可されているClosureFAST™カテーテルは加熱コイルの長さが7cmのものだけです。
- 計算上は，SPJから2cm＋コイル7cm＋皮膚まで3.5cm＝12.5cmの距離が必要となります。

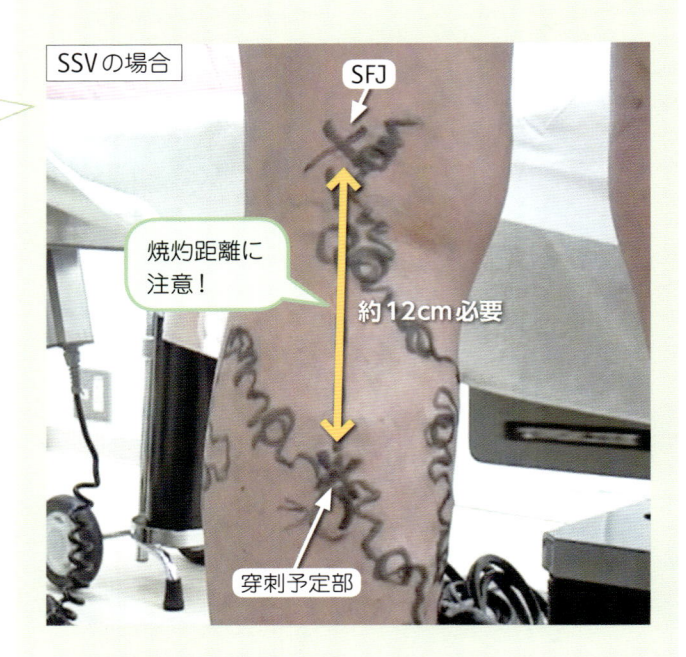

SSVの場合／SFJ／焼灼距離に注意！／約12cm必要／穿刺予定部

3 エコー下穿刺

- RFAでは7Frの7cmあるいは11cmのショートシースを使用します。
- シースは7Frと太いので，ガイドワイヤーを挿入した後に穿刺針の外套を強く押し込み，穿刺部を十分に拡張しておきます。
- ショートシースのキットに同梱されている穿刺針の外套は，手前が漏斗状に太くなっており，ダイレーターの替わりになります。
- 特に，体格のよい男性は皮膚が厚く硬いので，この操作を怠ると皮膚切開が必要になります。

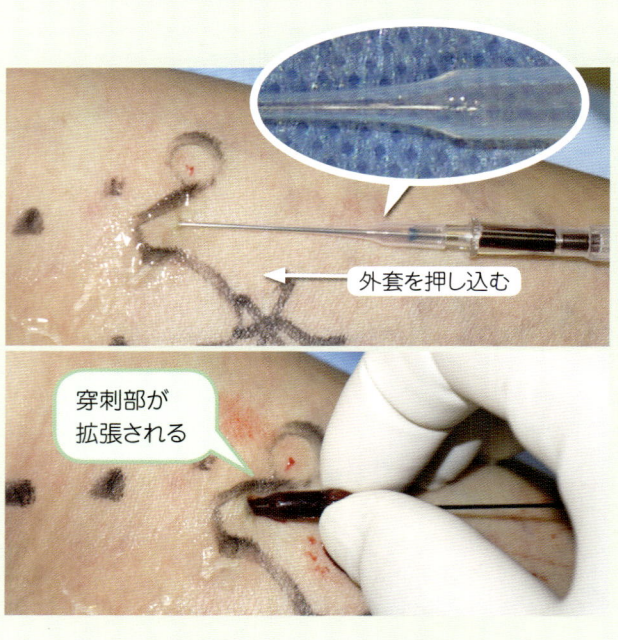

外套を押し込む／穿刺部が拡張される

4 カテーテルの準備

- シースを挿入したらClosureFAST™カテーテルを準備します。
- 内腔に生理食塩水を通し，シースに挿入する前にカテーテルをRFジェネレーターに接続しておきます。
- 接続すると，ジェネレーターがRFカテーテルに不具合がないかどうかを自動的にチェックします。
- 体外での誤焼灼を防ぐために，RFジェネレーターは温度センサーがいったん30℃以上にならないと起動しません。
- そのため，RFカテーテルをRFジェネレーターと接続しないで挿入すると，TLA麻酔によって温度が低くなっているのでRFジェネレーターが作動しない場合があります（強制スタートは可能）。

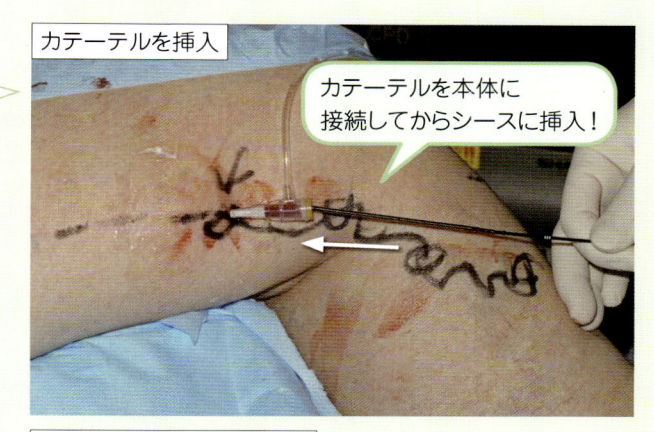

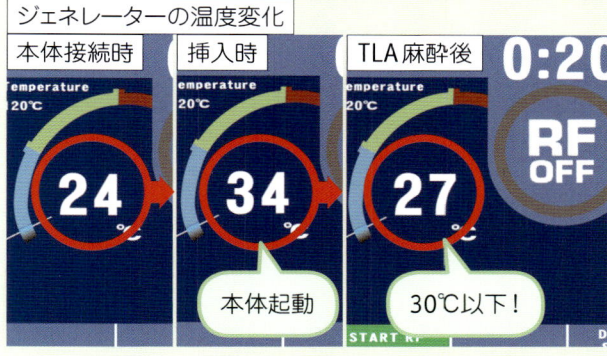

カテーテルを挿入 — カテーテルを本体に接続してからシースに挿入！

ジェネレーターの温度変化
- 本体接続時：24
- 挿入時：34（本体起動）
- TLA麻酔後：27（30℃以下！）

5 焼灼長のチェック

- RFAではaiming beamがないので，RFカテーテル挿入前におおよその焼灼長を体表から目視で測定します。
- 深部静脈接合部付近から穿刺部にRFカテーテルを当てて，ハンドル部分の可動マーカをシースの挿入口まで移動します。

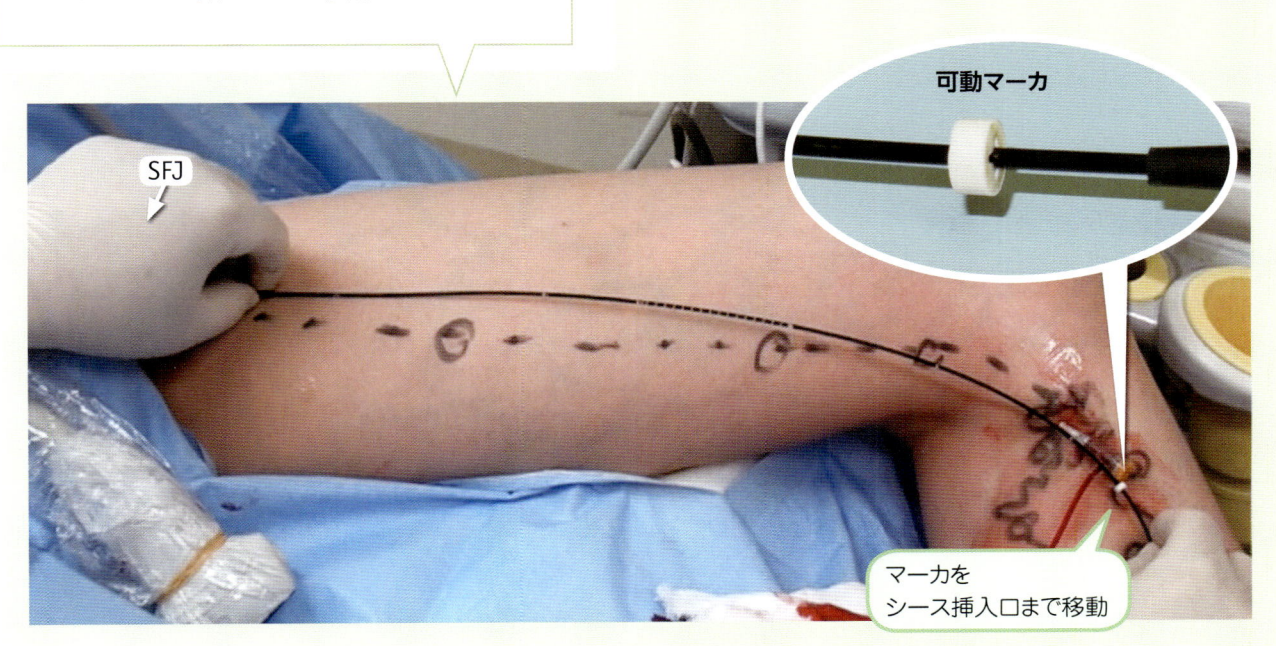

SFJ

可動マーカ — マーカをシース挿入口まで移動

6　カテーテルの挿入

- ClosureFAST™カテーテルによるRFAでは，ガイドワイヤーを使用しないで直接RFカテーテルを静脈内に挿入します。
- 静脈を穿破しないように，常に，RFカテーテルを持つ手に抵抗を感じながら挿入し，抵抗を感じたときは無理に挿入せずに少し引き戻してから再挿入します。
- RFカテーテルを挿入したら，先端の位置をエコーで確認し，体位をトレンデレンブルグ位に変更します。
- RFカテーテル先端が深部静脈に入ると，温度センサーが35～36℃（通常は33～34℃）と若干高く表示されます。

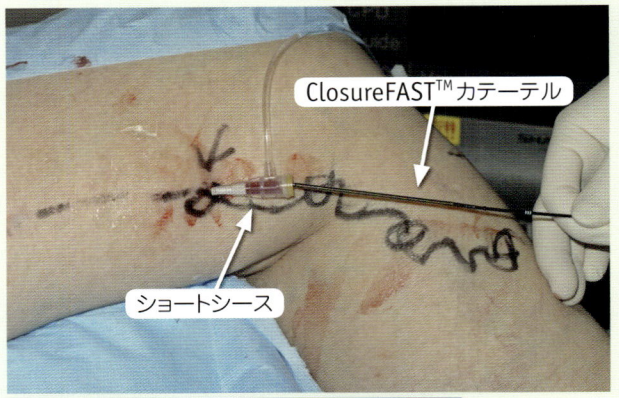

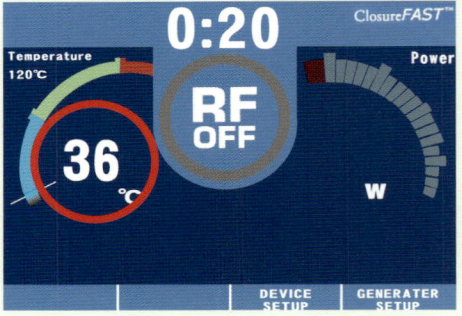

7　RFカテーテルの挿入が困難な場合①

- RFカテーテルがつかえて挿入できないときは，用手的に誘導します。
- 用手的な誘導は，左手全体でRFカテーテルがつかえている部位を"ムギュー"（"ムギュッ"ではない！）とわしづかみするようにしながら，右手でRFカテーテルを挿入します。
- つかえている部分がわからない場合は，エコーでRFカテーテル先端をつかえている部分まで誘導しておきます。
- 膝関節部分でつかえる場合は，膝関節を伸ばして静脈を直線化します。
- 単純な方法ですが，慣れると最も有効な方法です。

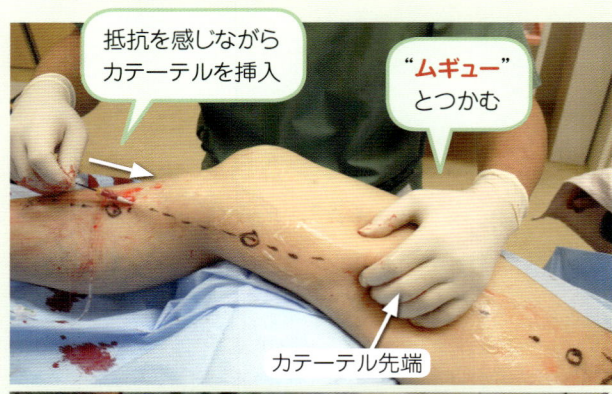

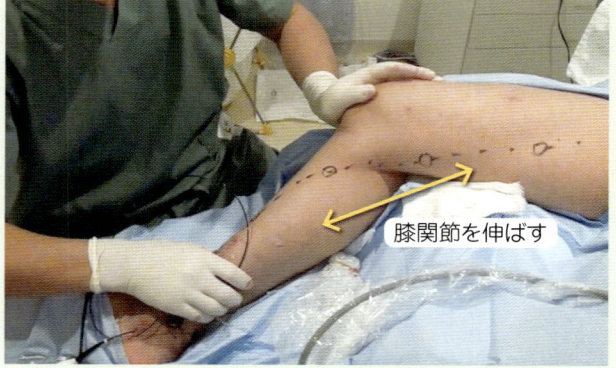

8　RFカテーテルの挿入が困難な場合②

- 用手的な誘導が難しい場合は，ガイドワイヤーを使用します。
- ClosureFAST™カテーテルには，0.025インチガイドワイヤーが挿入できます。
- この際，アングルタイプのガイドワイヤーはRFカテーテル尾部のガイドワイヤーポートからは直接入らないので注意が必要です。
- まず，穿刺針の外套あるいはシースのダイレーターをガイドワイヤポートに挿入してから，ガイドワイヤーを挿入します。
- あるいは，いったんRFカテーテルをシースから引き抜いてから，ガイドワイヤーを挿入します。
- ガイドワイヤーは，必ずエコーの"長軸像"で観察しながら誘導しますが，0.025インチのガイドワイヤーは腰が弱く静脈内での誘導が困難です。
- テルモ社から腰の強い硬いstiffタイプの0.025インチガイドワイヤーが販売されていますが，長さ150cmのものだけなので100cmのClosureFAST™カテーテルでは使用できません。

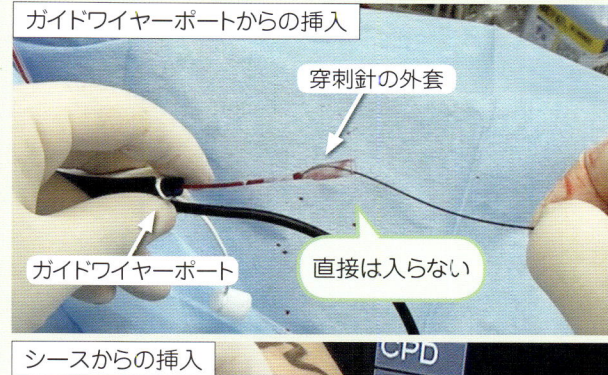

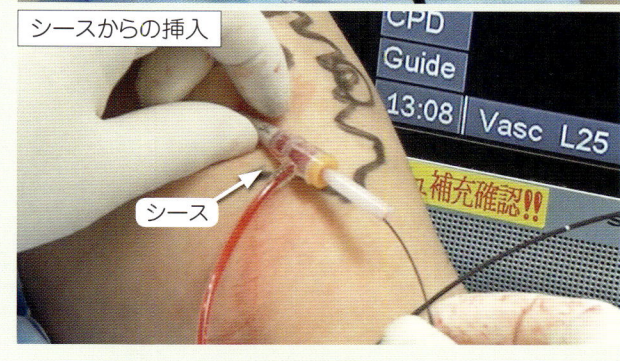

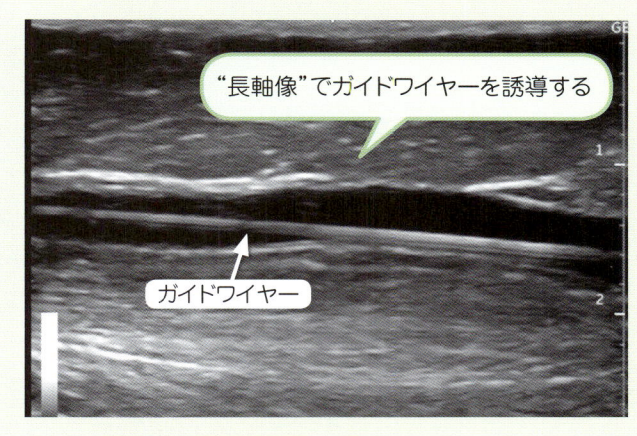

ガイドワイヤーポートからの挿入
穿刺針の外套
ガイドワイヤーポート
直接は入らない

シースからの挿入
シース

"長軸像"でガイドワイヤーを誘導する
ガイドワイヤー

9　TLA麻酔

- RFカテーテルを挿入したら，EVLAと同様にエコーの長軸像で観察しながらsaphenous compartmentにTLA麻酔を行います。
- RFカテーテルはEVLAのシースより細いので，若干エコーで観察しにくくなります。
- RFAでは焼灼時にRFカテーテルを圧迫するので，RFカテーテル前面（体表に近いほう）に多めにTLA麻酔液を浸潤します。

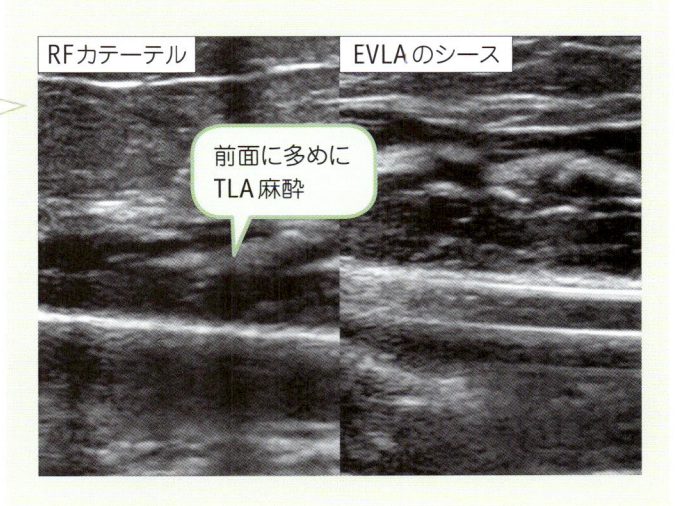

RFカテーテル　　EVLAのシース
前面に多めにTLA麻酔

10 焼灼開始部位の決定

- GSVの場合，高周波焼灼の開始部位はSFJから2cm遠位部です。
- SSVの場合，焼灼開始部位は，SSVが深部に向かって深く入る手前の水平な部分です。
- 可動マーカーはあくまでも目安ですので，エコーでRFカテーテル先端の位置を最終調整します。
- 先端の位置が確認できない場合は，RFカテーテルのガイドワイヤーポートから生食をフラッシュして，先端から生食が噴出するのをエコーで観察します。
- 温度センサーが30℃以下であることを確認します。
- RFカテーテル先端が深部静脈内にあると，温度センサーは35〜36℃を示します。

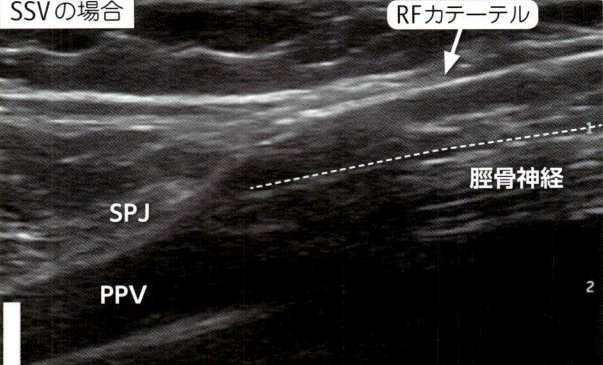

GSVの場合: SEV, 2cm, SFJ, RFカテーテル（浅腹壁静脈の位置とは関係ない）

SSVの場合: SPJ, PPV, RFカテーテル, 脛骨神経

11 焼灼静脈長の確認

- RFカテーテルには，挿入長を確認できるように表面に視認マークが印刷されています（図1）。
- 焼灼開始部位を決定したら，シースをRFカテーテルの最初のマークの位置に合わせます。
- 体外部分のマークの数を数えて，図1の"有効焼灼長"からシースの"皮膚との距離"を引いたものが"焼灼静脈長"になります。

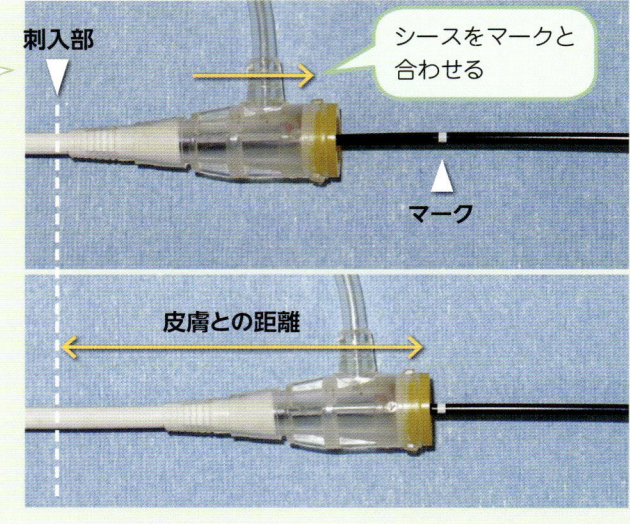

刺入部／シースをマークと合わせる／マーク／皮膚との距離

100cmカテーテル: 先端から100cm, 縞状マーク, 3.5cm, 3本線マーク, ①②③④⑤⑥ 〜 ⑪⑫

60cmカテーテル: 先端から60cm, 縞状マーク, 3.5cm, 3本線マーク, ①②③④⑤⑥

100cmカテーテル	①	②	③	④	⑤	⑥	⑦	⑧	⑨	⑩	⑪	⑫
60cmカテーテル							①	②	③	④	⑤	⑥
有効焼灼長（cm）	92	85.5	79	72.5	66	59.5	53	46.5	40	33.5	27	20.5

図1 マークの位置と焼灼距離　　※有効焼灼長＝先端からの長さ−3.5cm

12　高周波焼灼の開始

- 焼灼を開始する前に，必ず①温度が30℃以下であること，②スタートボタンの位置はどこか（すぐに停止できるように），をチェックします。
- エコーでRFカテーテルを長軸で描出しながら，プローブおよびその遠位側に置いた右手指で焼灼部分を正確に圧迫します。
- 助手に本体あるいはRFカテーテルのスタートボタンを押してもらい，焼灼を開始します。
- 患者が痛みを訴えたら，痛みを我慢させて焼灼を続けてはいけません。
- すぐにスタートボタンをもう一度押して焼灼をいったん中止し，TLA麻酔を追加してから再度焼灼を開始します。
- それでも痛みを訴える場合は，RFカテーテルを数cm引き抜いてから焼灼を再開します。
- 焼灼が終了したら，RFカテーテルを次のマークまで（6.5cm）ゆっくりと引き抜き，再びRFカテーテルをエコーで描出して次の焼灼を開始します。
- "RFカテーテルの引き抜き" ➡ "焼灼" を繰り返します。

13　出力の確認

- RFAの場合，焼灼がうまくいっているかどうかは，本体の出力で判断します。
- 焼灼開始後10秒以内に，出力が20W以下になればOKです。
- 出力が十分に低下しなかった場合は，RFカテーテルと静脈が十分に密着するように，エコーでの描出と圧迫をしっかり行いながらもう一度焼灼を繰り返します。
- あまり神経質になる必要はなく，基本的には焼灼サイクルのプロトコールに則って焼灼を行います。
- 正しく圧迫されていれば，SFJ近傍を除き通常は1回で出力は20W以下になります。

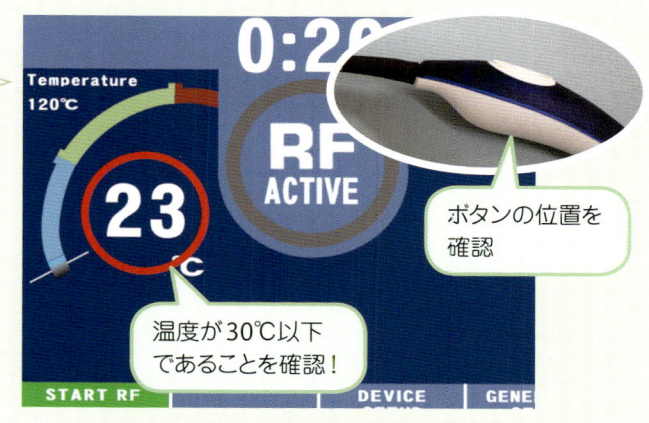

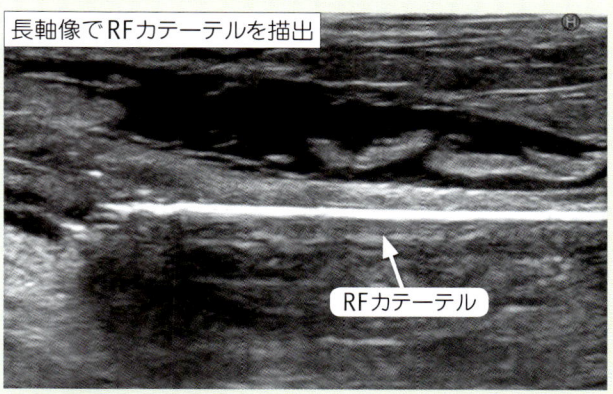

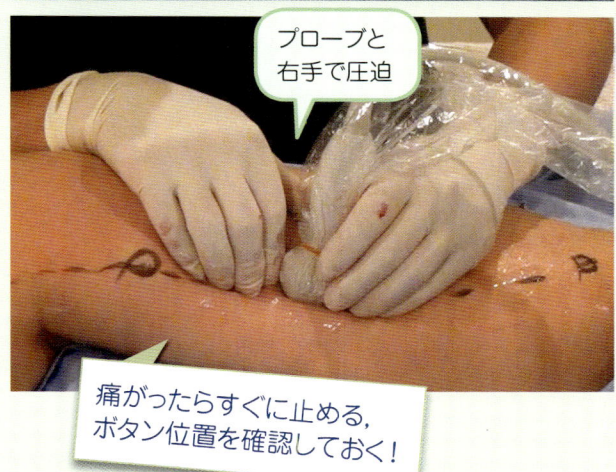

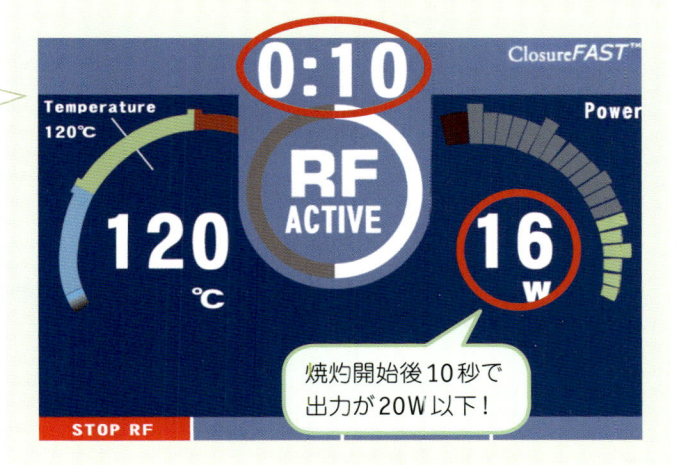

14 焼灼終了

- ▶ RFカテーテルに縞状のマークが現れたら，焼灼コイルがシースのギリギリ外側にまで来ています（11cmシースの場合）（図2）。
- ▶ そこで焼灼を終了してもいいですし，穿刺部付近まで焼灼する場合は，次のような方法でさらに焼灼を継続します。
- ▶ "シース"を縞状のマークが隠れるまで引き抜き，次に，"RFカテーテル"を縞状のマークが現れるまで引き抜いてから，最後の焼灼を行います。
- ▶ 焼灼が終了したらRFカテーテルを引き抜き，必要であれば瘤切除を行います。
- ▶ 術後の処置，圧迫はEVLAと同じです。

通常の焼灼終了
縞状マークまで焼灼
縞状マーク
マーク
縞状マークが隠れるまでシースを抜く
シースを抜く
縞状マークまでRFカテーテルを抜く
RFカテーテルを抜く
焼灼！

15 穿刺部ギリギリまで焼灼したい場合

- ▶ 穿刺部ギリギリまで焼灼したい場合は，"シース"を皮膚から完全に抜去し，"RFカテーテル"を3本線の最終マークまで引き抜いてから焼灼を行います。
- ▶ この方法だと最後の焼灼は皮膚に非常に近いので，皮膚熱傷を避けるために焼灼中にあまり強く圧迫しないようにします。
- ▶ 膝下から穿刺している場合は神経障害を起こす危険があるので，この方法は行いません（最後の焼灼が複数回になるので）。

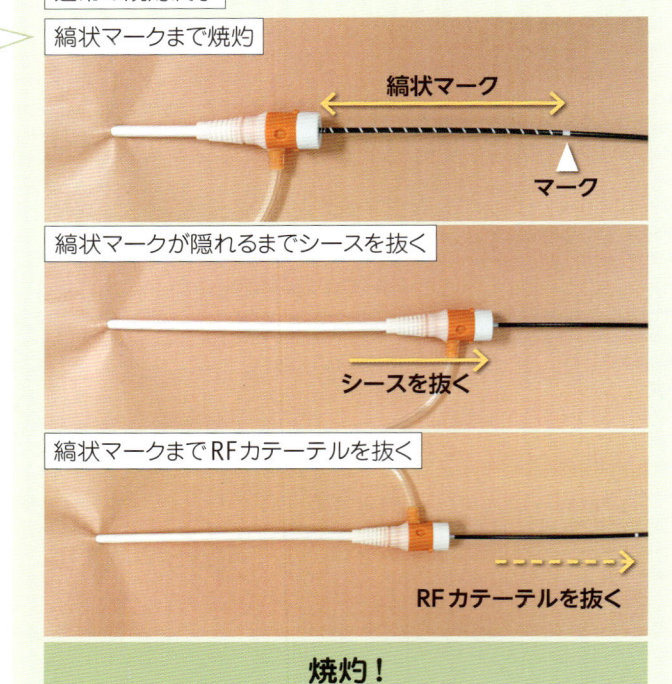

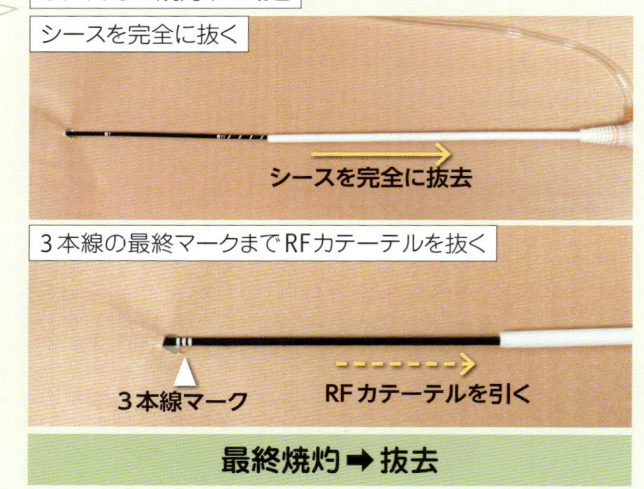

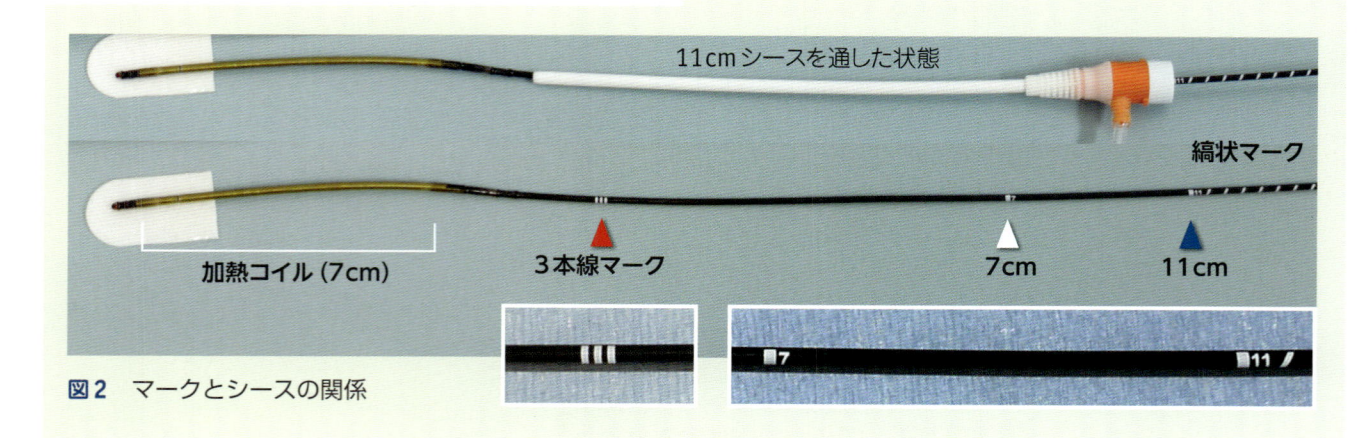

ギリギリまで焼灼する場合
シースを完全に抜く
シースを完全に抜去
3本線の最終マークまでRFカテーテルを抜く
3本線マーク
RFカテーテルを引く
最終焼灼 ➡ 抜去

11cmシースを通した状態
縞状マーク
加熱コイル（7cm）
3本線マーク
7cm
11cm

図2　マークとシースの関係

Textbook of Endovenous Ablation for Varicose Veins

09 この症例をどうする？

第7・8章でEVLA，RFAの実際を紹介しましたが，これはあくまでも典型的な症例の場合であり，臨床では様々な症例に遭遇します。本章では実際に筆者らが経験した症例をもとにして，血管内焼灼術を行う際にどのような点に注意して治療戦略を立てるべきかを紹介します。

1. 大伏在静脈瘤

1) 標準的術式とは？ ▶▶▶ 症例 1 157頁

治療戦略

- 最も一般的な大伏在静脈瘤はSFJから膝下までGSVの弁不全があり，そこから前方の分枝あるいは後方弓状枝が瘤化しているタイプです．
- この場合，膝下の分枝が出る部位でGSVを穿刺し，上行性アプローチでGSVを焼灼します．
- 下腿の分枝は，stab avulsion法で瘤切除します．
- 抗血栓薬を内服していたり下腿の静脈瘤が小さい場合は，手術後3カ月程度，瘤の縮小を待ち，縮小が不十分な場合は硬化療法を行います．

ポイント
- 標準的術式は膝下からエコー下穿刺アプローチで静脈アクセス．
- 下腿の分枝はstab avulsion法で瘤切除する．

2) SFJの瘤状変化 ▶▶▶ 症例 2 3 158，159頁

治療戦略

- GSVが部分的に拡張している瘤状変化に血管内焼灼術を行うと，十分に焼灼されずに血栓性静脈炎を起こしたり，SFJに近い場合はEHITやDVTを起こす場合があります．
- 使用する治療機器，瘤の性状と大きさ，SFJとの距離によって対処法が異なります（**第4章58頁図6参照**）．
- SFJとの距離が十分あり（5mm以上），紡錘状瘤なら最大径25mm以下，囊状瘤なら20mm以下が血管内焼灼術の適応となります．
- 1,470nmレーザーおよびRFAでは，それ以上の径でも適応となる場合があります．
- SFJの瘤状変化が25mm以上ある場合は高位結紮術が必要で，そのまま下行性にファイバー（RFカテーテル）を挿入してGSVを焼灼するか，ストリッピング手術を行います．
- 症例2は最大径25mm以下の紡錘状瘤なので通常通り血管内焼灼術を行い，症例3は最大径が32.5mmの囊状瘤なので，高位結紮後に下行性に血管内焼灼術を行います．

ポイント
- SFJの瘤状変化は瘤の性状（囊状瘤か紡錘状瘤），SFJとの距離，最大径によって適応が決まる．
- 瘤の最大径が25mm以上の場合は高位結紮術を行う．

3) SFJの破格　▶▶▶ 症例 4　160頁

治療戦略

- SFJの破格で最も多いのは，GSVがSFAの外側を回りPFAとの間からFVに合流するタイプです。
- このタイプではSFJは2本の動脈にはさまれて狭くなっており，垂直に近い角度で合流しています。
- そのため，ガイドワイヤー（RFカテーテル）が挿入できなかったり，無理に押し込むとガイドワイヤー（RFカテーテル）が末梢側に入ってしまう場合があります（図1）。
- また，GSVが動脈と接しているので，SFJと距離が開いてもかまわないので，動脈と接しない部分から焼灼を開始します。

ポイント
- SFJの破格はガイドワイヤー（RFカテーテル）が挿入できない場合がある。
- 動脈と接しない部位から焼灼を開始する。

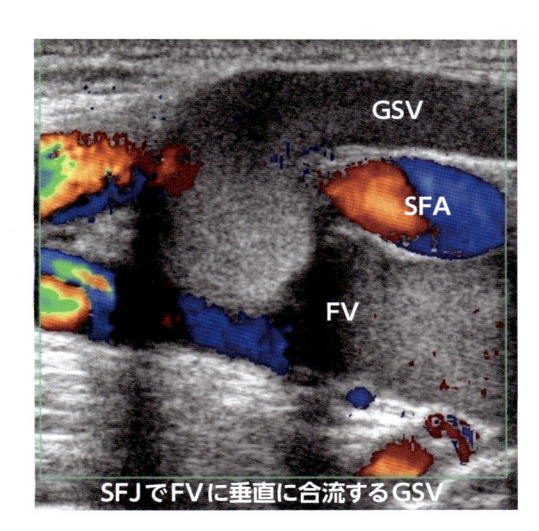

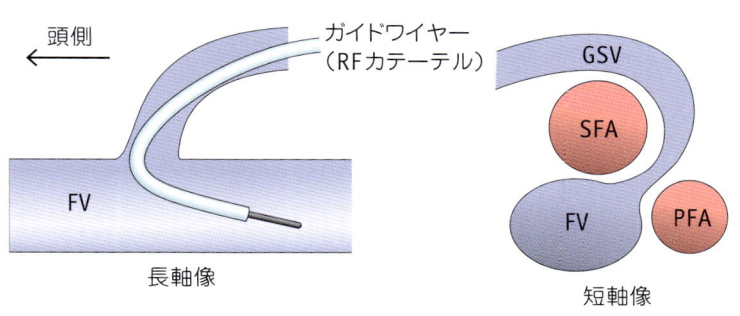

SFJでFVに垂直に合流するGSV

SFJの角度が急峻なので，ガイドワイヤー（RFカテーテル）が末梢側に入ることがある

図1　SFJの破格（合流異常）

4) GSVの重複　▶▶▶ 症例 5　161頁

治療戦略

- GSVが重複している場合，ガイドワイヤー（RFカテーテル）が弁不全のない側を通過して，弁不全のないほうのGSVを焼灼してしまう場合があります。
- 重複する範囲が短ければどちらを焼灼しても問題はありませんが，範囲が長い場合はマーキング時点から気をつけて弁不全のあるほうにガイドワイヤー（RFカテーテル）を誘導します。
- 重複範囲が長く，2本とも弁不全がある場合は，両方を穿刺して焼灼します。

ポイント
- 重複範囲が短ければそのまま通常の血管内焼灼術を行う。
- 重複範囲が長い場合は，ガイドワイヤー（RFカテーテル）を弁不全のあるほうに誘導する。
- 重複範囲が長く，2本とも弁不全がある場合は，両者を焼灼する。

153

5) GSVが浅在化している場合　▶▶▶ 症例 6 162頁

治療戦略

▶ GSVが皮下浅く走行している場合は，TLA麻酔を浸潤し，皮下に1cm以上間隔がとれれば皮膚熱傷はまったく心配する必要はありません（**第6章121頁参照**）。
▶ しかし，GSVに沿って引きつれや，かなり目立つ色素沈着を起こすことがあるので，男女を問わず外見を気にする年代では注意が必要です。
▶ GSVの浅在部は，部分的ストリッピングを選択したほうがきれいに仕上がります。

ポイント
- 皮膚熱傷を恐れる必要はない。
- 若年者では部分的ストリッピングを選択する。

6) GSVの分枝が大腿部で瘤となっている場合　▶▶▶ 症例 7 163頁

治療戦略

▶ GSVの分枝が途中で瘤化して再びGSVに合流している場合，逆流のない部分はエコーで目立ちませんが，多くの場合ガイドワイヤー（RFカテーテル）は全長に挿入できます。
▶ 治療戦略としてはまずGSVの末梢からガイドワイヤー（RFカテーテル）を挿入し，SFJまで通ったら通常通りGSVの焼灼を行います。
▶ ガイドワイヤー（RFカテーテル）がGSVを通過しなかった場合は，再度中枢側でGSVを穿刺して中枢側と末梢側に分けてGSVを焼灼し，大腿部の静脈瘤は別にstab avulsion法で瘤切除を行います。

ポイント
- まずダメもとでガイドワイヤー（RFカテーテル）を末梢から通してみる。
- ダメなら中枢側を穿刺して，GSVを2分割で焼灼する。

7) Dodd穿通枝不全が逆流源の場合　▶▶▶ 症例 8 164頁

治療戦略

▶ Dodd穿通枝不全が逆流源であっても穿通枝結紮は必要ありません。膝下のGSVから通常通り血管内焼灼術を行います。
▶ この場合，SFJに弁不全がなければ，SFJから離れていてもDodd穿通枝を十分通りすぎた位置から焼灼を開始しても構いません。
▶ Dodd穿通枝が非常に太い場合（8〜10mm以上）は，長い留置針で穿通枝を別に穿刺し，穿通枝に血管内焼灼術を行う場合もあります（percutaneous ablation of perforators；PAPs）。

ポイント
- Dodd穿通枝の結紮は必要なく，通常通りの血管内焼灼術を行う。

8) 低位分枝型 ▶▶▶ 症例 9 165頁

治療戦略

- 大伏在静脈瘤で膝周囲にほとんど分枝がなく，弁不全がSFJから足部に達し，くるぶし周辺のみに分枝静脈瘤を認めるタイプは低位分枝型と言います。
- このタイプは高率にうっ滞性皮膚炎を起こすので，積極的に外科治療を考えます。
- 通常は膝周囲で分枝が拡張して静脈瘤になって血液の圧力が逃げるのに，低位分枝型ではすべての静脈圧がくるぶしの分枝静脈瘤にかかるので皮膚炎を起こしやすいと考えられます。
- 弁不全はGSV全長に認めますが，焼灼範囲は伏在神経障害を起こさないように膝下までにとどめ，くるぶし周囲の瘤は脂肪皮膚硬化症がある場合は後日硬化療法を行います。
- 膝下GSVに焼灼を行う場合は，焼灼直前にもう一度TLA麻酔を追加しますが，神経障害を完全に防げるわけではありません。

ポイント
- 低位分枝型大伏在静脈瘤はうっ滞性皮膚炎を起こしやすい。
- GSVの焼灼範囲は膝下までにとどめる。

9) 高位結紮術後再発症例 ▶▶▶ 症例 10 166頁

治療戦略

- 高位結紮術後の再発は血管内焼灼術の非常によい適応です。
- 高位結紮術後の主な再発原因はSFJの分枝，陰部静脈瘤，Dodd穿通枝不全ですが，再発原因にかかわらず，末梢側からアプローチしてガイドワイヤー（RFカテーテル）をGSVに挿入します。
- 術前エコーで一見ガイドワイヤー（RFカテーテル）が通過しそうにみえても，実際には通過しないこともありますが，SFJまで挿入する必要はありません。
- ガイドワイヤー（RFカテーテル）が挿入できた部位から末梢側を焼灼します。
- GSVを焼灼・閉鎖してしまえば，再発の原因となった逆流源は逆流が消失するか，径が減少し，特に治療を追加しなくても遠位側に逆流が流れ込む先がなければ再発しません。
- ガイドワイヤー（RFカテーテル）がSFJを通過したら通常通りGSVを焼灼します。

ポイント
- 高位結紮術後の再発は血管内焼灼術のよい適応である。
- ガイドワイヤー（RFカテーテル）が挿入できた部位から焼灼を開始する。

10) 血栓性静脈炎を合併している場合　▶▶▶症例 11 12 167, 168頁

治療戦略
- ▶血栓性静脈炎を合併している場合は背景因子として血栓性素因を持つ場合があるので，術前にプロテインS，C欠損症や抗リン脂質抗体などの血栓性素因の有無を必ずチェックします。
- ▶また，血栓性静脈炎の部位は炎症性癒着のため瘤切除が難しく，GSV内の場合はガイドワイヤー（RFカテーテル）が通過しない場合があるので注意が必要です。
- ▶手術の時期に関しては，血栓性静脈炎後は経過観察のみで瘤が縮小する場合があるので，筆者らは半年以上は経過観察してから手術適応を決定しています。

ポイント
- 術前に血栓性素因を必ずチェックする。
- 手術は急がない，血栓性静脈炎発症後半年以上は経過観察してから適応を決定する。

11) GSVが太い場合　▶▶▶症例 13 169頁

治療戦略
- ▶ガイドラインでは平均的なGSV径が10mmまでを推奨していますが，それ以上太くても血管内焼灼術を行うことはできます。
- ▶GSVが太いと静脈が十分に焼灼できずに再疎通を起こしたり，術後の違和感や疼痛を起こす可能性が高くなります。
- ▶980nmレーザーで違和感や痛みがなく治療できるのは平均的なGSV径で9mmまでなので，それ以上太い場合はストリッピング手術を選択します。
- ▶ただし，抗凝固療法継続中の場合などで，メリットがデメリットを上回ると考えられる場合は，980nmレーザーでも血管内焼灼術の適応とします。
- ▶1,470nmレーザーおよびClosureFAST™カテーテルでは，GSVが10mm以上でも痛みや再疎通を起こさずに血管内焼灼術を行うことができます。

ポイント
- 980nmレーザーで安定して治療可能なのは平均GSV径9mmまで。
- それ以上の場合は，1,470nmレーザーあるいはClosureFAST™カテーテルを使用するか，ストリッピング手術を行う。

1) 標準的術式とは？

症例 1　70歳，女性

- 肉眼所見：下腿に静脈瘤を認めるが，皮膚炎は認められない。
- CEAP分類：C2
- エコー所見：左GSV不全，径は6.3×6.1mm。GSVはSFJから膝下まで弁不全を認める。

> **エコー所見について**
> - R（−）：逆流なし
> - ■部分は：逆流あり
> - ☆：連続した静脈
> - 図中の単位はmm
> 上記は以下すべて同じ。

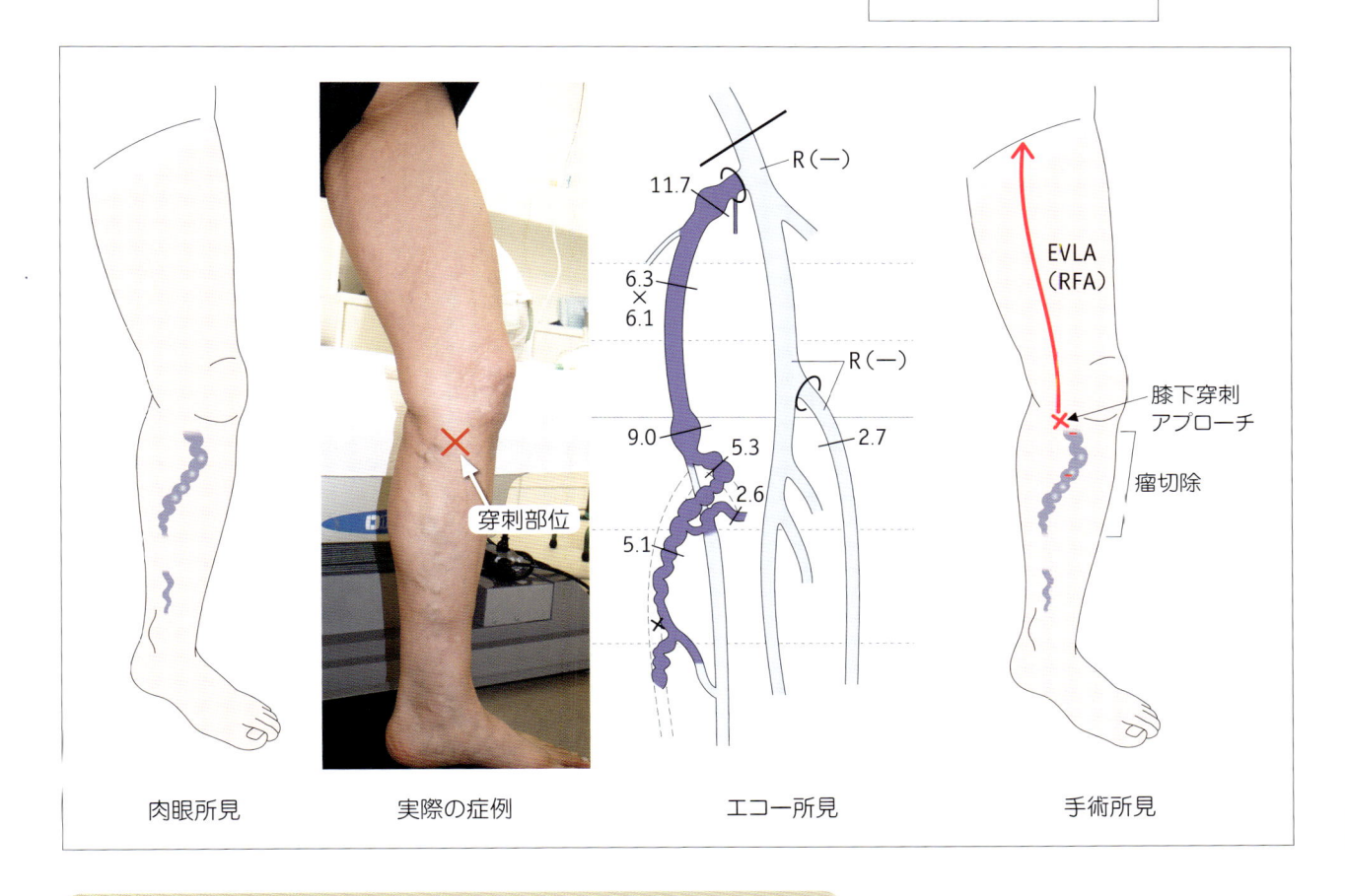

肉眼所見　　実際の症例　　エコー所見　　手術所見

手術所見

▶ 膝下でGSVを穿刺し，上行性にファイバー（RFカテーテル）を挿入してGSVを焼灼した。

▶ 下腿の静脈瘤はstab avulsion法で瘤切除を行った。手術時間30分。

2) SFJの瘤状変化

症例 2　58歳，女性

肉眼所見　下腿に静脈瘤および軽度の皮膚炎を認める。
CEAP分類　C2（皮膚炎はごく軽度のため）
エコー所見　左GSV不全，径は6.3×6.2mm。SFJ近くに最大径24.5mmの紡錘状瘤を認める。

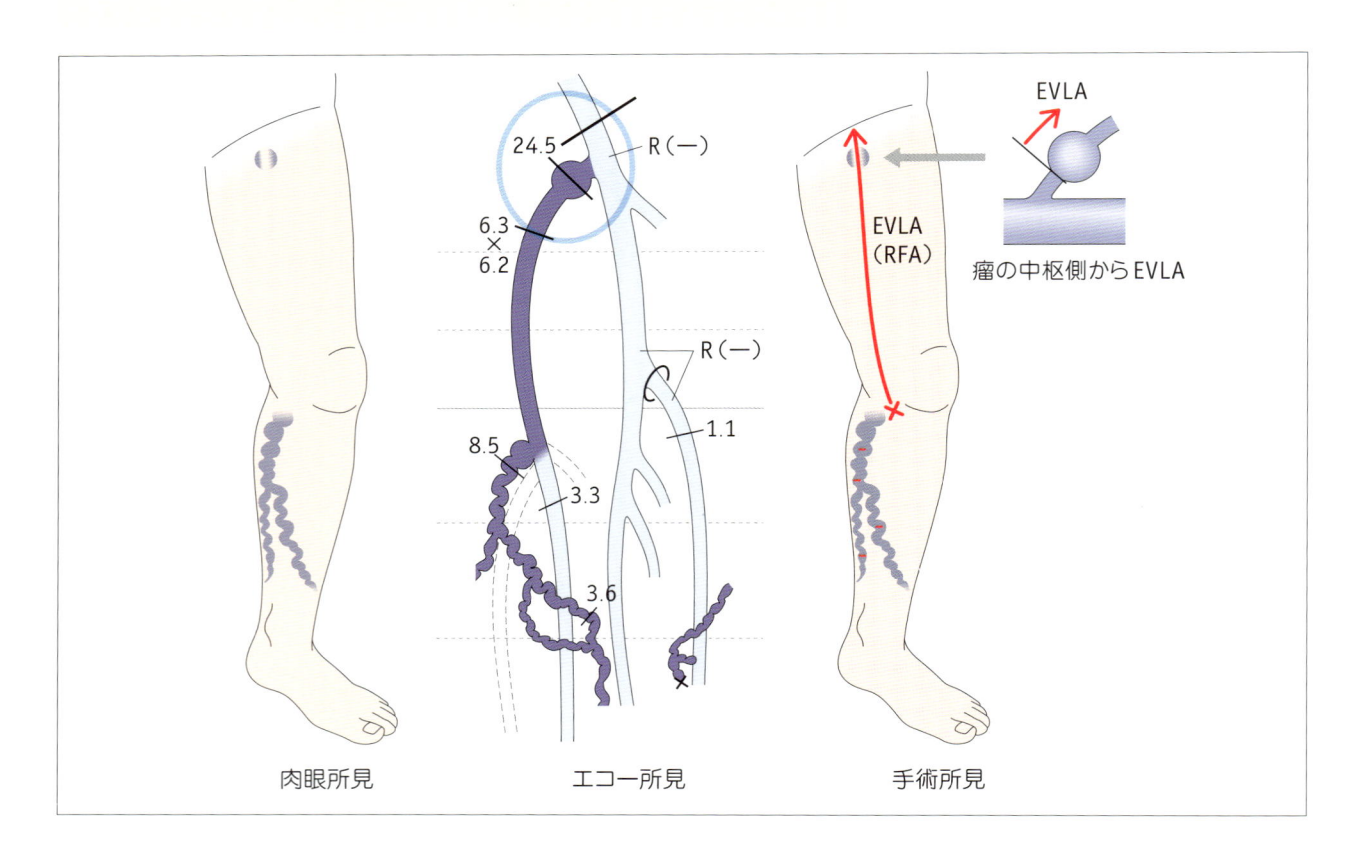

肉眼所見　　　エコー所見　　　手術所見

手術所見

- 膝下でGSVを穿刺し，上行性にファイバー（RFカテーテル）を挿入，瘤の中枢側から焼灼を行った。
- 下腿の静脈瘤はstab avulsion法で瘤切除を行った。手術時間36分。

2) SFJの瘤状変化

症例 3　53歳，女性

- 肉眼所見　下腿に静脈瘤を認める。
- CEAP分類　C2
- エコー所見　右GSV不全，径は7.6×6.6mm。
  SFJ近くに最大径32.5mmの嚢状瘤を認める。

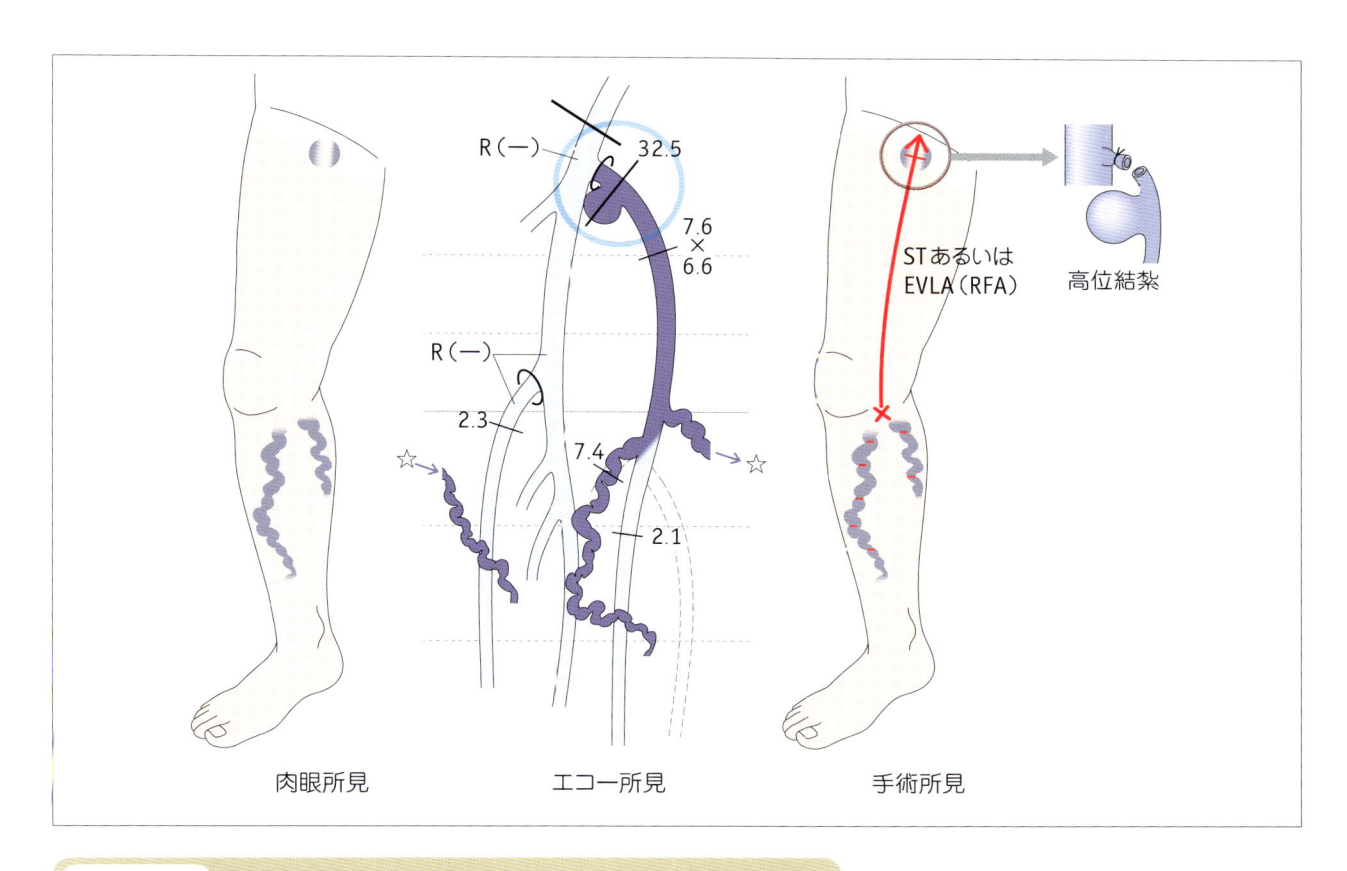

| 肉眼所見 | エコー所見 | 手術所見 |

手術所見

▶ 高位結紮後に，鼠径部のGSV断端から下行性にファイバー（RFカテーテル）を挿入してGSVを焼灼した。

▶ 下腿の静脈瘤はstab avulsion法で瘤切除を行った。手術時間46分。

09　この症例をどうする？

159

3) SFJの破格

症例 4

- 54歳，女性
- 肉眼所見　下腿および大腿部に静脈瘤を認める。
- CEAP分類　C2
- エコー所見　左GSV不全，径は6.3×5.6mm。
  SFJ近くに最大径8.9mmの紡錘状瘤および
  SFJに破格（合流異常）を認める。

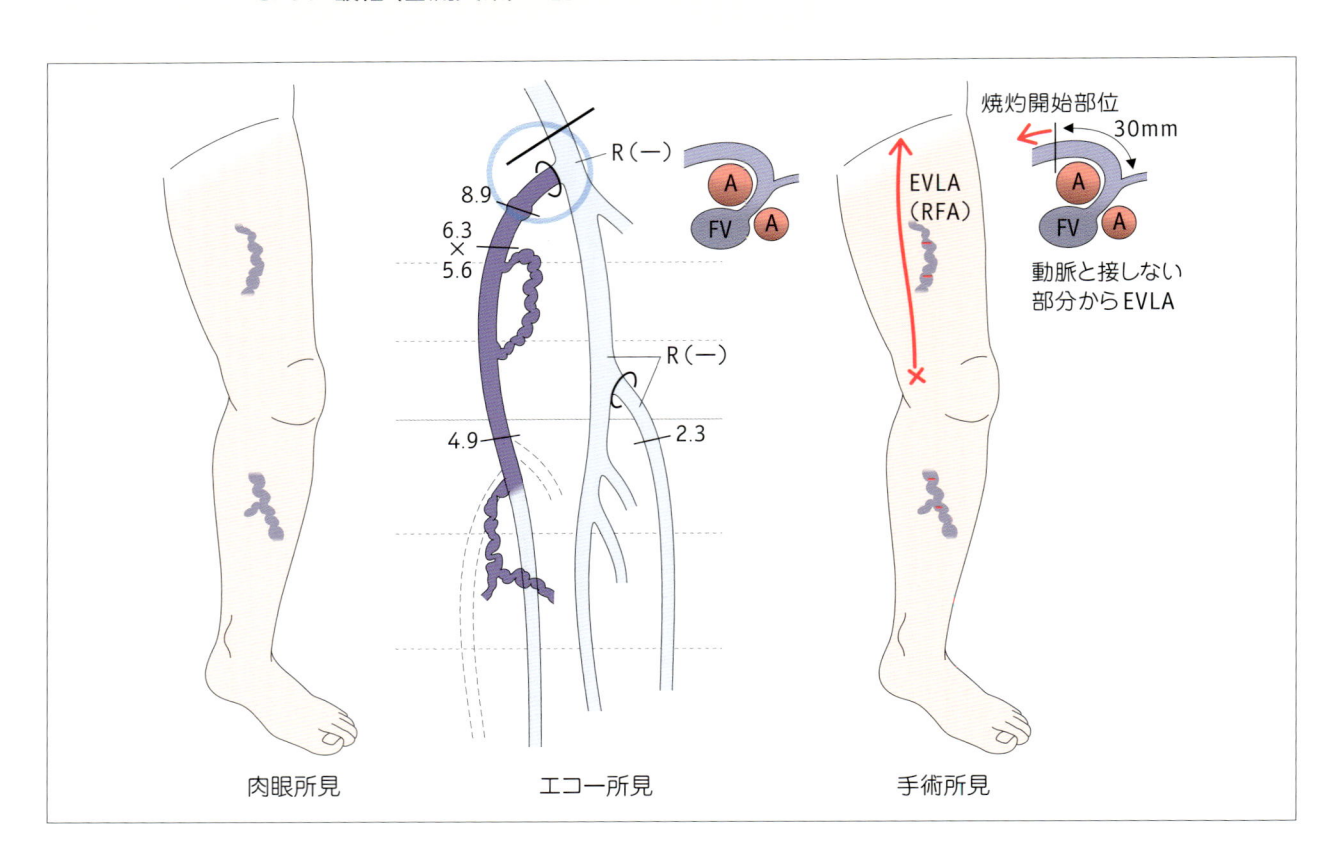

肉眼所見　　　エコー所見　　　手術所見

手術所見

▶ 膝上でGSVを穿刺し，上行性にガイドワイヤー（RFカテーテル）を挿入したが，SFJで挿入困難であった。

▶ SFJ手前までファイバー（RFカテーテル）を挿入し，SFAとGSVが接しないSFJより約30mm離れた部位より焼灼を行った。

▶ 大腿部および下腿の静脈瘤に対してはstab avulsion法で瘤切除を行った。手術時間42分。

4) GSVの重複

症例 5　58歳，男性

肉眼所見　下腿に大きな静脈瘤および浮腫，色素沈着を認める。

CEAP分類　C4a

エコー所見　左GSV不全，径は9.2×8.4mm。
大腿部でGSV全長にわたって重複GSVを認めるが，重複GSVには弁不全を認めなかった。

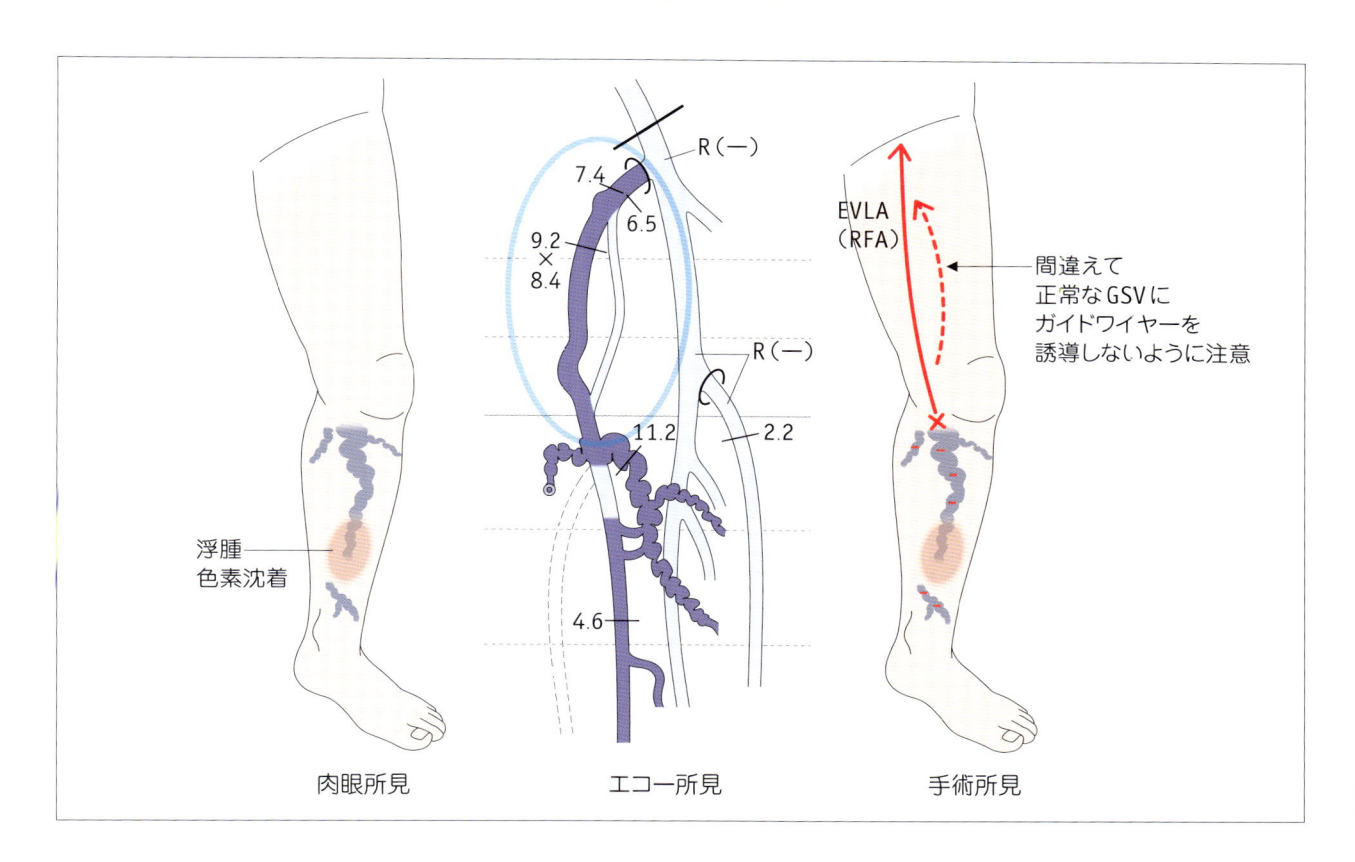

手術所見

▶膝下で弁不全のあるGSVを穿刺し，上行性にガイドワイヤー（RFカテーテル）を挿入してGSVを焼灼した。

▶下腿の静脈瘤はstab avulsion法で瘤切除を行った。手術時間38分。

5) GSVが浅在化している場合

症例 6　24歳，女性

肉眼所見　大腿部中央部からGSVが浅在化し，下腿に静脈瘤を認める。

CEAP分類　C2

エコー所見　左GSV不全，径は8.1×7.8mm。
GSVは大腿部中央で浅在化してそのまま下腿の分枝静脈瘤となっている。

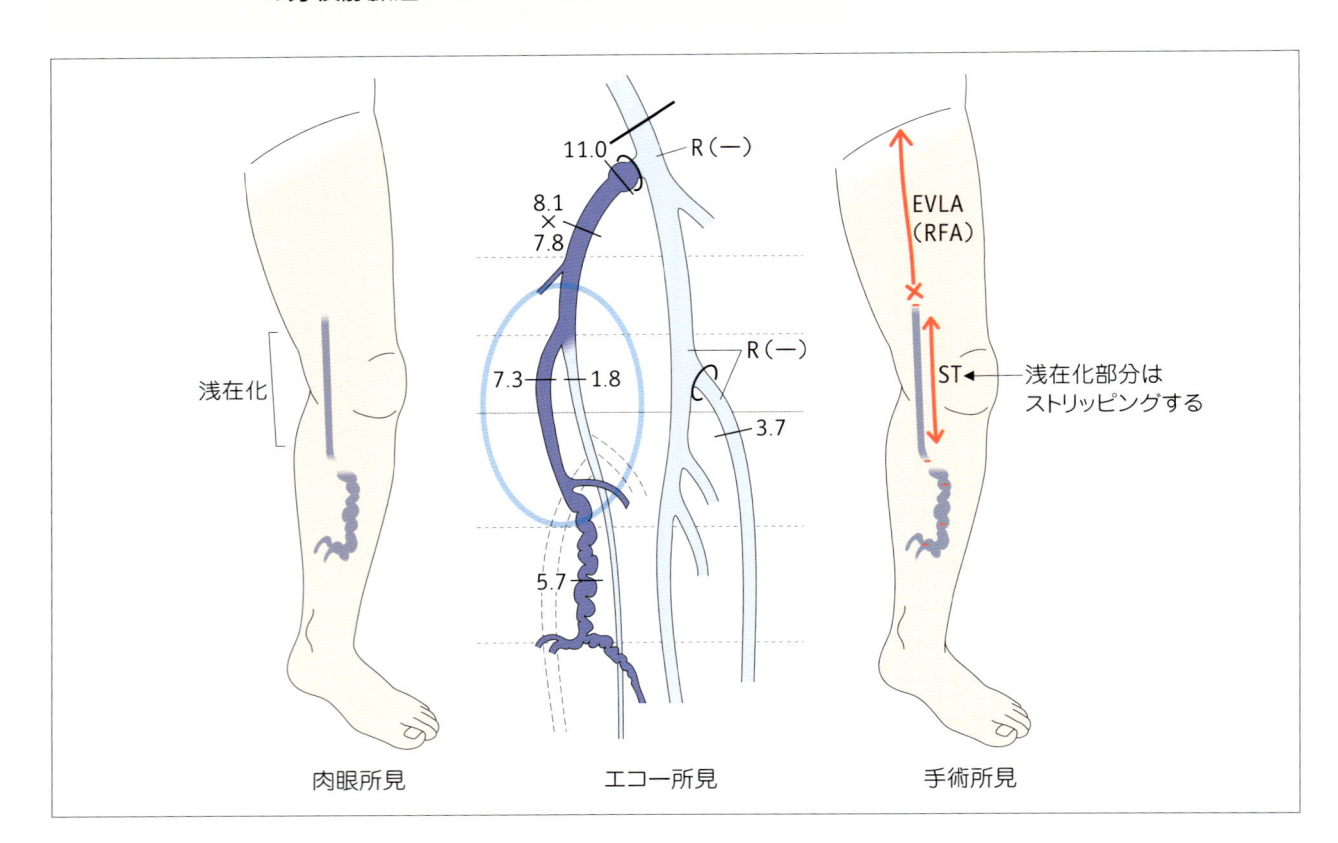

肉眼所見　　エコー所見　　手術所見

手術所見

▶ 大腿部中央でGSVを穿刺し，上行性にガイドワイヤー（RFカテーテル）を挿入し，GSVを焼灼後，浅在化GSVを部分ストリッピングした。

▶ 下腿の静脈瘤はstab avulsion法で瘤切除を行った。手術時間32分。

6) GSVの分枝が大腿部で瘤となっている場合

症例 7　58歳，女性

肉眼所見　大腿部から下腿にかけて静脈瘤を認める。

CEAP分類　C2

エコー所見　左GSV不全，径は7.0×6.3mm。
　　　　　　GSVの弁不全は大腿部上部でいったんなくなり，そこから分枝が瘤化し末梢でGSVと再び合流して足首までGSVの弁不全を認める。

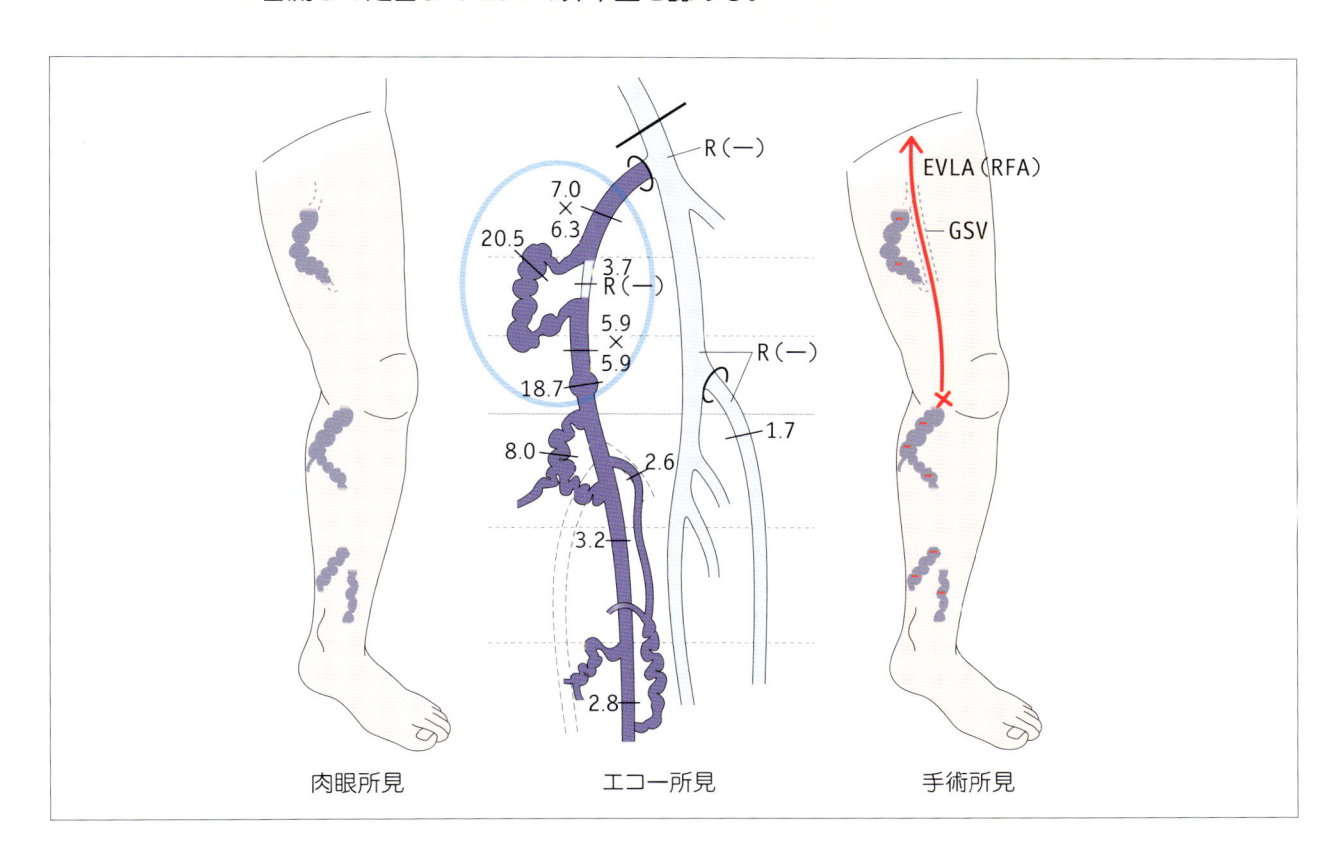

肉眼所見　　　　　エコー所見　　　　　手術所見

手術所見

▶ 膝上でGSVを穿刺し，上行性にガイドワイヤー（RFカテーテル）を挿入したところ，SFJを通過させることができたため，SFJより膝上までGSVを焼灼した。

▶ 大腿部および下腿の静脈瘤はstab avulsion法で瘤切除を行った。手術時間47分。

7) Dodd穿通枝不全が逆流源の場合

症例 8　69歳，女性

肉眼所見　下腿に静脈瘤および湿疹タイプのうっ滞性皮膚炎を認める。

CEAP分類　C4a

エコー所見　右GSV不全，径は中枢側3.4mm，遠位側6.6×6.4mm。
GSVの弁不全はDodd穿通枝から始まっており，中枢側のGSVには弁不全は認めなかった。
右SSV不全，径は3.3mm。

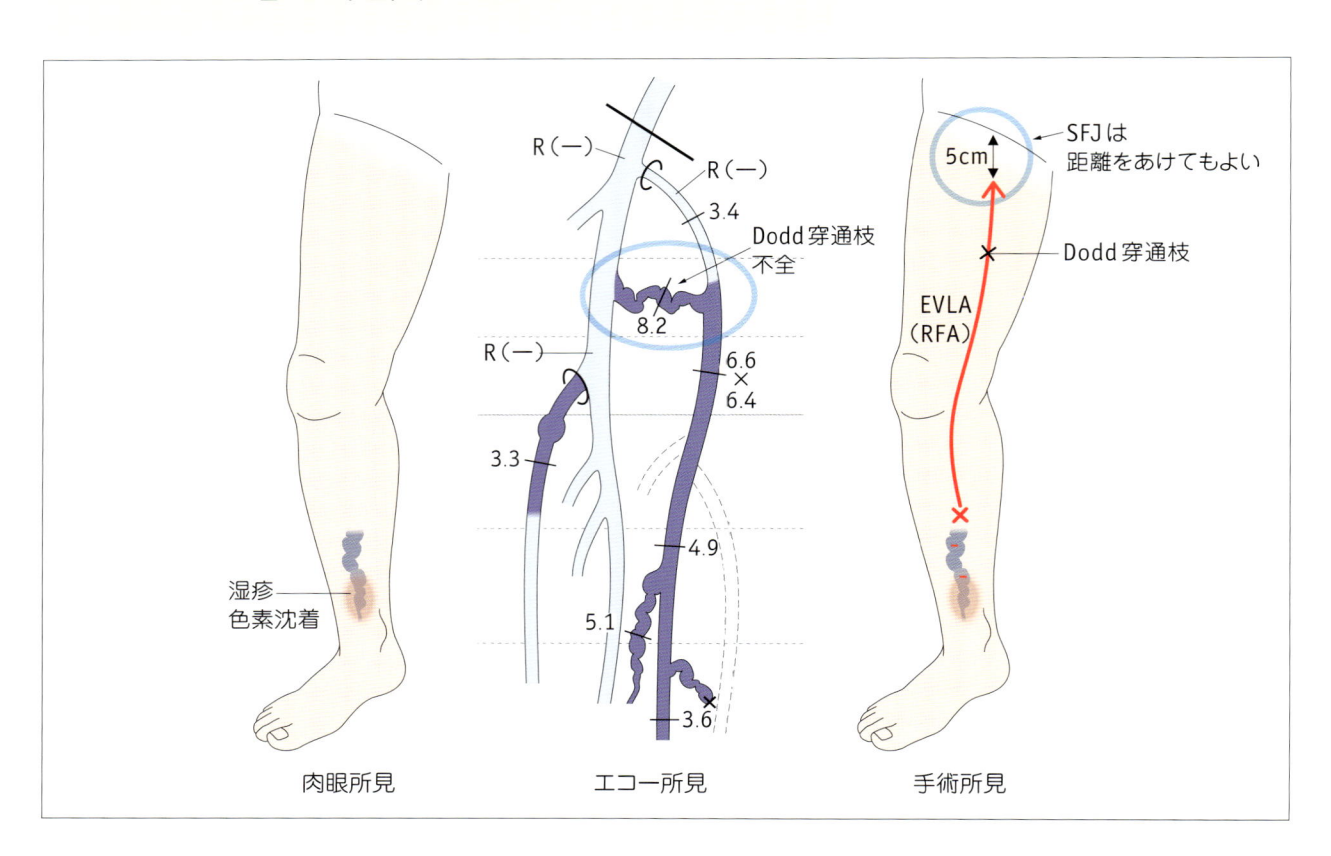

肉眼所見　エコー所見　手術所見

手術所見

▶ 下腿中央部でGSVを穿刺，上行性にファイバー（RFカテーテル）を挿入，SFJの遠位側5cmから焼灼を行った。

▶ 下腿の静脈瘤はstab avulsion法で瘤切除を行った。手術時間27分。

8) 低位分枝型

症例 9　56歳，女性

肉眼所見　くるぶし上部に瘤および色素沈着を伴った脂肪皮膚硬化症を認める。

CEAP分類　C4b

エコー所見　左GSV不全，径は5.8×5.7mm。
GSVの弁不全はSFJから足部まで全長にわたっている。
膝の周囲に側枝静脈瘤は認めず，くるぶしの周辺に側枝瘤を認める。

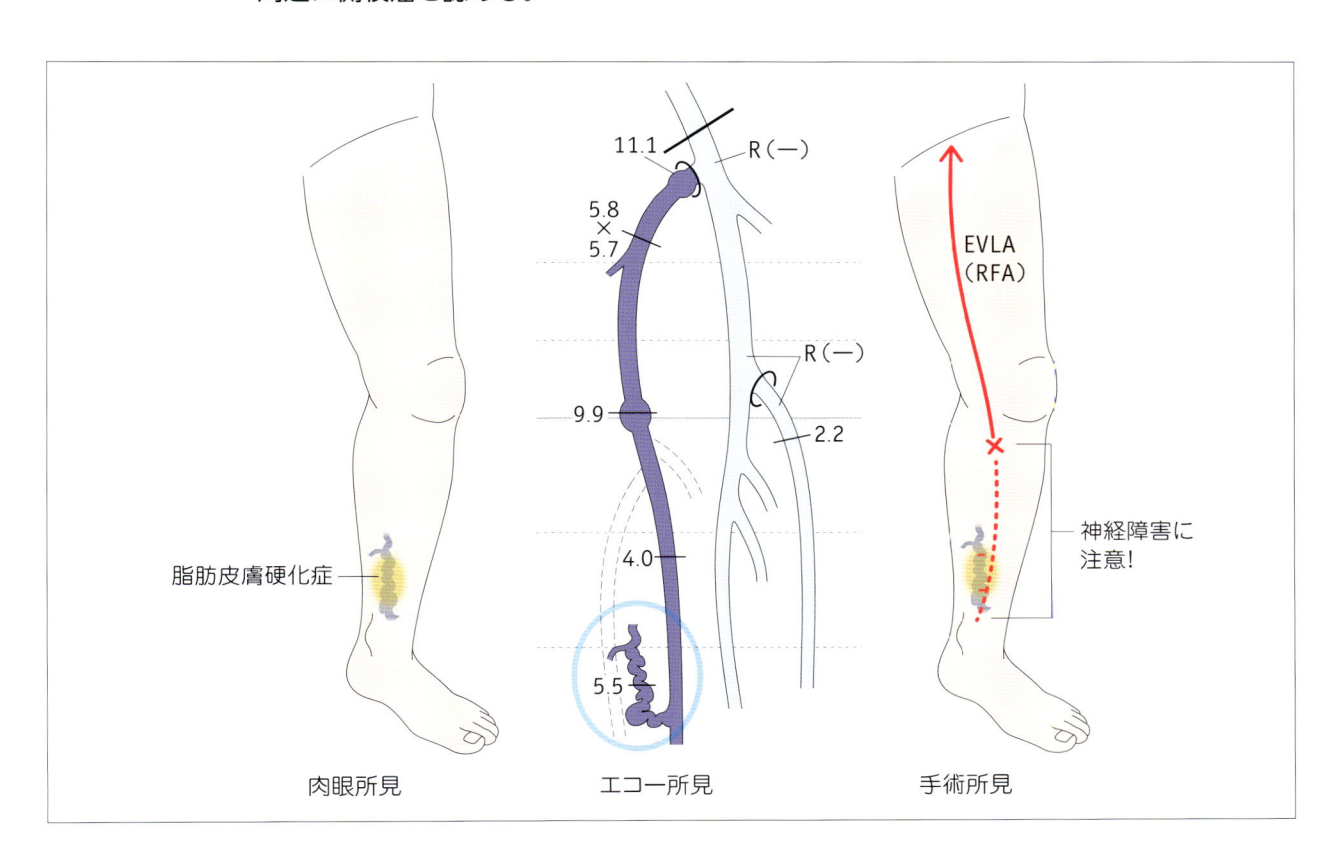

手術所見

▶ 膝下でGSVを穿刺し，上行性にファイバー（RFカテーテル）を挿入，GSVを焼灼した。

▶ くるぶし上部の静脈瘤は瘤切除を行わず，後日硬化療法とした。手術時間23分。

9) 高位結紮術後再発症例

症例 10　66歳，女性

肉眼所見　くるぶし上部に潰瘍瘢痕と色素沈着を伴った脂肪皮膚硬化症を認める。
鼠径部および膝上部に以前の高位結紮術の手術痕を認める。

CEAP分類　C5

エコー所見　左GSV不全，径は5.8×5.6mm。
GSVの弁不全はSFJから足部までほぼ全長にわたっている。
SFJは細い側副血行を認め，高位結紮術後再発の所見。
陰部静脈瘤およびDodd穿通枝不全を認める。

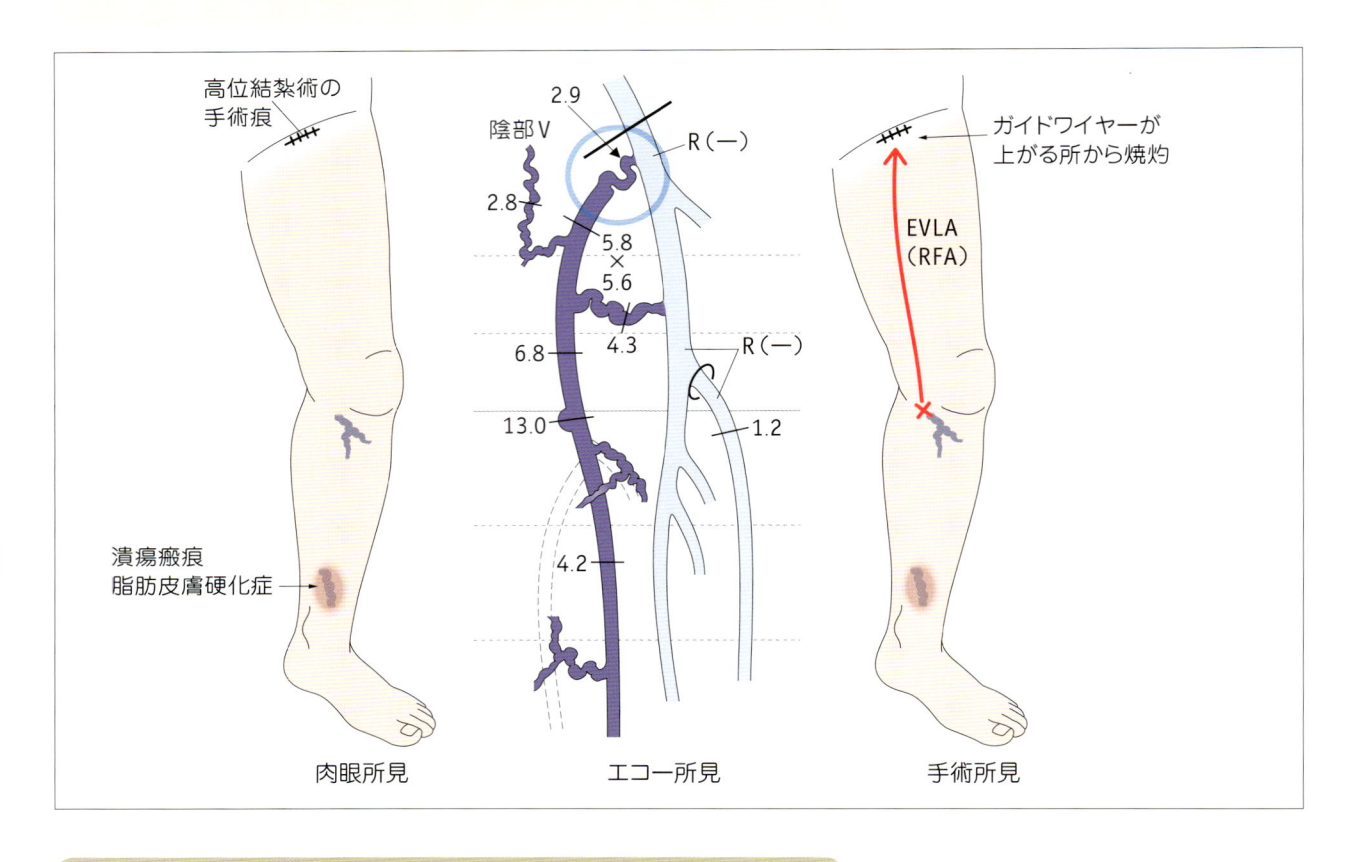

手術所見

▶ 膝下でGSVを穿刺し，上行性にファイバー（RFカテーテル）を挿入し，GSVを焼灼した。

▶ 下腿は脂肪皮膚硬化症を認めたため瘤切除を行わなかった。手術時間20分。

10）血栓性静脈炎を合併している場合

症例 11　53歳，女性

肉眼所見　下腿に静脈瘤と色素沈着を伴った血栓性静脈炎後の変化を認める。

CEAP分類　C4a

エコー所見　左GSV不全，径は8.0×7.9mm。
GSVの弁不全はSFJから膝下まで，膝下から分枝静脈瘤を認める。分枝内には血栓を認める。

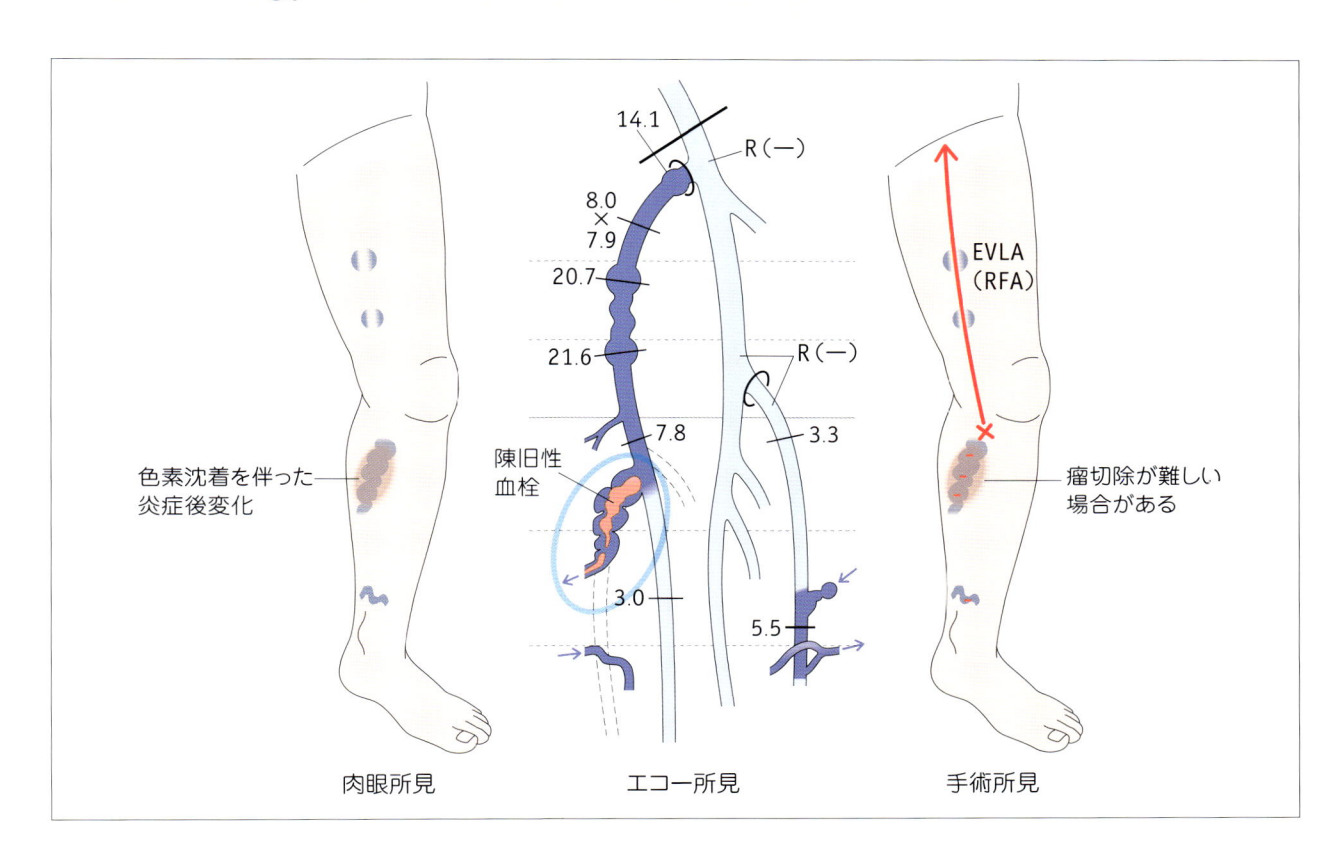

手術所見

- 膝下でGSVを穿刺し，上行性にファイバー（RFカテーテル）を挿入，GSVを焼灼した。
- 下腿は瘤切除を行ったが炎症性癒着のため難渋した。手術時間47分。

10) 血栓性静脈炎を合併している場合

症例 12　70歳，女性

肉眼所見　下腿に静脈瘤と湿疹タイプのうっ滞性皮膚炎を認める。

CEAP分類　C4a

エコー所見　左GSV不全，径は7.5×7.3mm。
GSVの弁不全はSFJから足部までほぼ全長にわたっている。
大腿中央部から膝下にかけてGSV本幹内に血栓を認める。

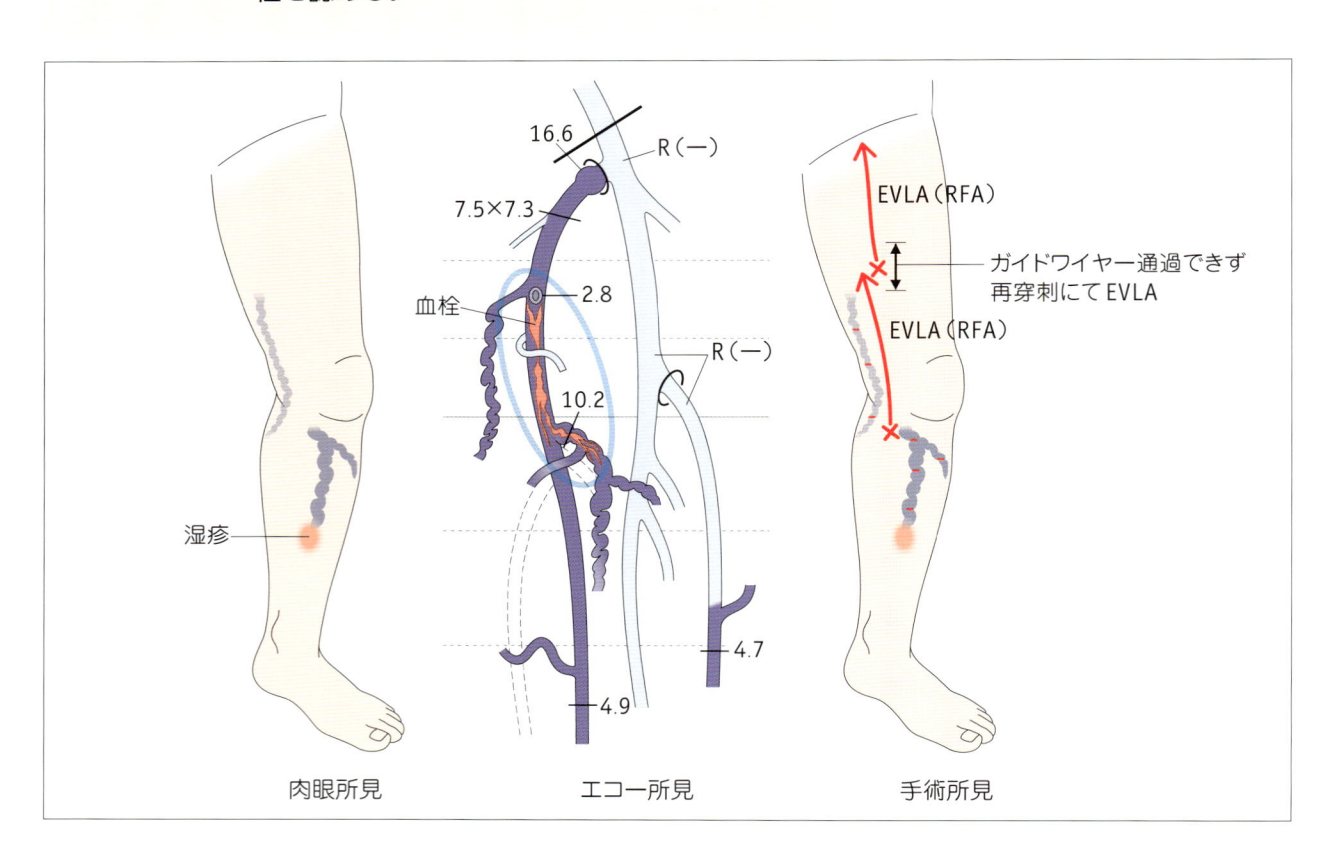

手術所見

▶ 下腿中央部でGSVを穿刺し，上行性にGSVにガイドワイヤー（RFカテーテル）を挿入したが，GSVは大腿中央部で血栓性閉塞しており通過しなかった。

▶ 中枢側から再穿刺を行い，中枢側と遠位側を別々に血管内焼灼した。

▶ 下腿の静脈瘤はstab avulsion法にて瘤切除を行った。手術時間50分。

11） GSVが太い場合

症例 13

- 50歳，女性
- **肉眼所見** 下腿に静脈瘤を認める。
- **CEAP分類** C2
- **エコー所見** 右GSV不全，径は11.2×11.1mm。GSVの弁不全はSFJから足部までほぼ全長にわたっている。膝下から分枝静脈瘤を認める。

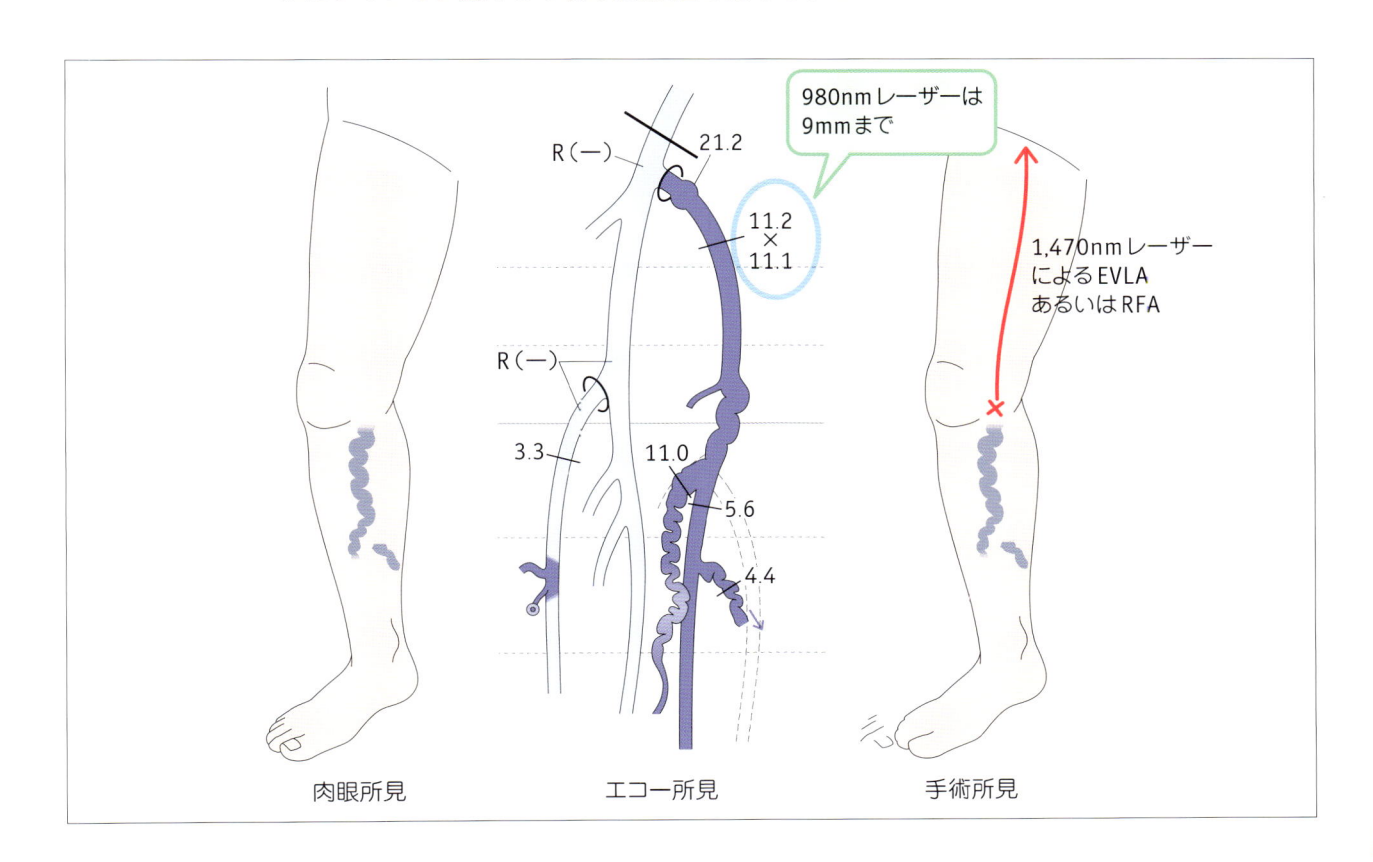

図中ラベル：
- R（-） 21.2
- 980nmレーザーは9mmまで
- 11.2×11.1
- R（-） 3.3
- 11.0
- 5.6
- 4.4
- 1,470nmレーザーによるEVLAあるいはRFA
- 肉眼所見　エコー所見　手術所見

手術所見

▶ 膝下でGSVを穿刺し，上行性にシースを挿入して波長1,470nmレーザーとradial 2ring fiberでGSVをレーザー焼灼した。

▶ 抗凝固療法継続中であったため下腿の瘤切除は行わなかった。手術時間18分。

2. 小伏在静脈瘤

1) 標準的術式とは？　▶▶▶症例 1 173頁

治療戦略

- 小伏在静脈瘤は大伏在静脈瘤と異なり，瘤状変化は少なく重複やASVの関与もありません。
- SSVの逆流が終わる部位で，腓腹神経が接していない場所を穿刺して血管内焼灼術を行います。
- 注意を要するのはSPJの周辺で，破格が多く脛骨神経が近くを走行しています。
- 通常，SSVは脛骨神経と内側腓腹皮神経の間をかすめるようにして膝窩静脈に合流します（**第6章120頁図18参照**）。
- また，SSVが頭側に伸びている場合，坐骨神経や総腓骨神経と接しているので下垂足を起こす危険性があります。
- したがって，神経をエコーでよく観察して，SSVの周囲にTLA麻酔を十分に浸潤するか，神経と離れた部位からレーザー照射を開始する必要があります。

> **ポイント**
> - 小伏在静脈瘤では脛骨神経と腓腹神経の走行をエコーで観察する。
> - 脛骨神経と接する部位より遠位側から焼灼を開始する。

2) SPJの破格　▶▶▶症例 2 174頁

治療戦略

- SPJはSFJに比べ破格が多く，SSVが膝窩部より高位で膝窩静脈に合流したり，腓腹筋静脈と合流してから膝窩静脈に合流する場合などがあります。
- TLA麻酔を行うと解剖がわかりにくくなってしまうので，術前にエコーで合流形態をよく観察して，SPJの位置を正確にマーキングしておく必要があります。
- SPJの手前で腓腹筋静脈が合流している場合はその遠位側から焼灼を開始しますが，筋静脈が閉塞しても問題ないので，あまり神経質になる必要はありません（**図2**）。

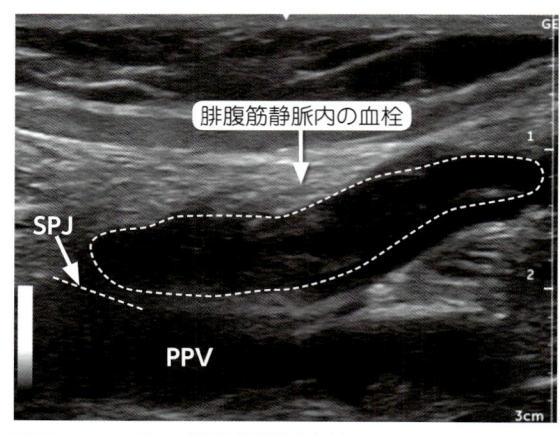

図2　EVLA後の腓腹筋静脈血栓
腓腹筋静脈合流部より末梢から焼灼を行ったが，術後1日目のエコーでは腓腹筋静脈は血栓性閉塞していた。保存的に観察し，血栓は消失した。

> **ポイント**
> - 小伏在静脈瘤ではSPJの形態を術前にエコーでよく観察する。
> - 術前にエコーで焼灼開始点を正確にマーキングする。

3) PPVの重複 ▸▸▸ 症例 3 175頁

治療戦略
- PPVが重複している場合は，エコーでよく観察しないとSPJの位置を間違える場合があります。
- TLA麻酔を行うといっそうわかりにくくなるので，術前エコーの際にSPJの高さを正確にマーキングしておき，術中はそれを目印にして焼灼開始地点を決定します。

ポイント
- PPVが重複している場合があることを念頭に置く。
- 術前エコーの際にSPJの高さを正確にマーキングする。

4) SPJの瘤状変化 ▸▸▸ 症例 4 176頁

治療戦略
- SPJの瘤状変化は，焼灼術後にEHIT（PASTE）やDVTを起こすことがあるので注意が必要です。
- SPJの瘤状変化の場合，高位結紮術を行うかどうかは単純に大きさだけでは決められず，現時点ではあくまで個々の症例で経験的に判断していくしかありません。

ポイント
- SPJの瘤状変化は血管内焼灼後にEHIT（PASTE）・DVTを起こしやすい。
- SPJの瘤状変化は大きさのみでなく，瘤の性状も含めて総合的に適応を決定する。

5) SPJの強い蛇行 ▸▸▸ 症例 5 177頁

治療戦略
- SPJに強い蛇行を認める場合，ガイドワイヤーが通過しないだけでなく，術後に血栓を形成してPPVに伸展する場合があります。
- SPJの蛇行が強い場合は無理をしないでストリッピング術にするか，高位結紮アプローチで血管内焼灼術を行います。

ポイント
- SPJの蛇行が強い場合は無理をしないでストリッピング手術を行う。

6) Giacomini静脈による小伏在静脈瘤 ▶▶▶ 症例 6 178頁

治療戦略

- "Giacomini静脈"とは，GSVとSSVをつなぐ交通枝です。
- SSVがSPJを越えて頭側に伸び，GSVと合流しない場合は"thigh extension of the SSV"と呼ばれます。
- 逆流源がSFJであり，Giacomini静脈を介してSSVの弁不全を起こしている場合は，SFJからGiacomini静脈とSSVをすべて焼灼します。
- 筆者らは，まず仰臥位でSFJの焼灼を行い，その後，腹臥位としてSSVの焼灼を行います。
- SSVが頭側に伸びる"thigh extension of the SSV"の場合は，総腓骨神経障害の危険性があるので注意が必要です。

ポイント
- 小伏在静脈瘤はGiacomini静脈を介してSFJから逆流が生じている場合がある。
- 治療は逆流源であるSFJから治療をしなければならない。

1）標準的術式とは？

症例 1

60歳，女性

肉眼所見 腓腹部に静脈瘤を認める。
CEAP分類 C2
エコー所見 左SSV不全，径は6.6×5.9mm。
SSVの弁不全は腓腹部中央部まで，腓腹部中央から分枝静脈瘤を認める。

エコー所見について
- R（−）：逆流なし
- ■部分は：逆流あり
- ☆：連続した静脈
- 図中の単位はmm

上記は以下すべて同じ。

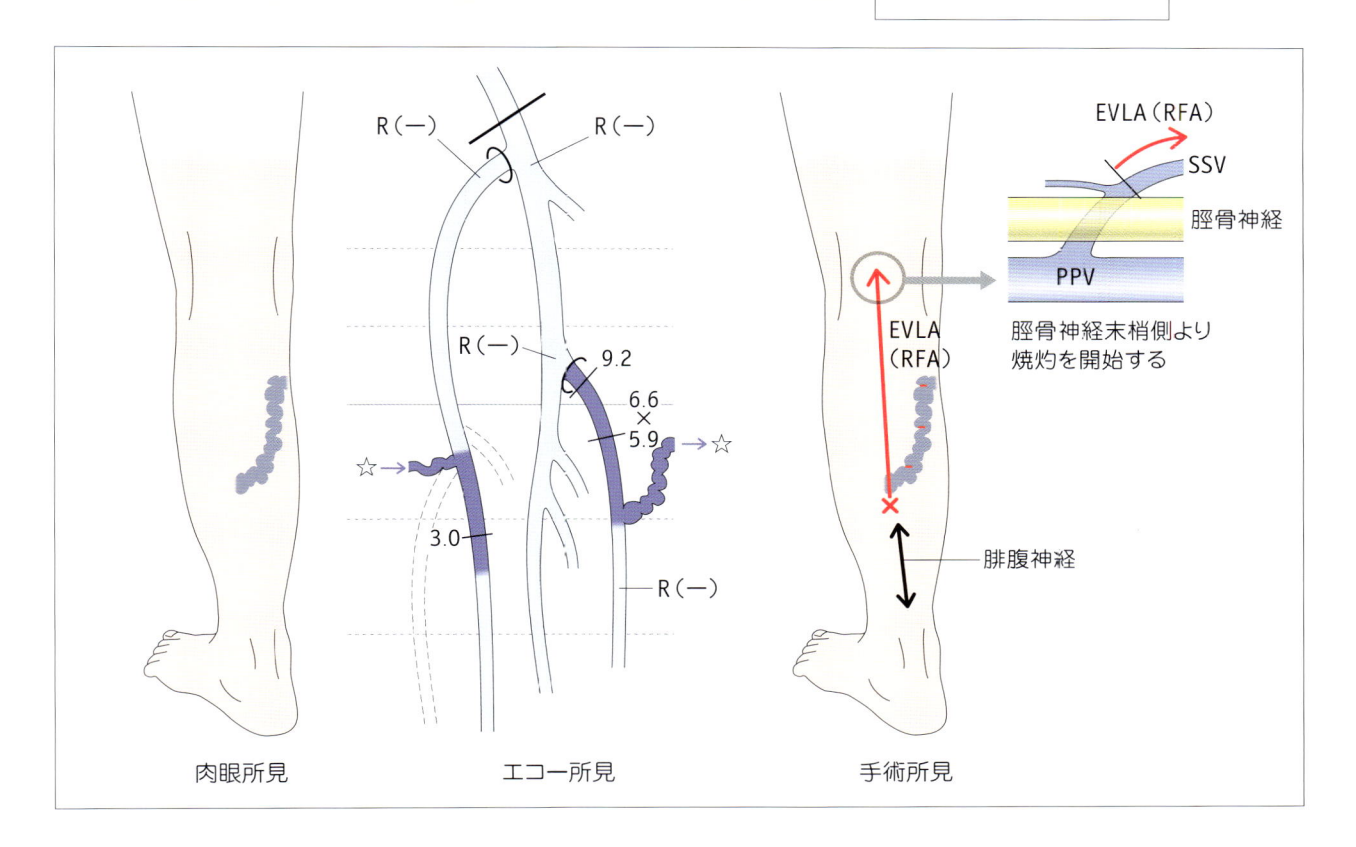

肉眼所見　　　エコー所見　　　手術所見

手術所見

▶腓腹部中央でSSVを穿刺し，上行性にファイバー（RFカテーテル）を挿入，脛骨神経と接しない部分から焼灼を行った。

▶腓腹部の瘤はstab avulsion法にて瘤切除を行った。手術時間22分。

2) SPJの破格

症例 2 46歳，女性

肉眼所見　腓腹部に静脈瘤を認める。
CEAP分類　C2
エコー所見　右SSV不全，径は5.9×5.0mm。
　　　　　　SSVの弁不全は腓腹部中央部まで，腓腹部中央から分枝静脈瘤を認める。
　　　　　　SSVは腓腹筋静脈と合流してからPPVと合流している。

肉眼所見　　　エコー所見　　　手術所見

手術所見

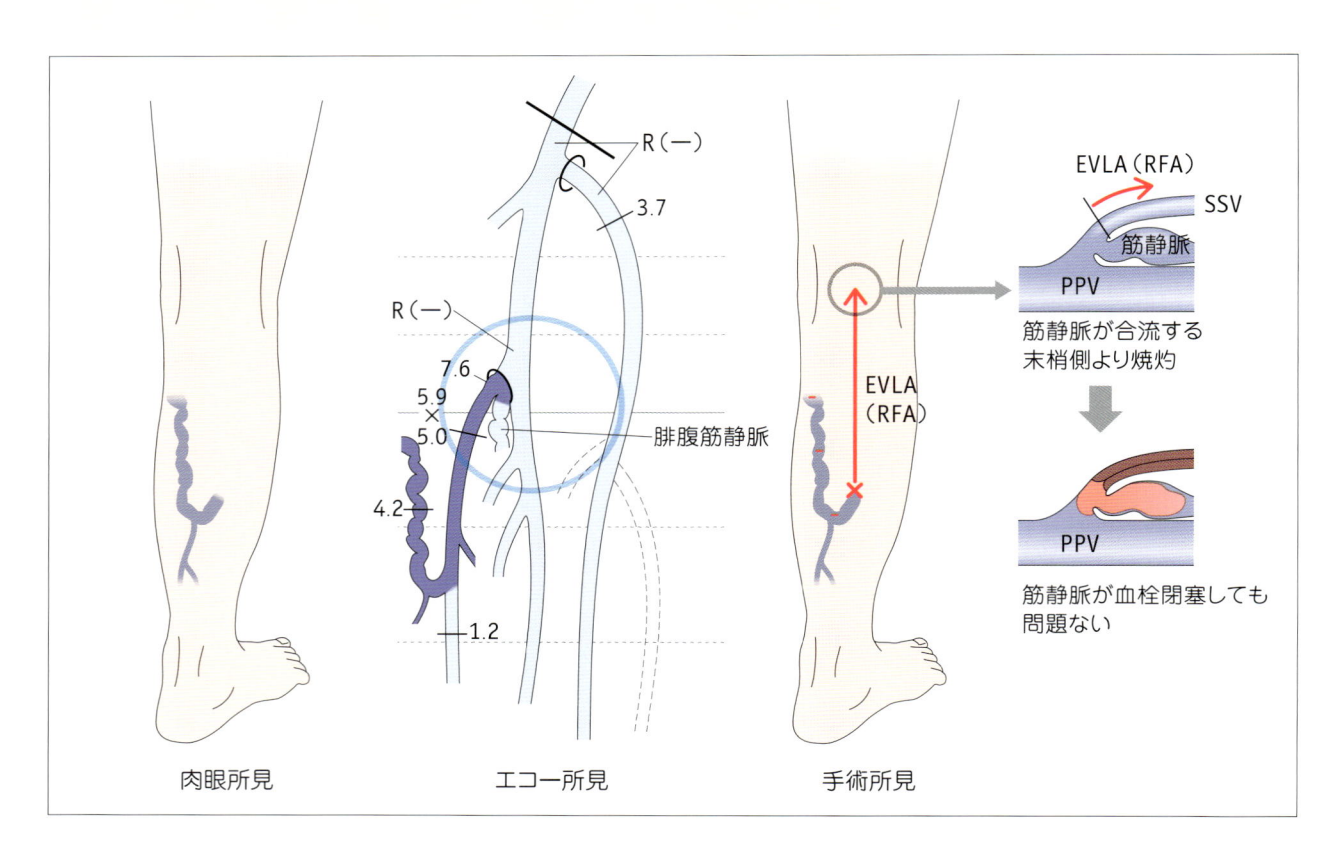

▶ 腓腹部中央でSSVを穿刺し，上行性にファイバー（RFカテーテル）を挿入，腓腹筋静脈合流部の遠位側から焼灼を行った。

▶ 腓腹部の瘤はstab avulsion法にて瘤切除を行った。手術時間21分。

3) PPVの重複

症例 3　59歳，女性

肉眼所見　腓腹部に静脈瘤を認める。

CEAP分類　C2

エコー所見　右SSV不全，径は4.7×4.2mm。
SSVの弁不全はSPJから腓腹部遠位1/3まで達し，そこから分枝静脈瘤を認める。
PPVは重複しており，背側のPPVにSSVは合流している。

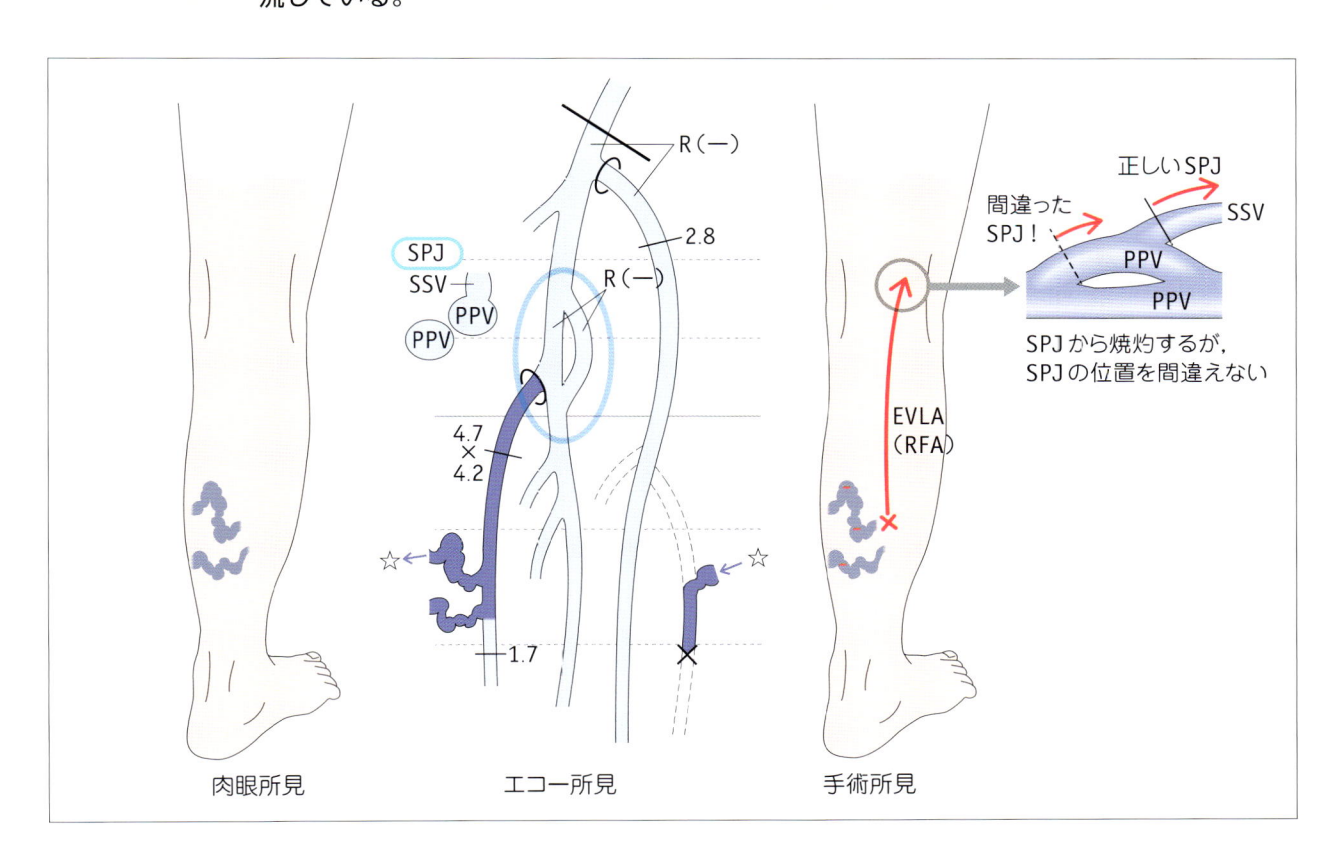

肉眼所見　　エコー所見　　手術所見

手術所見

▶ 腓腹部遠位1/3でSSVを穿刺し，上行性にファイバー（RFカテーテル）を挿入，術前のSPJのマーキングを参考にしてSPJの遠位側から焼灼を行った。

▶ 腓腹部の瘤はstab avulsion法にて瘤切除を行った。手術時間21分。

4）SPJの瘤状変化

症例 4　57歳，女性
- 肉眼所見　腓腹部に静脈瘤を認める。
- CEAP分類　C2
- エコー所見　左SSV不全，径は6.4×5.7mm。
SSVの弁不全はSPJから腓腹部中央まで達し，そこから分枝静脈瘤がGSV遠位部に合流している。
SPJ近くに最大径13.2mmの紡錘状瘤を認め，SSVはやや側方からPPVに合流している。

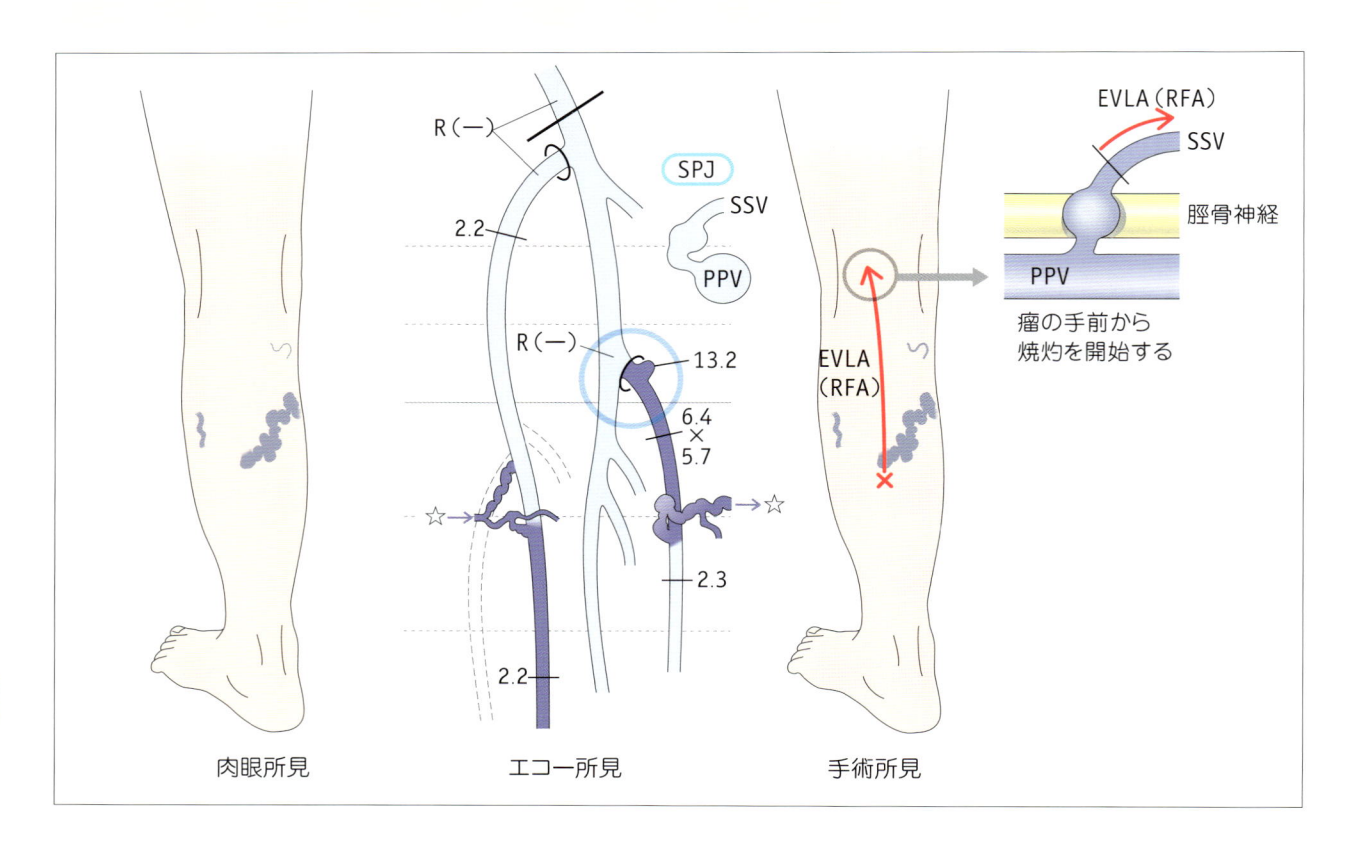

手術所見

- 腓腹部中央でSSVを穿刺し，上行性にファイバー（RFカテーテル）を挿入した。
- 瘤状変化が脛骨神経と接していたため，その遠位部から焼灼を行った。
- 腓腹部の静脈瘤はstab avulsion法で瘤切除を行った。手術時間21分。

5) SPJの強い蛇行

症例 5　63歳，女性

肉眼所見　腓腹部に静脈瘤を認める。

CEAP分類　C2

エコー所見　右SSV不全，径は7.7×6.6mm。
SSVの弁不全はSPJから腓腹部遠位1/3まで，そこから分枝静脈瘤を認める。
SPJに強い蛇行を認める。

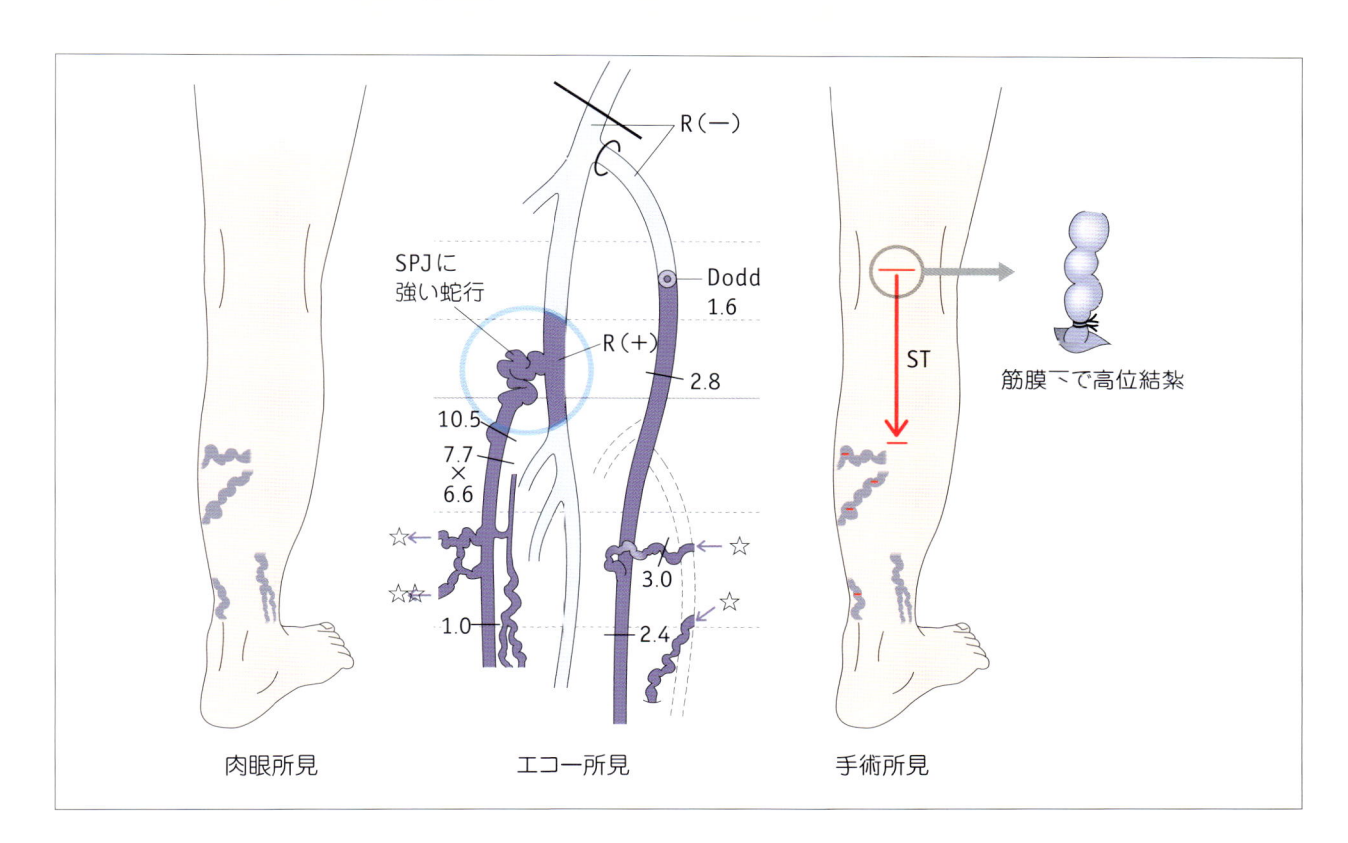

肉眼所見　　　エコー所見　　　手術所見

手術所見

▶ SSVのストリッピング術を行った。ストリッピング範囲はSPJから腓腹部中央部までで，エコーで腓腹神経の接しない部位を選択した。

▶ 腓腹部の静脈瘤はstab avulsion法で瘤切除を行った。手術時間27分。

6）Giacomini静脈による小伏在静脈瘤

症例 6

54歳，女性

肉眼所見　腓腹部に静脈瘤を認める。

CEAP分類　C2

エコー所見　右GSV不全，径は5.1×5.2mm。
右SSV不全，径は8.9×7.8mm。
GSVの弁不全はGiacomini静脈を介してSSVに合流している。
SPJに弁不全は認めず，SSVは全長にわたって弁不全を認める。
腓腹部中央から分枝静脈瘤がGSV遠位部に合流している。

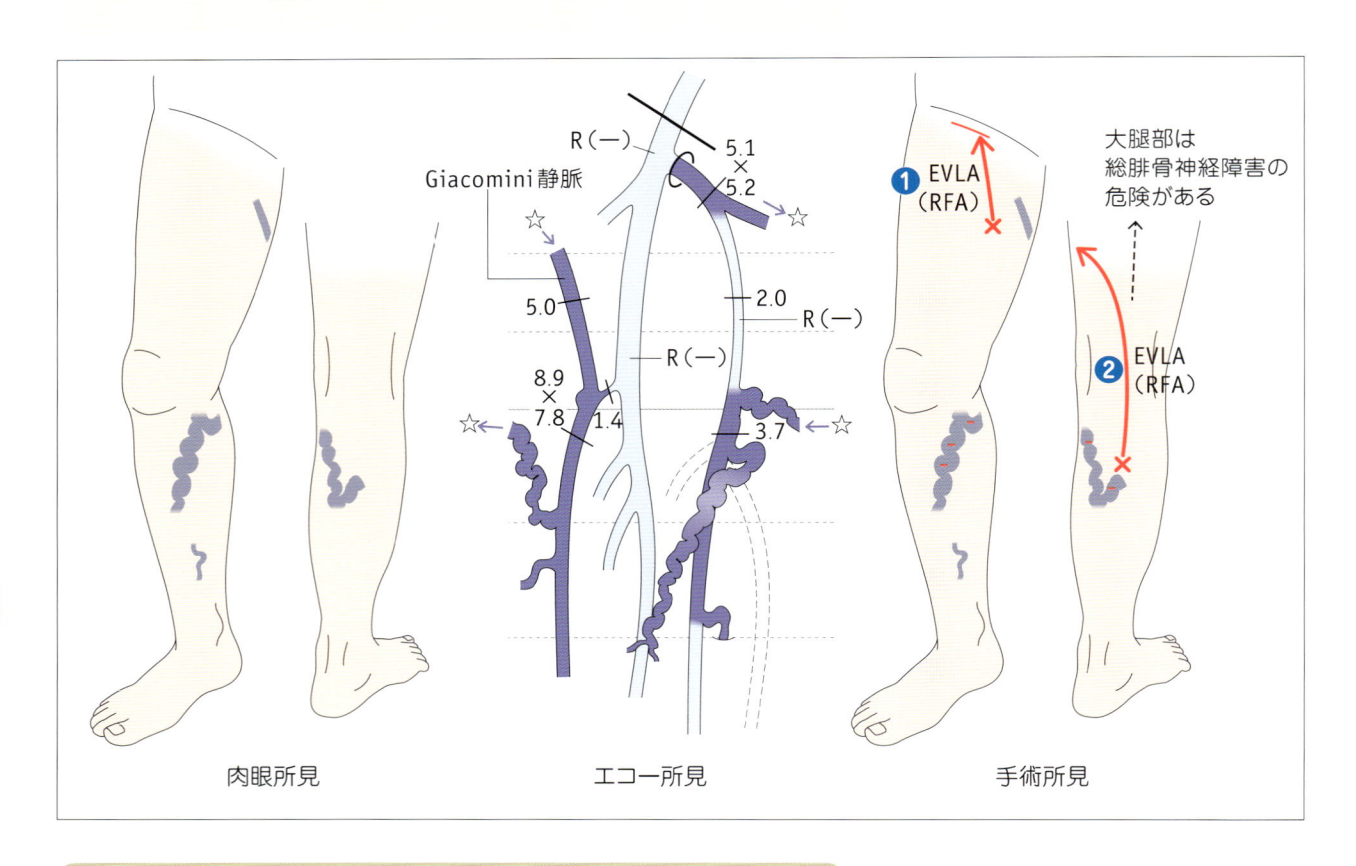

肉眼所見　　　　エコー所見　　　　手術所見

手術所見

▶仰臥位で大腿部からGSVを穿刺し，上行性にファイバー（RFカテーテル）を挿入，SFJを焼灼した。

▶体位を腹臥位に変更し，腓腹部中央でSSVを穿刺し，上行性にファイバー（RFカテーテル）をできる限り中枢側まで挿入し，焼灼を行った。

▶腓腹部の瘤はstab avulsion法で瘤切除を行った。手術時間46分。

3. その他の下肢静脈瘤

1）副伏在静脈瘤　▶▶▶ 症例 1 2 181, 182頁

治療戦略

- ASV単独の場合はGSVと同様に血管内焼灼術を行います。
- ASVはSFJで分枝として合流しているので，SFJ付近にファイバー（RFカテーテル）を留置するのは難しく，GSVとの合流部から焼灼を開始します。
- GSVとASVに同時に弁不全を認める場合は，両者を穿刺して血管内焼灼術を行います（図3）。
- ASVは焼灼距離が短い場合があるので，ClosureFAST™ カテーテルによるRFAを行う際は注意が必要です。

ポイント
- 副伏在静脈瘤も血管内焼灼術の適応となる。
- ASVとGSVの両者に弁不全を認める場合は，両者を穿刺して血管内焼灼術を行う。

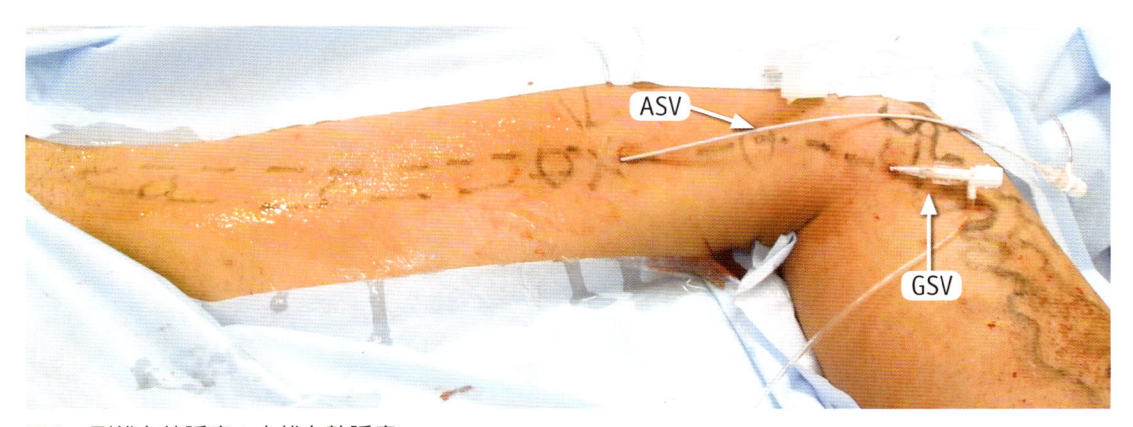

図3 副伏在静脈瘤＋大伏在静脈瘤
大伏在静脈と副伏在静脈を別々に穿刺している。

2）大伏在と小伏在静脈瘤　▶▶▶ 症例 3 183, 184頁

治療戦略

- 大伏在および小伏在静脈瘤を同時に認める場合，主たる逆流源となっている静脈の治療を行い，もう一方の静脈を治療するかどうかは患者さんの年齢や生活習慣を考慮して決定します。
- つまり，片方の静脈径が4mm未満であっても若年者や立ち仕事に従事しているのであれば，今後静脈径が増大する可能性が高いので治療適応とします。
- 逆に，高齢者や立ち仕事に従事していない場合は，主たる逆流源の静脈の治療のみを行います。

- 大伏在および小伏在静脈瘤を同時に治療する場合は，術中に体位変換が必要になります。
- 治療を行う順番は，①静脈径の太いほうから，②静脈径がほぼ同じ場合はGSVからとします。
- 980nmレーザーを使用する場合は，後からレーザー焼灼を行う静脈のレーザー出力を2W高くします。
- これは，ファイバー先端がなまってあとから行う静脈の焼灼が不十分になり，術後に疼痛や再疎通を起こすことがあるからです。
- 1,470nmレーザーの場合は特に出力を変える必要はなく，同じ出力で焼灼を行います。

ポイント
- 大伏在および小伏在静脈瘤では静脈の太いほうから血管内焼灼術を行う。
- 静脈の太さがほぼ同じ場合は，GSVから治療を行う。
- 980nmレーザーの場合は，あとから治療する静脈は照射出力を2W高くする（8Wなら10W）。

1）副伏在静脈瘤

症例 1　67歳，女性

肉眼所見　膝下に静脈瘤と湿疹タイプのうっ滞性皮膚炎を認める。

CEAP分類　C4a

エコー所見　左副伏在静脈不全，径は5.5×4.7mm。ASVの弁不全はSFJから膝上まで，そこからGSVに合流し膝下で分枝静脈瘤を認める。GSVには弁不全は認めず，径は1.8mm。

> **エコー所見について**
> - R（−）：逆流なし
> - ■部分は：逆流あり
> - ☆：連続した静脈
> - 図中の単位はmm
>
> 上記は以下すべて同じ。

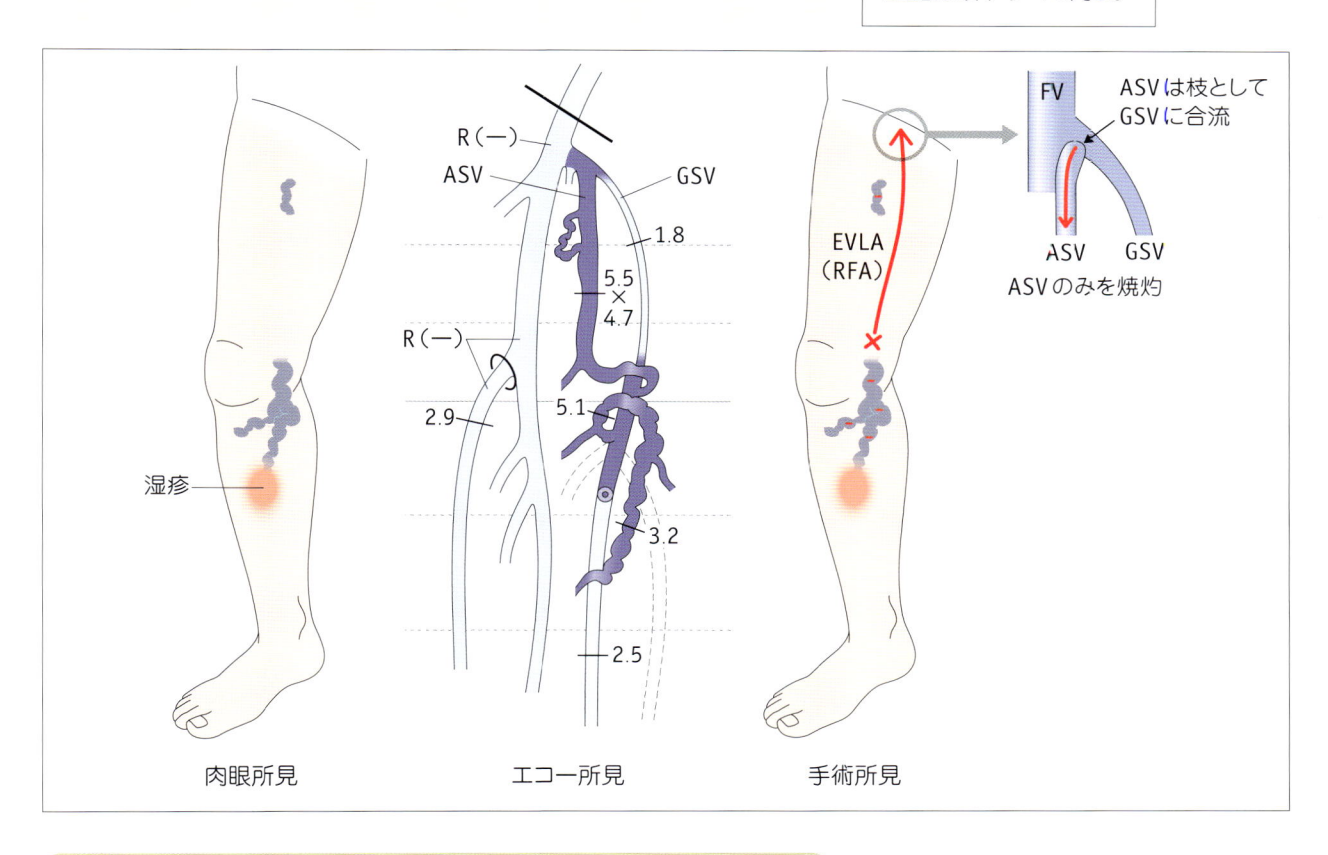

肉眼所見　　　エコー所見　　　手術所見

手術所見

- 膝上でASVを穿刺し，上行性にファイバー（RFカテーテル）を挿入，GSVの合流部から焼灼を行った。
- 下腿の静脈瘤はstab avulsion法にて瘤切除を行った。手術時間41分。

1）副伏在静脈瘤

症例 2　57歳，女性

- **肉眼所見**　膝下に静脈瘤と湿疹タイプのうっ滞性皮膚炎を認める。
- **CEAP分類**　C4a
- **エコー所見**　左GSV不全，径6.8×6.4mm。
左ASV不全，径は3.9mm。
GSVは膝上でASVと合流しSFJから全長にわたって弁不全を認める。
SFJは軽度瘤状変化，径は12.2mm。

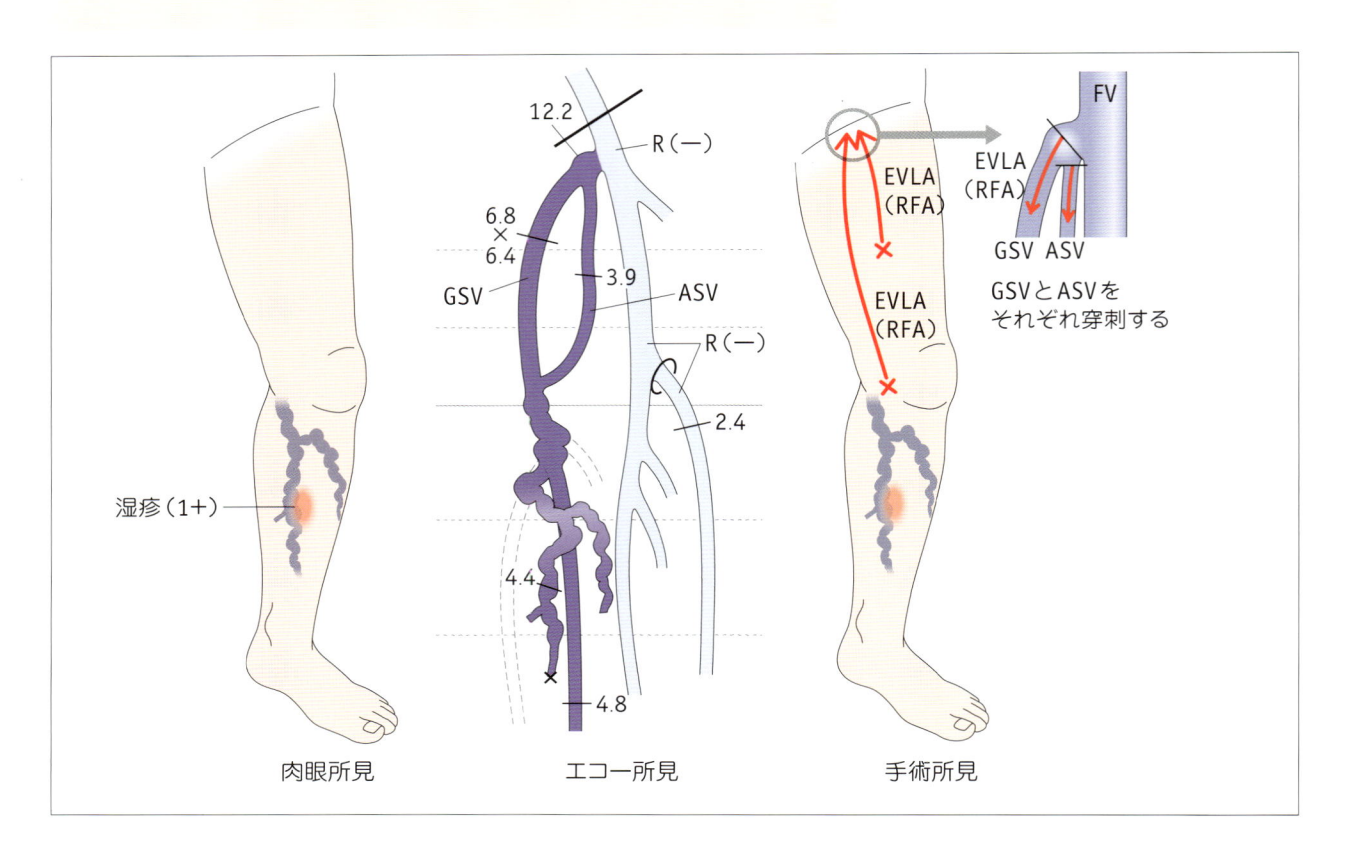

肉眼所見　　エコー所見　　手術所見

GSVとASVをそれぞれ穿刺する

手術所見

▶ GSVは膝下で，ASVは大腿部中央で穿刺し，上行性にシース（RFカテーテル）を挿入した。

▶ もう一方のシースと接触しないように注意してGSVはASVの合流部から，ASVはその遠位部から焼灼を行った。

▶ 下腿の静脈瘤はstab avulsion法にて瘤切除を行った。手術時間68分。

2) 大伏在と小伏在静脈瘤

症例 3 69歳，女性

肉眼所見 両側下腿および左腓腹部に静脈瘤を認める。

CEAP分類 C2

エコー所見 　右下肢　GSV不全，径は6.2×5.7mm。
　　　　　　　　　　SSV不全，径は4.2×4.1mm。
　　　　　　　　　　GSVは膝下から分枝静脈瘤を認める。
　　　　　　　左下肢　GSV不全，径は4.2×4.1mm。
　　　　　　　　　　SSV不全，径は8.3×8.0mm。
　　　　　　　　　　SSVの腓腹部遠位1/3から分枝静脈瘤を認める。

手術所見

▶右下肢と左下肢はそれぞれ別の日に手術を行った。

右下肢

▶仰臥位で膝下よりGSVを穿刺し，上行性にファイバー（RFカテーテル）を挿入，GSVを焼灼した。

▶下腿の静脈瘤はstab avulsion法で瘤切除を行った。

▶次に腹臥位に体位変換して，腓腹部遠位1/3でSSVを穿刺し，上行性にファイバー（RFカテーテル）を挿入，SSVを焼灼した。手術時間52分。

左下肢

▶腹臥位で腓腹部遠位1/3でSSVを穿刺し，上行性にファイバー（RFカテーテル）を挿入，SSVを焼灼した。

▶腓腹部の静脈瘤はstab avulsion法で瘤切除を行った。

▶次に仰臥位に体位変換して，膝下でGSVを穿刺し，上行性にファイバー（RFカテーテル）を挿入，GSVを焼灼した。

▶下腿の静脈瘤はstab avulsion法で瘤切除を行った。手術時間60分。

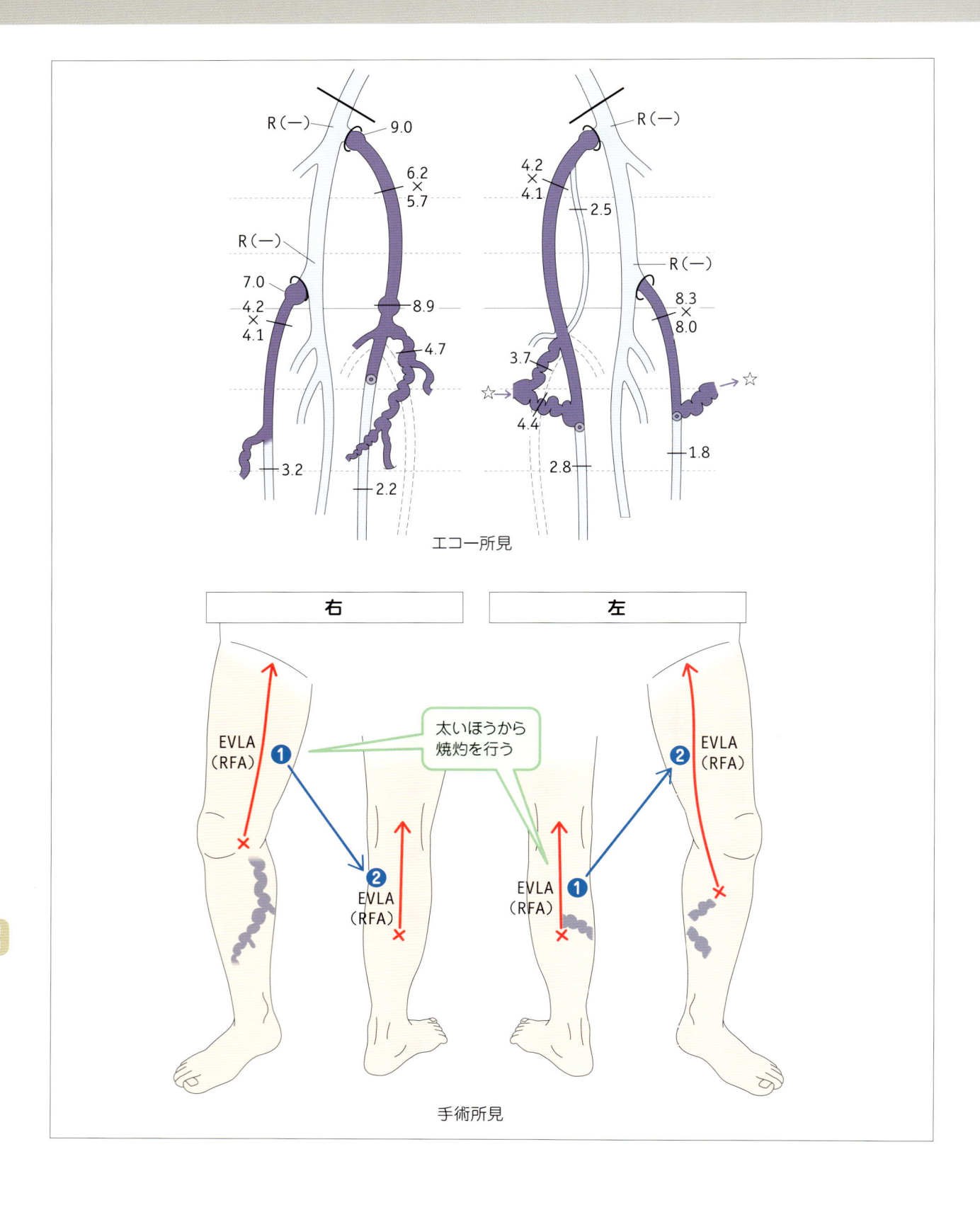

エコー所見

右　　左

太いほうから
焼灼を行う

EVLA
（RFA）

EVLA
（RFA）

EVLA
（RFA）

EVLA
（RFA）

❶

❷

❶

❷

手術所見

09 この症例をどうする？

184

Textbook of Endovenous Ablation for Varicose Veins

10

分枝静脈瘤はどうするの？

血管内焼灼術はあくまでも伏在静脈本幹の治療であり，通常は下腿の分枝静脈瘤の治療も必要となります。

分枝静脈瘤の治療には硬化療法と瘤切除がありますが，最近ではstab avulsion法による瘤切除が傷も小さく合併症も少ないため標準的な術式となっています。

本章ではstab avulsion法による瘤切除術のテクニックを解説します。

1. 分枝静脈瘤はとるの？　とらないの？

▶ 伏在型静脈瘤において伏在静脈本幹をストリッピング手術や血管内焼灼術で治療すると，下腿の分枝静脈瘤を治療しなくても自然に縮小することが知られています。

▶ どの程度の静脈瘤が消失し，どの部位が消失しやすいのでしょうか？

▶ Monahanは大伏在静脈瘤に対してRFAのみを行い，肉眼的な分枝静脈瘤径の変化を6カ月間観察しています[1]。

▶ その結果，部位別では，大腿，下腿，膝の順に，膝下では内側，前方，後方，外側の順に消失率が高く（図1），全体では13%で分枝静脈瘤が消失し，41%で追加の治療が必要なかったと報告しています。

▶ その他の報告でも，同時に硬化療法あるいは瘤切除を行わなくても60〜70%の症例で追加治療が必要ないと報告されています[2〜4]。

▶ しかし，これらの追加治療が必要ないとされた症例において本当に患者が満足していたかどうかは不明であり，様々な理由で治療をあきらめてしまった症例も多く含まれていると考えられ，長期的に再発につながる可能性もあります。

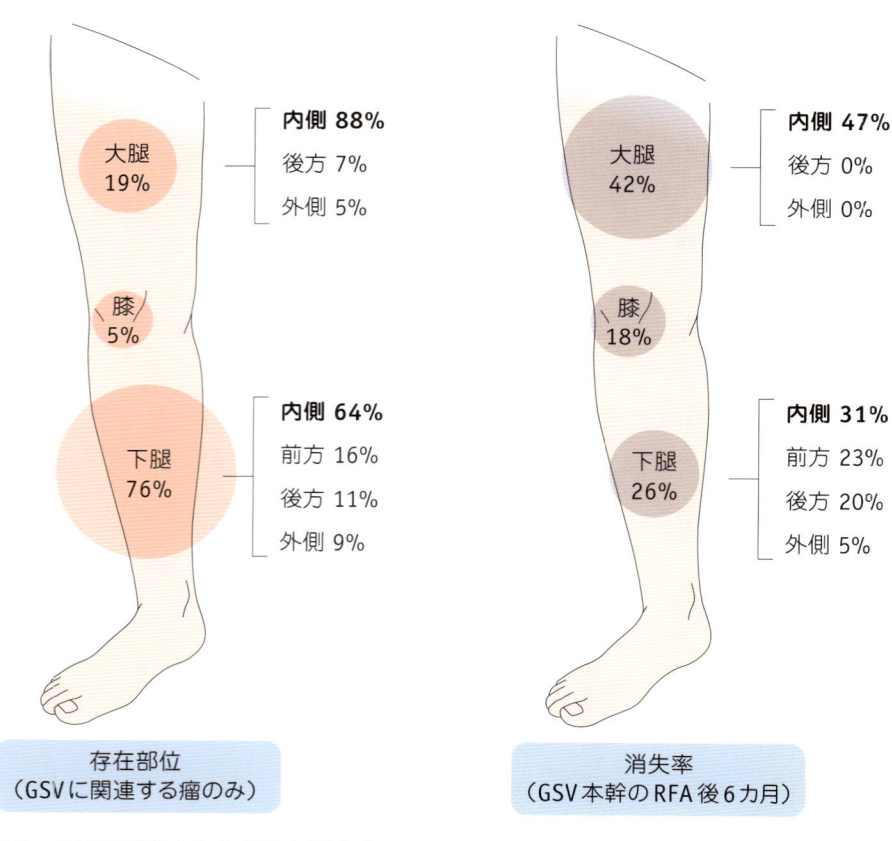

存在部位
（GSVに関連する瘤のみ）

- 大腿 19%
  - 内側 88%
  - 後方 7%
  - 外側 5%
- 膝 5%
- 下腿 76%
  - 内側 64%
  - 前方 16%
  - 後方 11%
  - 外側 9%

消失率
（GSV本幹のRFA後6カ月）

- 大腿 42%
  - 内側 47%
  - 後方 0%
  - 外側 0%
- 膝 18%
- 下腿 26%
  - 内側 31%
  - 前方 23%
  - 後方 20%
  - 外側 5%

図1　分枝静脈瘤の存在部位と消失率　　　（文献1より引用）

▶ そのため，筆者らは，基本的に全例にstab avulsion法による瘤切除を行い，出血傾向や抗凝固療法の継続例で瘤切除ができない場合は，術後にフォーム硬化療法を行っています。

▶ stab avulsion法による瘤切除は，傷跡もほとんど残らずきれいになるため患者満足度も非常に高くなります（図2，3）

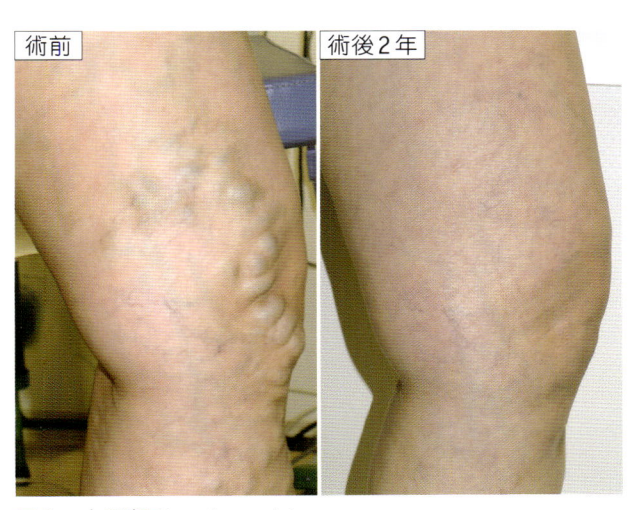

図2 大腿部のstab avulsion

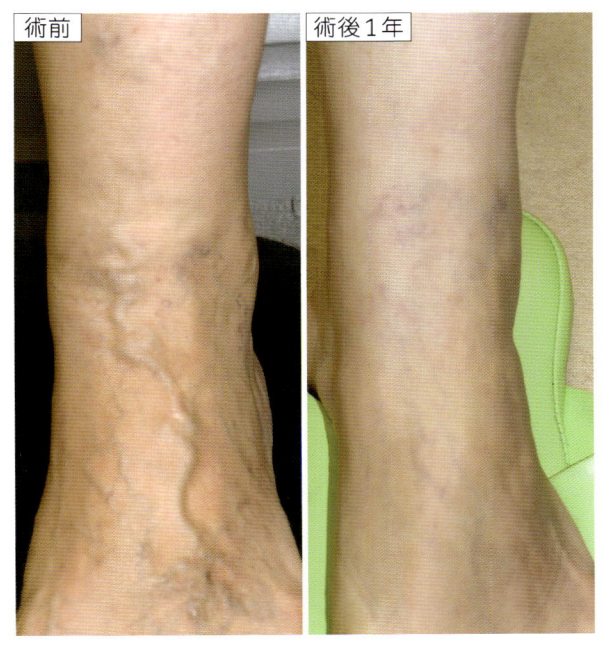

図3 足部のstab avulsion

2. stab avulsion法とは？

1) stab avulsion法の歴史 5〜7)

▶ stab avulsion法はスイスの皮膚科医であるRobert Muller医師が開発しました（図4）。

▶ 1951年にMullerは皮膚科を開業して当初は硬化療法を行っていましたが，当時は治療後の血栓性静脈炎が大きな問題であり，局所麻酔による血栓除去が推奨されていました。

▶ Mullerは硬化療法の3日後に血栓とともに静脈も同時に切除していましたが，静脈壁はもろく切除に苦労していました。

▶ そのため，硬化療法を行わずに直接瘤切除を行うようになり，1956年に外来で局所麻酔下に行う"la phlébectomie ambulatoire"を完成させています[7]。

▶ "la phlébectomie ambulatoire"はフランス語なので，英語に訳されて，stab avulsion, ambulatory phlebectomy, micro-phlebectomy, mini-phlebectomyと呼ばれています。

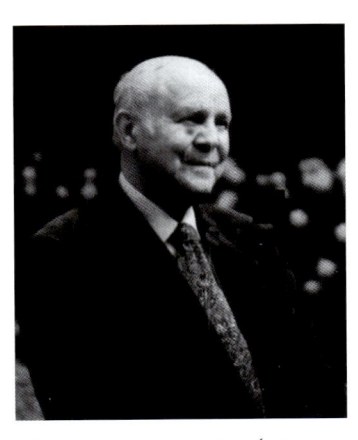

図4 Robert Muller（1919〜2012）

（文献5より引用）

- その後，Mullerは局所麻酔下のストリッピング手術を取り入れ，1960年にはすべての下肢静脈瘤の手術を局所麻酔下に行うようになっています。
- 当初は学会で発表してもまったく受け入れられず，聴衆はみな嘲笑し，座長には「この野蛮な術式（this barbaric method）は議論する必要がない」と言われる始末でした（後日，この座長はMullerのところに自分の下肢静脈瘤を治療しに来たそうです）。
- それというのも，Mullerは手袋をしない上に，道具を口にくわえて手術を行っていていたようです[8]。
- しかし，1970年頃から徐々にstab avulsion法は認められ，現在では世界中で行われる標準的な術式となっています。

2) stab avulsion法の定義

- stab avulsion法は表1に示すような特徴を持つ外来で局所麻酔下に行われる瘤切除で，①マーキング，②TLA麻酔，③皮膚切開，④静脈の吊り上げ，⑤静脈の牽引，⑥術後処置の順番に行います。
- ほぼすべての静脈瘤が適応となりますが，抗凝固療法継続例や感染合併例は適応外となります。

表1　Stab avulsion法の定義

1. 局所麻酔で行う
2. 小さい切開創（0.5〜4mm）
3. 皮膚縫合をしない
4. 止血の圧迫後，直ちに歩行する

3. マーキング

- 臥位になると瘤は見つけられないのでマーキングは必ず"立位"で行い，すべての静脈瘤をマーキングします。
- 消毒時に消えてしまわないように，油性マジックあるいは外科用マーカーを使用します。
- マーキングは直接目で見て，指で触れながら行い（図5），わかりにくい部分ではエコーを併用します。

立位で行う！

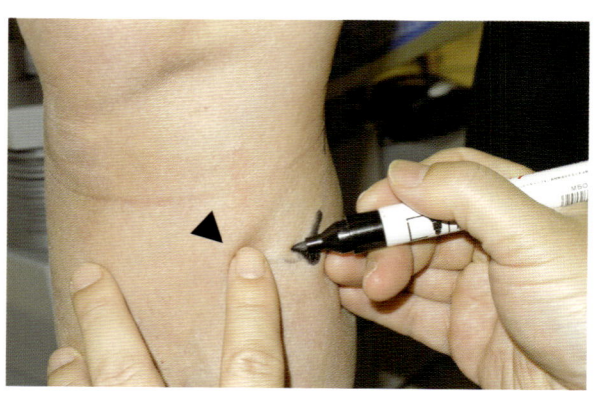

図5　マーキング
瘤を指で触れながら（▲），油性マジックでマーキングする。

- 静脈の走行に沿って静脈を摘出していくので，静脈の走行をひと筆書きでマーキングし，皮膚に最も近い部位には○印をつけて皮膚切開の際の目安にします（図6）。

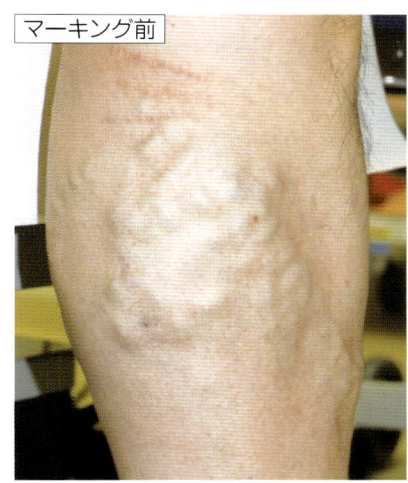

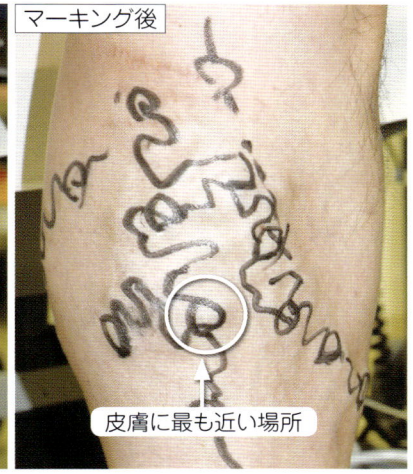

図6 マーキングの実際

マーキング前／マーキング後：静脈の走行をひと筆書きでマーキングする。皮膚に最も近い場所。

4. TLA麻酔

TLA麻酔は非常に重要！

- TLA麻酔は本来の麻酔のみでなく，出血を減らし，周囲組織を剝離し，さらに静脈を硬く収縮させて瘤切除を容易にします。
- stab avulsion法におけるTLA麻酔で大切なのは麻酔液の量，範囲と深さです。
- 麻酔液の量が少ないと静脈はちぎれやすく出血が増えるため，多めの量（大伏在静脈瘤で300～600mL）を使うのがコツです。
- 浸潤範囲はマーキングした瘤よりも広範囲に行い，特に屈曲した部分では想定される分枝に沿って麻酔液を浸潤します（図7）。
- 基本的には皮下に浸潤していきますが，伏在静脈につながる部位や，穿通枝がある部位では筋膜下まで深く麻酔液を浸潤します（図8）。

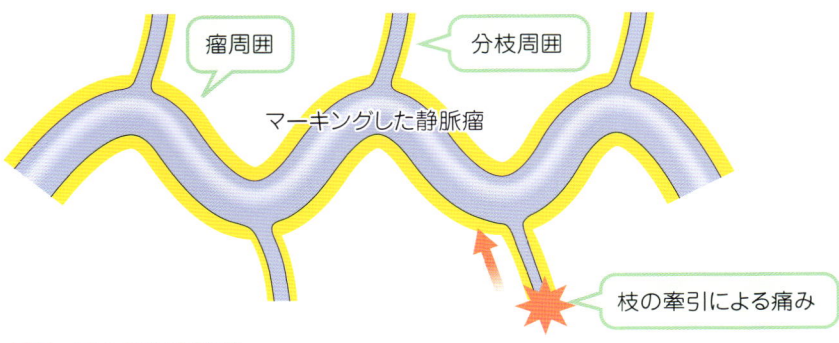

図7 TLA麻酔の範囲
屈曲部には分枝が存在するので，マーキングした瘤周囲のみではなく分枝の周囲にもTLA麻酔を浸潤する。

（瘤周囲／分枝周囲／マーキングした静脈瘤／枝の牽引による痛み）

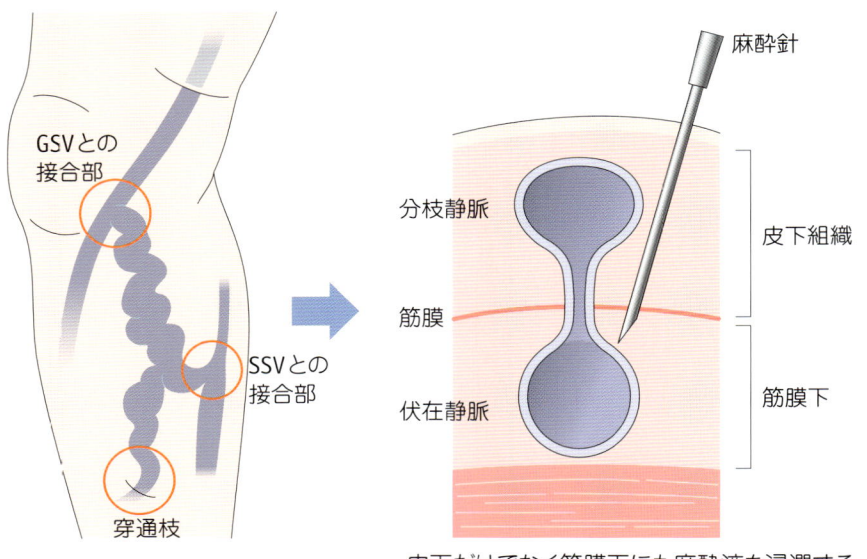

図8　筋膜下へのTLA麻酔

皮下だけでなく筋膜下にも麻酔液を浸潤する。

5. 使用する器具

▶ stab avulsion法ではメス，フックおよびモスキート鉗子を使用します。

▶ メスには11番メス（尖刃），シースキットに付属する針状メス，あるいは18G針を使用します（図9）。

▶ フックは先端の形状によって様々なタイプ（Varady，Ramelet，Crochet，Muller，Oeschなど）があり，それぞれに数種類のサイズがあります（図10）。

▶ 筆者らはCrochetとVarady タイプのフックと剝離用ヘラを組み合わせたハイブリッド型フック（インテグラル社製）を使用しています。

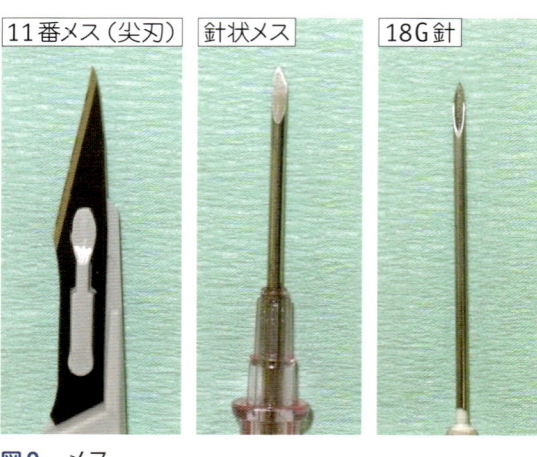

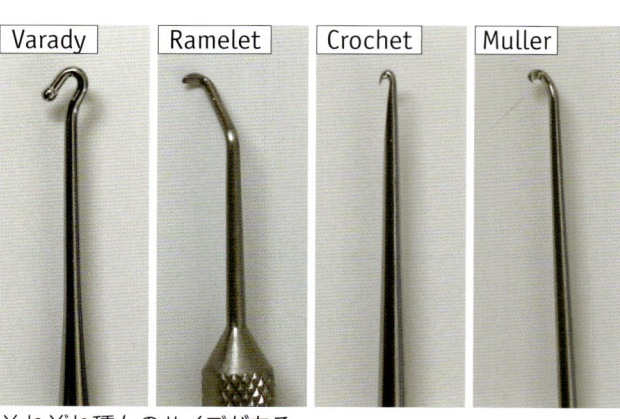

図9　メス

図10　各種フック

それぞれ種々のサイズがある。

- Varadyは先端が鈍で，伏在静脈あるいは大きな分枝静脈瘤を吊り上げるのに適し，Crochetは先端が鋭で，細い静脈を吊り上げるのに適しています（図11）。
- モスキート鉗子は一般的なものでも大丈夫ですが，筆者らは先端が細くカーブがゆるいstab avulsion専用のタイプ（インテグラル社製）を3～5本使用しています（図12）。

Crochetタイプ
先端が鋭，細い静脈の吊り上げ

剥離用ヘラ

Varadyタイプ
先端が鈍，太い静脈の吊り上げ

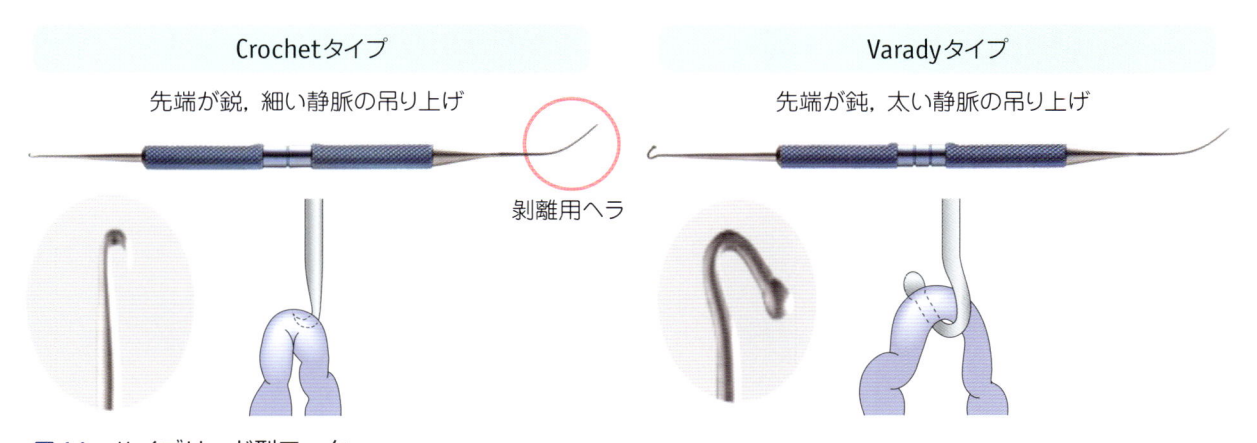

図11　ハイブリッド型フック
片端がフック，反対側が剥離用ヘラのハイブリッド型（榊血管鈎，インテグラル）。

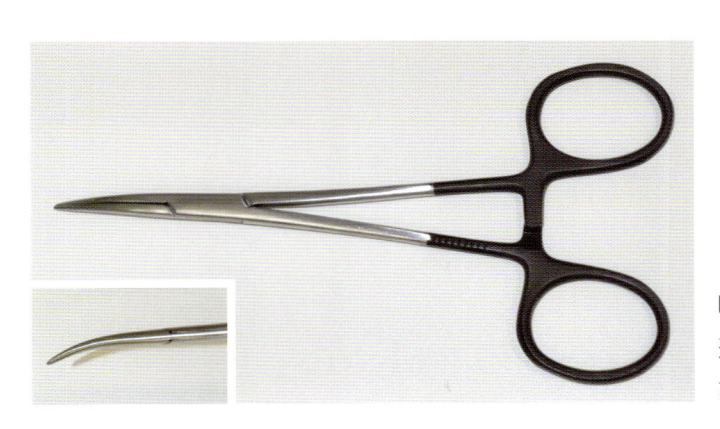

図12　Stab avulsion用モスキート鉗子
通常のモスキートより先端が細く，カーブがゆるい。3～5本をセットで使用する。

6. 皮膚切開

- 皮膚切開の大きさに関して，Mullerは2mmは大きい（large），3mmは巨大（enormous）と述べています。
- これは，皮膚切開が2mm以上になると瘢痕が残るためで，逆に1mm以下であれば瘢痕を残しません。
- ですので，2mmの皮膚切開を1箇所で行うよりも，1mmの皮膚切開を2～3箇所で行うようにします。
- また，術中に皮膚切開は多少拡張しますが術後の圧迫で元に戻るので，静脈壁が肥厚していなければ1mmの皮膚切開から6～7mmの径の静脈を摘出できます。

▶ したがって，皮膚切開は1mmを基本として，皮膚が厚い場合，静脈が太い場合や静脈壁が肥厚している場合は2～3mmの皮膚切開とします。

▶ 皮膚切開はメスを「突き刺す(stab)」ようにして行います(図13)。

▶ 膝，すねや足部など皮下組織が薄い部分では，左手で皮膚と皮下組織をつまむようにしながら皮膚を切開します(図14)。

▶ 皮膚切開が1mm以下の場合は，切開の方向は縦でも横でもよく，それ以上の場合は皮膚割線に沿って切開します。

▶ 一度に複数箇所を切開するのではなく，1箇所の皮膚切開からの瘤切除が終了したら，瘤が切除されていない場所で次の皮膚切開を行い，これを順番に繰り返していきます(図15)。

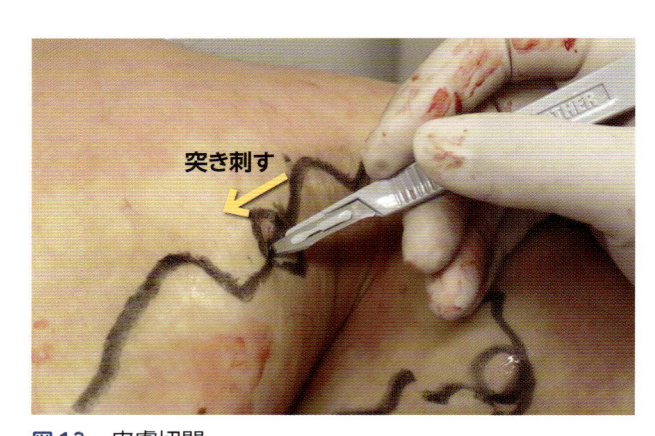

図13 皮膚切開
突き刺すように(stab)皮膚切開を行う。

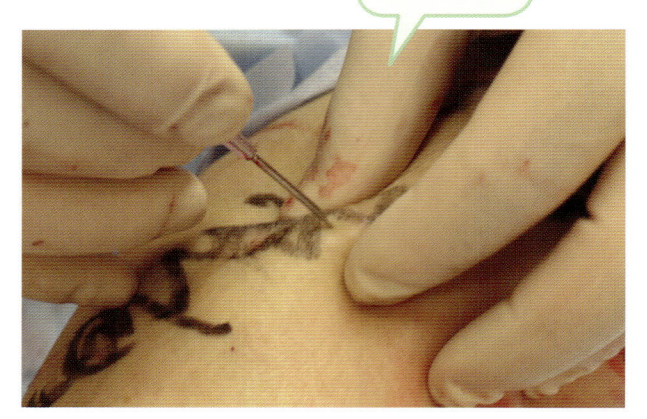

図14 すね・足部での皮膚切開
皮下組織が薄い部分では，左手で皮膚をつまむようにして切開する。

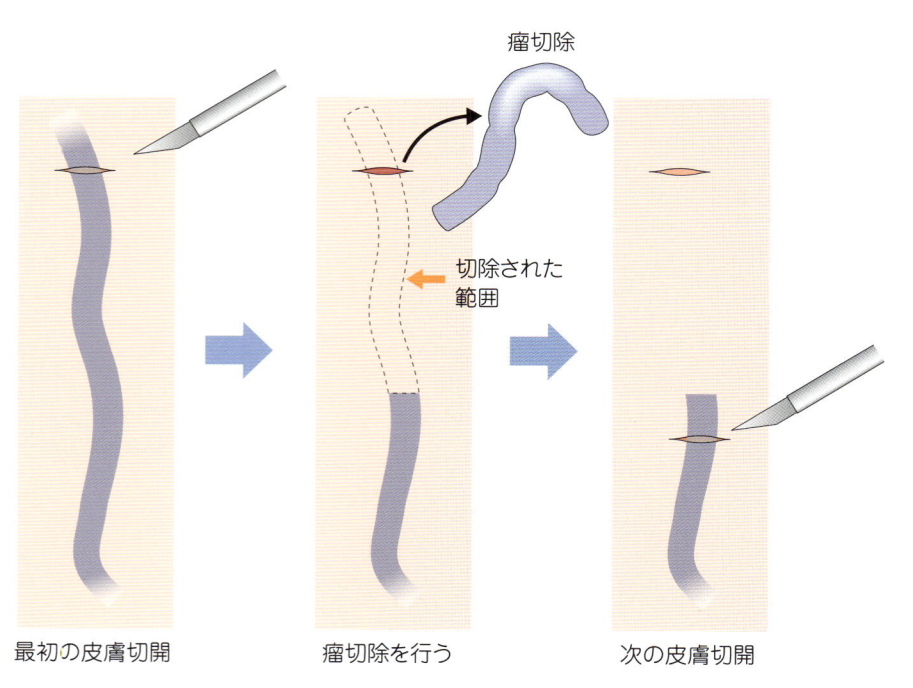

図15 複数の皮膚切開の置き方
最初の皮膚切開 → 瘤切除を行う → 次の皮膚切開

7. 静脈の吊り上げ

- ▶ 筆者らは静脈を吊り上げるフックには，皮膚切開が1～2mmの場合は先端が鋭なCrochetタイプ，それ以上の場合はVaradyタイプを使用しています。
- ▶ フックを切開創に挿入し，左手の指とフックで皮膚を挟み込んで，間に"ヌルッ"とした感触を感じながら静脈を探します（図16）。
- ▶ フックのハンドルの切り欠きがフックの爪の方向になります。
- ▶ 皮膚切開の周囲を4つの部位に分けて，1箇所ずつ探っていき（図17），静脈の感触を感じたらフックをゆっくりと創縁まで持ち上げます。
- ▶ 肉眼で白色の静脈壁を認めたら（図18），モスキート鉗子で把持し，周囲の結合組織を剥離します。

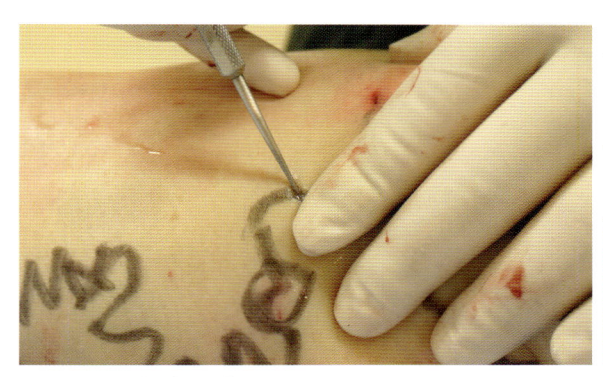

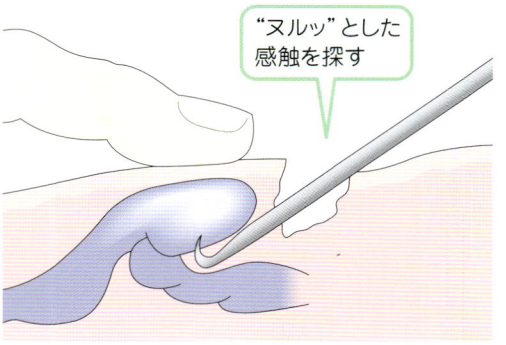

図16 静脈の探し方
指とフックで皮膚をはさみこんで静脈を探す。

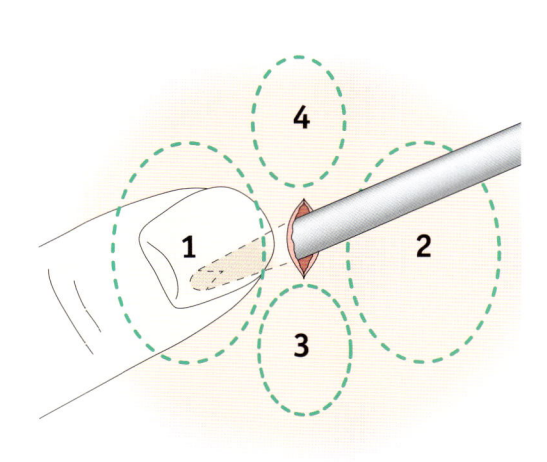

図17 静脈を探す順番

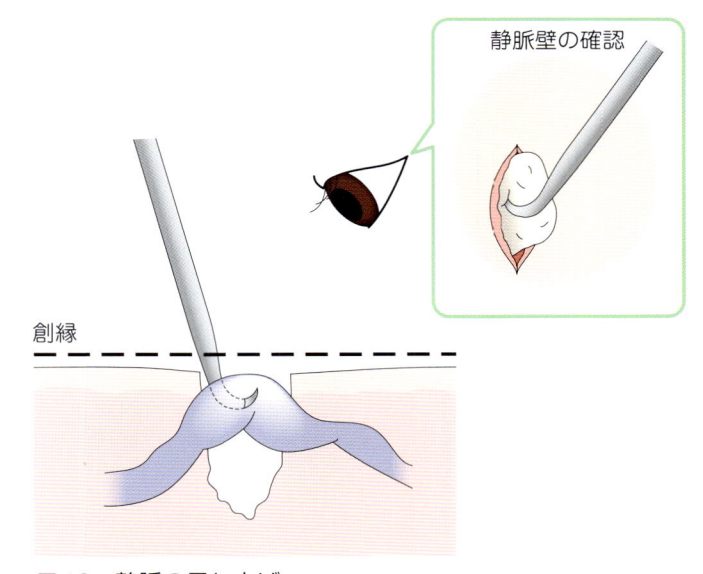

図18 静脈の吊り上げ
白い静脈壁を肉眼で確認するまで，フックを創縁より上に吊り上げない。

▶ ヘラは静脈と創縁を剥離する場合や筋膜下の静脈に対して筋膜を破る場合に使用し、切開創が1mm以下の場合は使用しません。

▶ ヘラを切開創深くに挿入して剥離操作をすると静脈がちぎれてしまうので、深くヘラを挿入する操作はできるだけ慎みます（図19）。

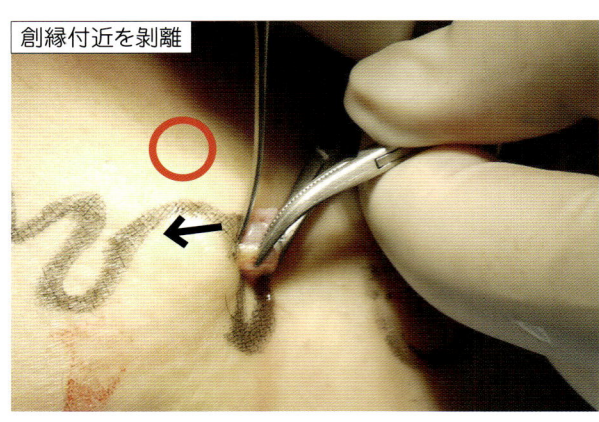

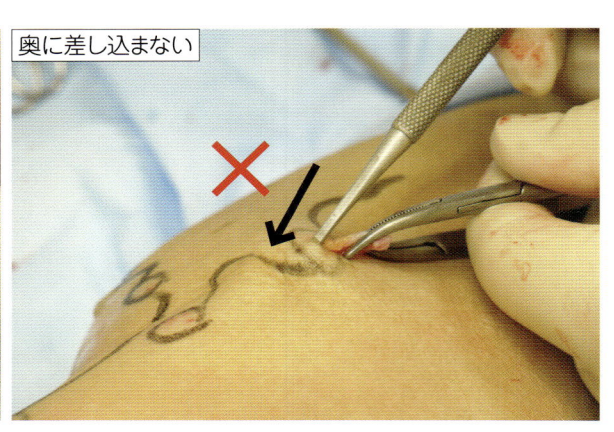

図19 ヘラの使い方

8. 静脈の牽引

1) 基本的な牽引方法

▶ フックで静脈を吊り上げたらモスキートで静脈を牽引して切除します。

▶ 主な牽引方法には、横引き、端引きおよび縦引きがあり、状況によってこれらを使い分けます。

▶ 横引きは一番基本的な牽引方法で、モスキートで静脈を横に把持して、少し横に回すようにしながら奥の枝を引きちぎるイメージで牽引します（図20）。

横につかむ　　引きながら回すように牽引

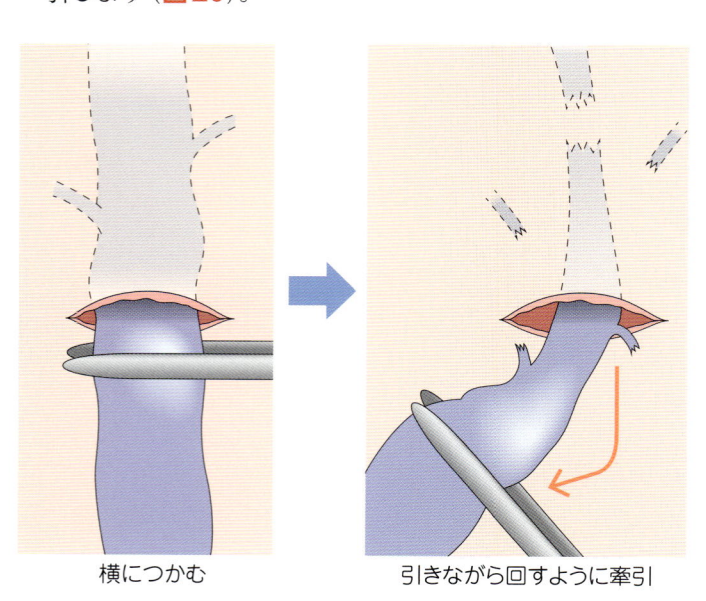

図20 横引き

▶端引きは大きな瘤の牽引方法で，静脈の片端のみを把持して瘤を小さな創部から引きずり出すように牽引します（図21）。

▶縦引きは深部や長い静脈を牽引する方法で，モスキートで静脈を縦に把持して，もう1本のモスキートの先を軽く開いて静脈に沿わせるように奥に挿入して静脈を把持して牽引します（図22）。

▶静脈を創外に引き出したら，最初のモスキートを外して同様に静脈に沿わせるように奥に挿入して静脈を把持し，この操作を繰り返します。

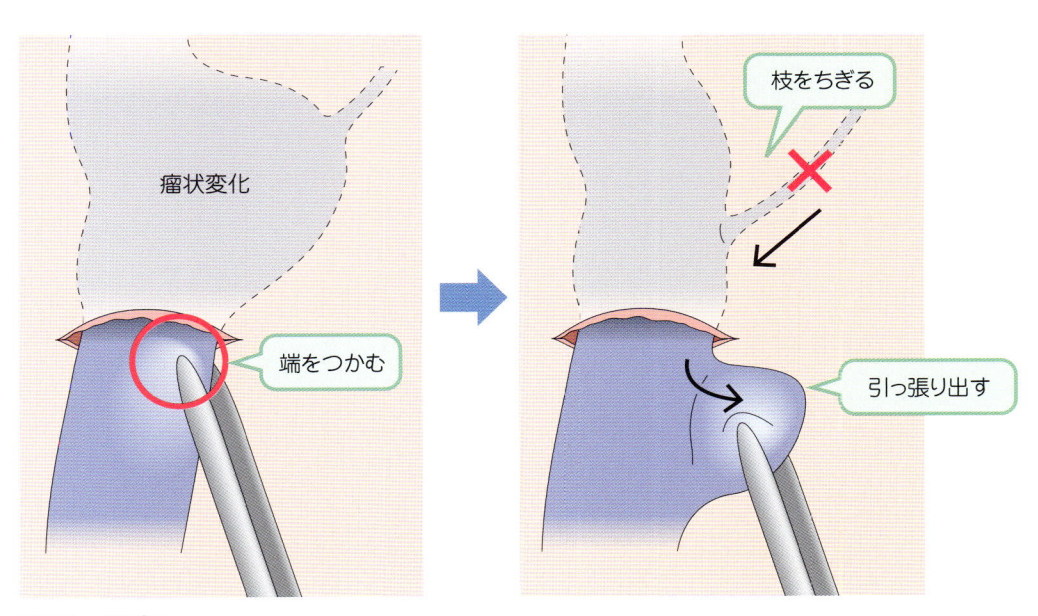

図21 端引き

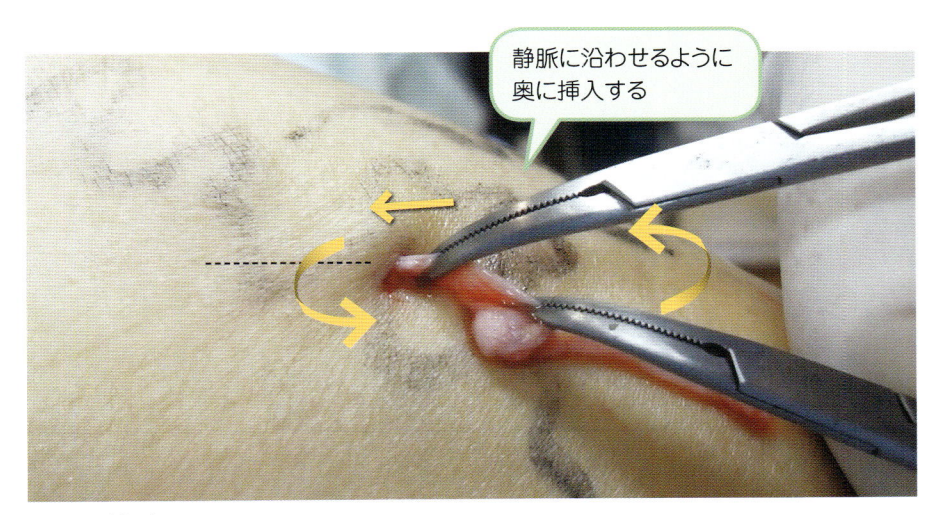

図22 縦引き

2) 切開創が小さい（1～2mm）場合の牽引方法

▶モスキート鉗子で"横に"静脈を把持したら（図23A），指で周囲の皮膚を引っ張るようにして静脈を剥離します（図23B）。

▶静脈が創縁より上に上がってきたら，別のモスキート鉗子で静脈を把持し，また指で剥離します。

▶この操作を繰り返して，静脈がループ状に2本に別れたら一方の静脈をモスキート鉗子で把持して「横引き」で牽引します（図23C）。

▶一般的には静脈を創外に吊り上げた時点で2本に切離しますが，静脈が細い場合は切離する必要はありません。

▶静脈が剥離されたらモスキート鉗子を持ち替えて，さらに静脈がちぎれるまで牽引します。

▶静脈を反転して牽引すると皮膚が裂ける（特に高齢の女性の場合）ので，基本的に静脈の走行に沿って牽引します（図24）。

A. フックで吊り上げた静脈をモスキート鉗子で横に把持する。
B. モスキート鉗子を引き上げながら，指で皮膚を引っ張り静脈を剥離する。
C. 静脈が2本に別れたら，一方をモスキート鉗子で把持して静脈の走行と平行にちぎれるまで牽引する。

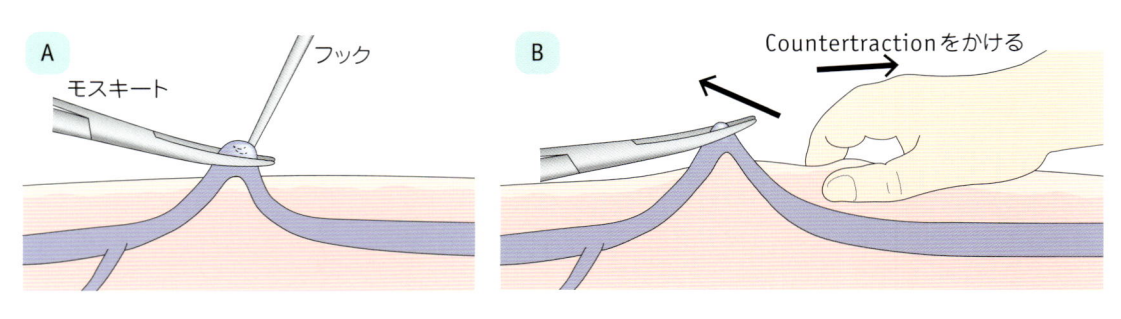

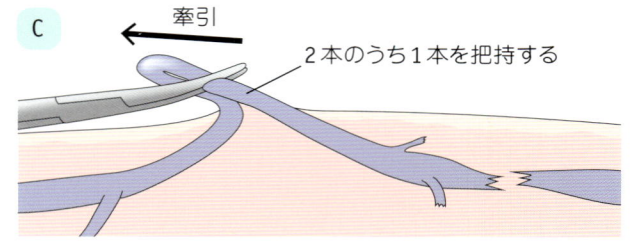

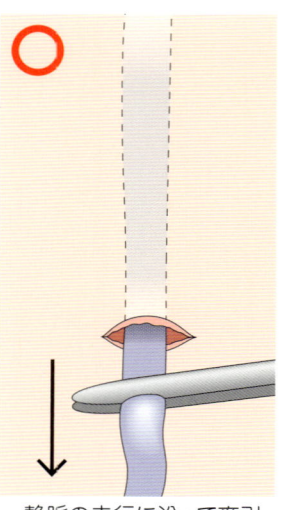

図23 切開創が小さい場合の剥離

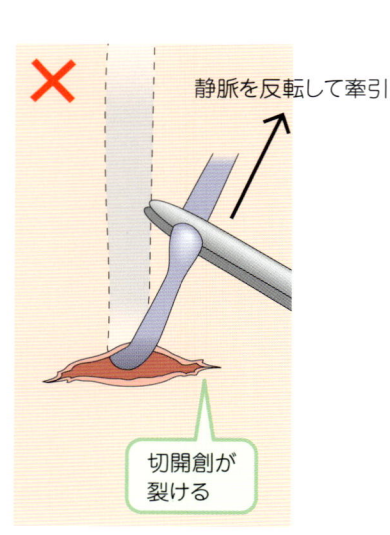

図24 静脈の牽引方向

▶断端は結紮する必要はありませんが，最遠位端は可能であれば結紮します。
▶切開創が小さい場合は，ヘラを使用せず，モスキートを創内に入れません。

3) 切開創が大きい（3mm以上）場合の牽引方法

▶Varadyタイプのフックで静脈を吊り上げたら2本に切離し（図25A，B），それぞれの断端をモスキート鉗子で"縦に"把持します。
▶もう1本のモスキート鉗子の先端を軽く開いて，静脈断端を把持するモスキート鉗子に沿わせるように創内に挿入して静脈を把持します（図25C）。
▶最初のモスキート鉗子を外して，同様に2本目に沿わせるようにして創内に挿入して静脈を把持し，この操作を繰り返します（縦引き）。
▶モスキート鉗子先端を創内に突っ込んだ際に先端を大きく開かないようにします。
▶この場合も静脈の走行に沿って牽引し，断端は結紮しません。

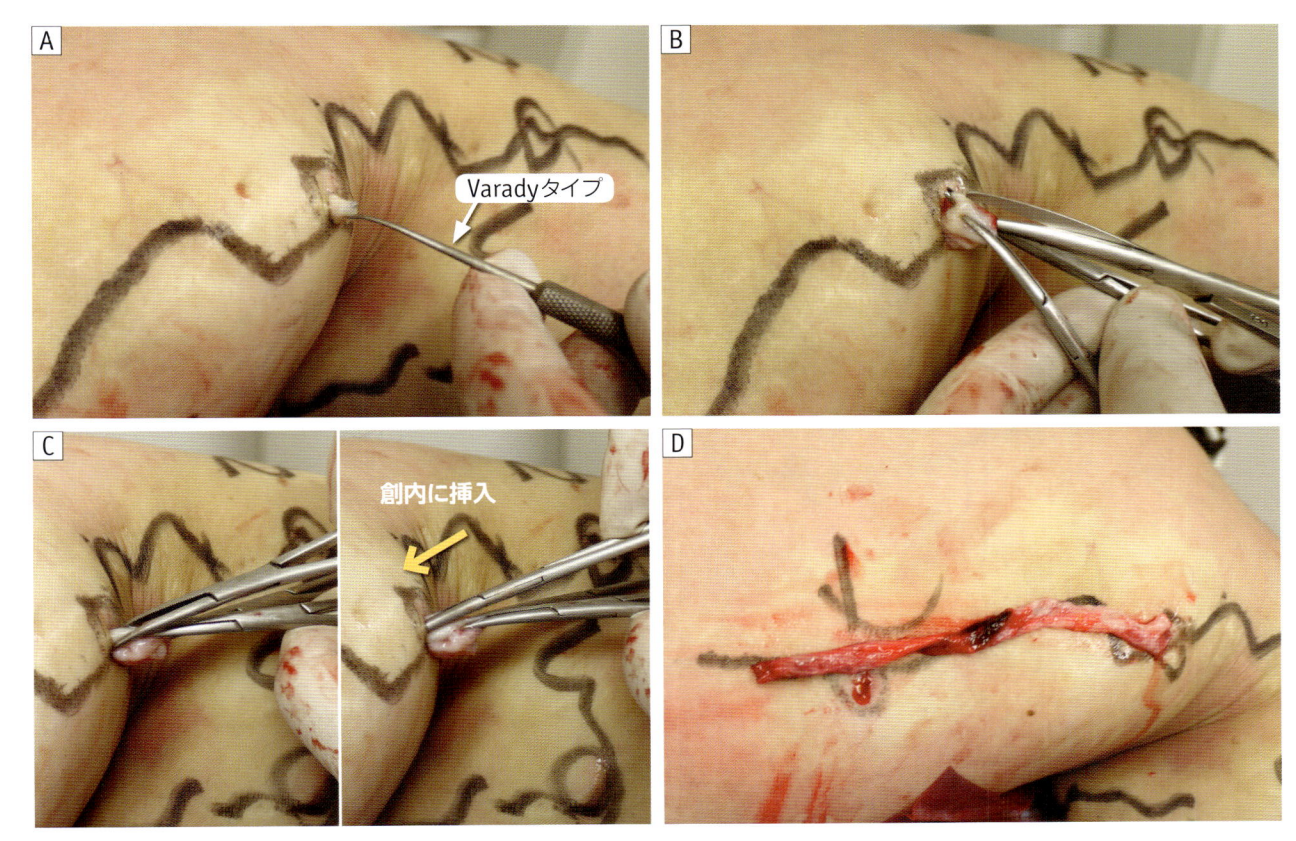

図25 切開創が大きい場合の剥離方法
A. Varadyタイプのフックで静脈を吊り上げる。
B. 吊り上げた静脈を2本に切離する。
C. モスキート鉗子を静脈に沿わせるように創内に挿入して静脈を把持し牽引，この操作を繰り返す。
D. 切離された静脈。

9. 部位別の特徴 (図26)

1) 大腿部

▶大腿部の静脈瘤は，陰部静脈瘤や不全穿通枝などGSVやASVと独立している場合があります。

▶陰部静脈瘤は細くちぎれやすいので複数の皮膚切開が必要な場合が多く，また圧迫が難しいので術後血腫をつくらないように注意が必要です。

2) 膝

▶膝は皮膚が厚いので皮膚切開は大きめ (2〜3mm) にします。

▶また，皮下組織が硬いので，静脈が見つからない場合はVaradyタイプのフックで皮下組織ごと静脈を吊り上げます。

3) すね

▶脛骨前面は皮下組織が薄いので静脈が目立ちやすく，残存すると患者が気にしやすいので，それほど瘤状変化が強くなくてもできる限り切除します。

▶この部位は意外に静脈を見つけにくく，末梢神経が併走していることがあるので慎重に静脈を探ります。

▶左手で皮膚をつまんで皮膚切開し，皮膚が薄いので静脈を強く牽引しないで愛護的に操作します。

4) 足部

▶足部は静脈が目立ち，浮腫や熱感などの愁訴が残りやすく追加治療が必要になることが多いので，積極的に瘤切除を行います。

▶神経障害を起こすことは意外と少ないのですが，皮下組織が薄いので，細く先端が鋭なフックで愛護的に静脈を吊り上げます。

▶出血の可能性があるので，遠位側の断端はできるだけ結紮します。

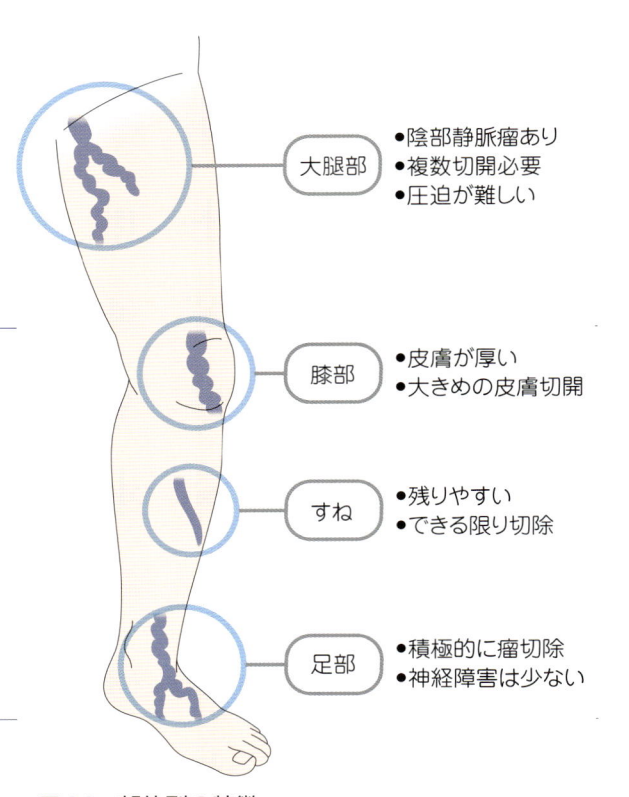

図26 部位別の特徴

- 大腿部：陰部静脈瘤あり／複数切開必要／圧迫が難しい
- 膝部：皮膚が厚い／大きめの皮膚切開
- すね：残りやすい／できる限り切除
- 足部：積極的に瘤切除／神経障害は少ない

10. 術後処置

▶ 小さい創部を縫合すると逆に跡が残るので，創部の縫合は行いません。

▶ 創部からの出血が止まりにくい場合は，3-0ナイロン糸で大きく縫合して翌日包交時に抜糸します（図27）。

▶ TLA麻酔液が創部から大量にしみ出るのでステリストリップ™は貼付せず，翌日包交時に貼付します（図28）。

▶ 帰宅時の出血を防ぐために術後の圧迫が非常に重要です。

▶ 圧迫が不適切だと水疱を形成したり，かぶれを起こし，手術そのものよりも疼痛が強かったり長期間跡が残るので注意が必要です。

▶ TLA麻酔液を吸収するためにガーゼか吸収パッドで創部を覆いますが，あまり厚いものを使用すると皮膚とのすきまに水疱が形成されます。

▶ 筆者らは，ガーゼのかわりに高吸収で薄型のシングルパッドA（白十字社製）を使用しています。

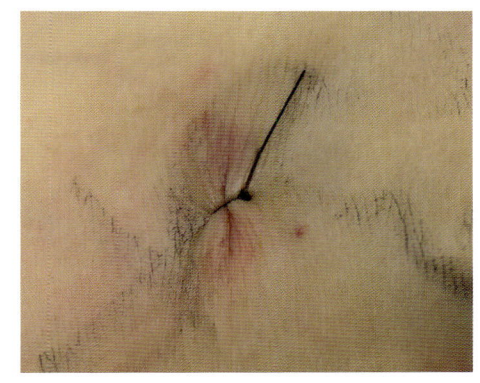

図27 出血時は縫合

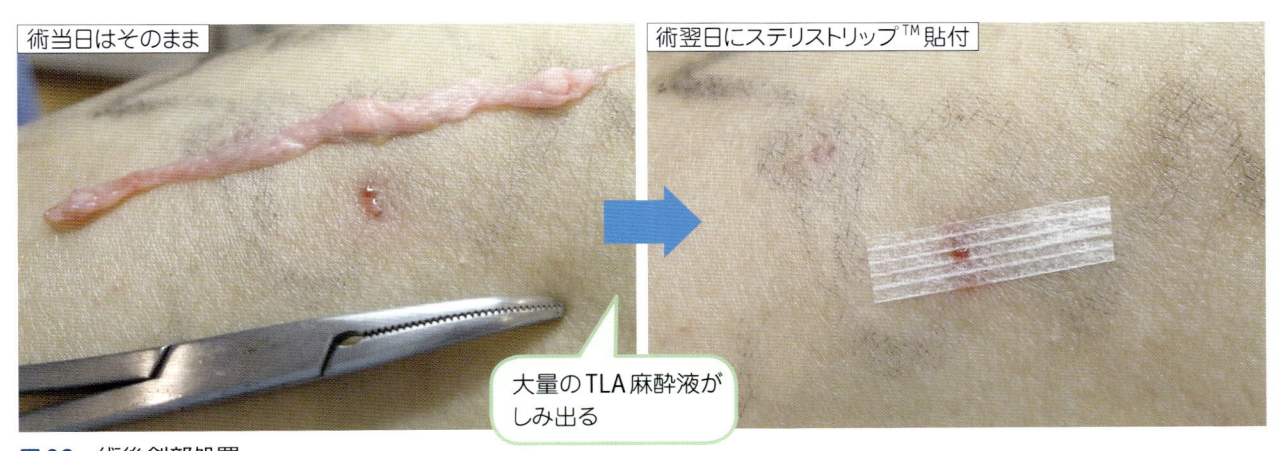

図28 術後創部処置

術当日はそのまま　→　術翌日にステリストリップ™貼付

大量のTLA麻酔液がしみ出る

10 分枝静脈瘤はどうするの？

199

- まず，かぶれ予防にワセリンを塗り，シングルパッドAの上にトリコフィックス®をかぶせます（図29）。
- その上から弾性包帯を巻き，さらにハイソックスタイプの弾性ストッキング（30〜40mmHg）を着用させます。
- 大腿部には，弾性包帯の上からスポーツ用サポーター（市販品）を着用させ，固定が難しい場合は自着性包帯を使用します。

> 術後の圧迫がとても大切

①ワセリンを塗布
②創部に吸収パッドを置き，トリコフィックス®をかぶせる
　トリコフィックス®　　シングルパッドA
③弾性包帯を巻く
④弾性ストッキングを履かせる

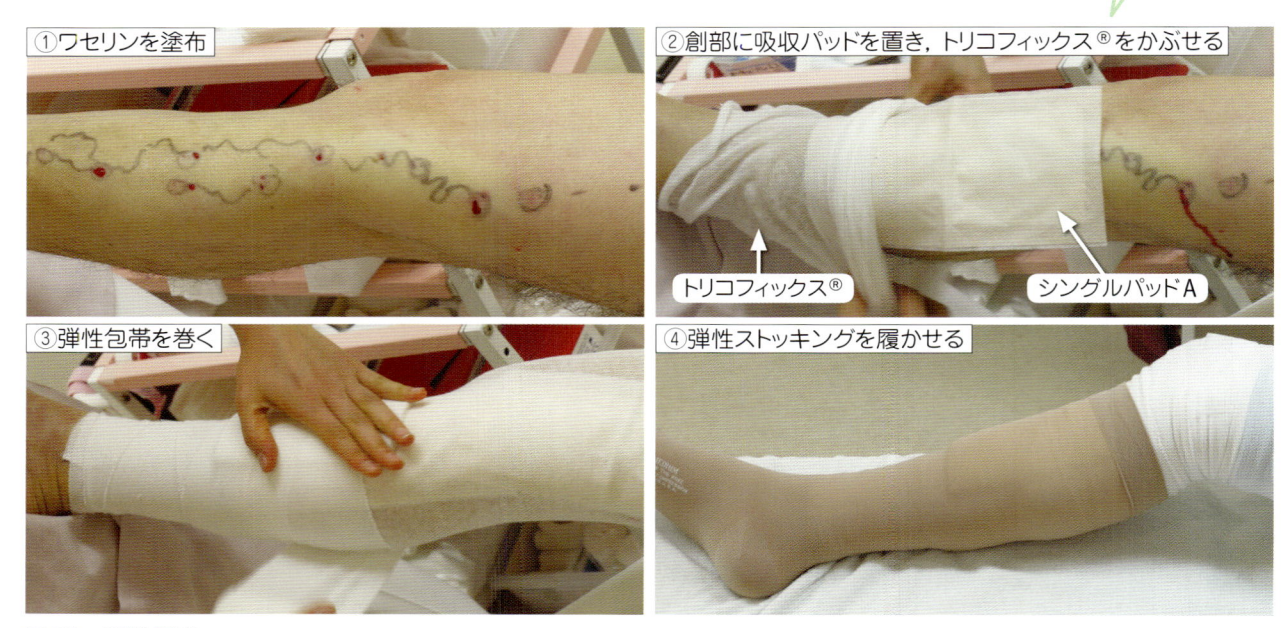

図29 術後圧迫

11. 合併症

- 主な合併症は，水疱，かぶれ，出血，血腫形成，血栓性静脈炎，神経障害，リンパ瘻，感染，色素沈着等です。

1) 水疱とかぶれ

- 水疱とかぶれは比較的頻繁に起こり，医師が考えている以上に患者には不快な合併症です。
- これらは圧迫によって起こるので，圧迫は丁寧に行い，必ず翌日から翌々日に圧迫を一旦解除して弾性ストッキングのみを着用させます。
- 水疱はキズパワーパッド™を貼付し（**第6章124頁参照**），かぶれにはリンデロン®-V軟膏を塗り，ひどい場合は経口の抗アレルギー薬を併用します。

2) 創部出血

▶帰宅後の患者からの問い合わせで最も多いのが創部からの出血です。
▶あわてないで下肢を挙上し圧迫するように指示し，サランラップ®を巻くか市販のゴミ袋をかぶせてもらいます。
▶ひどい場合は来院してもらって弾性包帯を巻き直します。
▶術中および手術終了時に創部からの出血を認める場合は，3-0ナイロン糸で創部を縫合し（**図27**），翌日抜糸します。

3) 神経障害

▶神経障害は1～5％の頻度で認められ，大部分は下腿の内側で起こり，大腿部や足部では稀です。
▶血栓性静脈炎後や脂肪皮膚硬化症の部分は神経障害を起こしやすいので瘤切除は行いません。
▶神経障害を防ぐには，TLA麻酔を十分に浸潤する，静脈がみつからない場合は早めにあきらめる，静脈を剝離中に患者が痛みを訴えたらすぐに中断する，などの注意が必要です。
▶神経障害が起こった場合は基本的に経過観察し，愁訴が強い場合はリリカ®を服用させます（**第11章225頁参照**）。

4) その他の合併症

▶創部感染は稀ですが，MRSA感染を起こすと重篤になるので，MRSA感染を伴ったうっ滞性潰瘍症例では血管内焼灼術を含めて観血的治療は行いません。
▶リンパ瘻は，ドレーン留置や陰圧閉鎖療法はしないで，抗菌薬投与で感染を防ぎながら弾性包帯による圧迫を行い，難治性の場合は皮膚の上から創部を皮下組織ごと縫合します。
▶毛細血管の新生（telangiectasia matting）は，硬化療法後にも認められる微細な毛細血管の新生で，若い女性の整容面で問題となります。
▶非常に細い毛細血管なので硬化療法は難しく，皮膚科・形成外科でのレーザー照射の適応となります。

12. エコーガイド下 stab avulsion 法

▶ stab avulsion法では，目標の静脈が見つからないために時間がかかったり，静脈を探るときに神経障害を起こすことがあります。

▶ また，瘤状変化を起こした静脈を取り残すと，血栓性静脈炎や出血の原因となります。

▶ これらを防ぐためにエコーガイド下にstab avulsion法を行うのが非常に有効です。

▶ 血管内焼灼術時に使用したプローブを残しておいて，エコーガイド下に瘤切除を行います。

▶ エコーを最大倍率で瘤切除予定部をスキャンして，分枝静脈を観察して全体像を把握します。

▶ 分枝静脈は周囲皮下組織よりやや低エコーに認められます（図29）。

▶ エコーで目標静脈を観察しながら，メスで皮膚を軽く圧迫して静脈直上を突き刺します（図30）。

▶ 瘤切除が終わったら，エコーで再度スキャンして取り残しがないことを確認します。

▶ 最近ではケーブルレスのエコー（ACUSON Freestyle，シーメンス・ジャパン社）も発売されており，本法に使用すると非常に有用です。

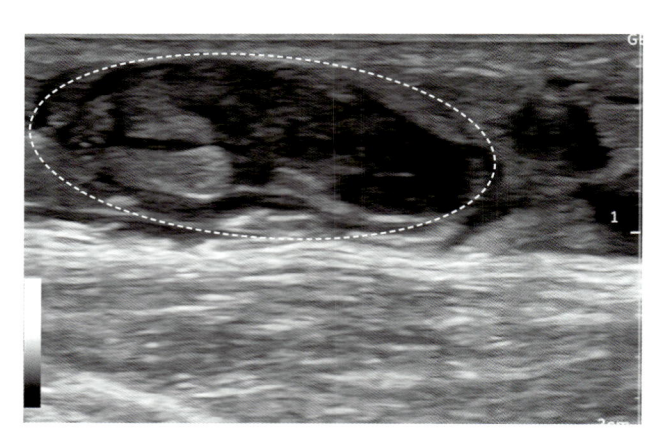

図29 分枝静脈瘤のエコー所見
皮下組織よりやや低エコーに認められる。

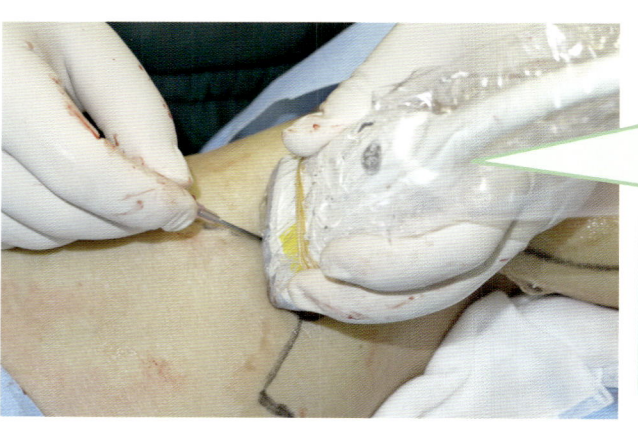

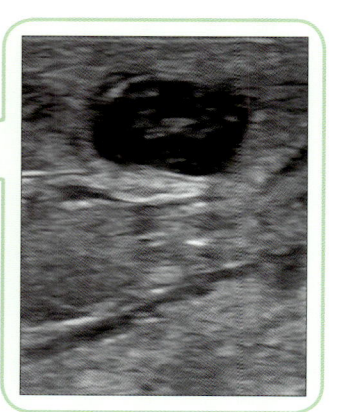

図30 エコーガイド下 stab avulsion

文献

1) Monahan DL：Can phlebectomy be deferred in the treatment of varicose veins？ J Vasc Surg 42：1145-1149, 2005.
2) Welch HJ：Endovenous ablation of the great saphenous vein may avert phlebectomy for branch varicose veins. J Vasc Surg 44：601-605, 2006.
3) Schanzer H：Endovenous ablation plus microphlebectomy/sclerotherapy for the treatment of varicose veins：single or two-stage procedure？ Vasc Endovascular Surg 44：545-549, 2010.
4) 久米博子，他：血管内レーザー焼灼術と硬化療法で行う大伏在静脈瘤の治療について．静脈学 26：9-13, 2015.
5) Olivencia JA：Interview with Dr. Robert Muller. Dermatol Surg 24：1147-1150, 1998.
6) Muller R：History of Ambulatory Phlebectomy. Ambulatory phlebectomy 2nd ed. ed by Ricci S, et al, Florida, Taylor & Francis group, 2005, p xxxiii-xl.
7) Muller R：Traitement des varices par la phlébectomie ambulatoire. Bull Soc Fr Phléb 19：277-279, 1966.
8) Ricci S：Acknowledgements. Ambulatory phlebectomy 2nd ed. ed by Ricci S, et al, Florida, Taylor & Francis group, 2005, pxxv-xxvii.

11 トラブルシューティング

Textbook of Endovenous Ablation for Varicose Veins

本章では，解剖が典型的ではない，穿刺がうまくできない，ガイドワイヤー（RFカテーテル）が上がらないなど血管内焼灼術に伴う様々なトラブルの対処方法を治療の時系列に沿って，適応編，準備編，治療編，術後編に分けて解説します。実際に血管内焼灼術を開始すると様々なトラブルが生じますが，本章を参照すればその大部分は解決すると思います。

1. 適応編

解剖学的要因

1) SFJに破格がある（GSVの合流形態が通常と異なる）

▶ SFJの破格で最も多いのはSFAの外側を回りPFAとの間からFVに合流するタイプです。
▶ このタイプでは①動脈とGSVが接している，②GSVがFVにほぼ垂直に合流している点が問題となります（**第9章153頁参照**）。
▶ ①に関しては，SFJと距離があいてもかまわないので動脈から離れた部位から焼灼を開始します。
▶ ②に関してはガイドワイヤー（RFカテーテル）がSFJ部で挿入できなかったり，無理に挿入すると，屈曲して末梢側に迷入してしまう場合があります。
▶ ガイドワイヤー（RFカテーテル）の向きをエコーでよく確認し，無理に挿入しないようにします。

2) SPJに破格がある（SSVの合流形態が通常と異なる）

▶ SPJではSSVが高位で合流したり，腓腹筋静脈がSSVに合流するタイプの破格が比較的多く存在します（**第9章170頁参照**）。
▶ SPJが高位の場合は通常の血管内焼灼術を行いますが，膝窩部より5cm以上中枢側では総腓骨神経と接している場合があるので注意が必要です。
▶ 腓腹筋静脈がSSVに合流している場合は，腓腹筋静脈の合流部位より遠位部から焼灼を開始します。
▶ TLA麻酔をした後では合流部がわからなくなってしまう場合があるので，術前マーキングの時にSPJの位置をしっかりとマーキングしておきます。

3) 陰部静脈瘤がある

▶ 外見上目立つ場合は，血管内焼灼術時に同時に瘤切除を行います。
▶ 陰部静脈瘤の瘤切除は比較的難しく，広範囲に切除できないので複数箇所を結紮切離します。
▶ また，瘤切部を圧迫しにくいため術後に皮下出血を起こしやすく，患者さんにあらかじめ説明しておきます。

- 外見上目立たない陰部静脈瘤がSFJからGSVに合流して大伏在静脈瘤になっているタイプでは，単純にGSVのみに血管内焼灼術を行います。
- 陰部静脈瘤が残存あるいは再発した場合は後日，フォーム硬化療法を行います。

4) GSV (SSV) に瘤状変化がある

- 伏在静脈に瘤状変化があると，術後血栓性静脈炎やEHIT (PASTE) を起こしたり，ガイドワイヤー (RFカテーテル) が通過しなかったりします。
- 瘤状変化がSFJ (SPJ) に近い場合は，紡錘状瘤なら最大径25mm以上，囊状瘤なら20mm以上の場合は高位結紮を行います。
- 瘤状変化がGSV (SSV) の途中にある場合は，末梢側からアプローチして通常通り血管内焼灼術を行います。
- 焼灼後にエコーで瘤を観察し，焼灼が不十分な場合は瘤切除を追加します (**第4章59頁参照**)。
- ガイドワイヤー (RFカテーテル) が通過しない場合は，小切開あるいはエコー下穿刺で瘤の部位から新たなガイドワイヤー (RFカテーテル) を中枢側に挿入します。

5) Dodd穿通枝不全からの静脈瘤 (図1)

- Dodd穿通枝不全が存在しても穿通枝結紮は必要ありません。膝下のGSVをエコー下穿刺して通常通り血管内焼灼術を行います (**第9章154頁参照**)。
- この場合，①SFJが逆流の主因である，②Dodd穿通枝不全が逆流源であり，a)SFJに弁不全がない，b)SFJにも弁不全がある，の3タイプに分類されます。
- Dodd穿通枝の合流部位でGSVに著明な径の拡大が認められた場合に，Dodd穿通枝が逆流源であると診断します。
- ②のDodd穿通枝不全が逆流源であっても穿通枝結紮は必要なく，Dodd穿通枝不全を十分に通り越した部分から焼灼を行います。

6) GSVが皮膚に近いところにある

- TLA麻酔をエコー下に皮下浸潤し1cm以上間隔をとれば，皮膚熱傷はまったく心配する必要はありません。

① SFJが逆流の主因である。

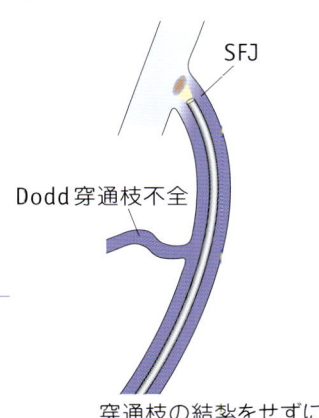

穿通枝の結紮をせずに血管内焼灼術を行う。

② Dodd穿通枝不全の逆流が主因である。

a. SFJに弁不全がない。 b. SFJにも弁不全がある。

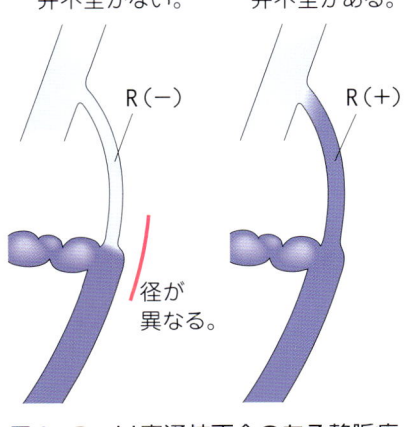

図1 Dodd穿通枝不全のある静脈瘤
R (−)：逆流なし
R (+)：逆流あり

▶しかし，術後に色素沈着やひきつれを起こす場合があるので，女性や若年者で外見上問題が生じる可能性があるときは，部分的ストリッピングを行います（**第9章162頁参照**）。

7) 静脈が蛇行している

▶蛇行している静脈は皮膚に近く浅い場合が多いので，術後に色素沈着が起こっても問題がなければ血管内焼灼術を行います。
▶末梢側をエコー下穿刺してガイドワイヤー（RFカテーテル）が通れば，そのまま血管内焼灼術を行います（**図2**）。
▶ガイドワイヤー（RFカテーテル）が通過しなければ，改めて蛇行の中枢側をエコー下穿刺して血管内焼灼術を行います。

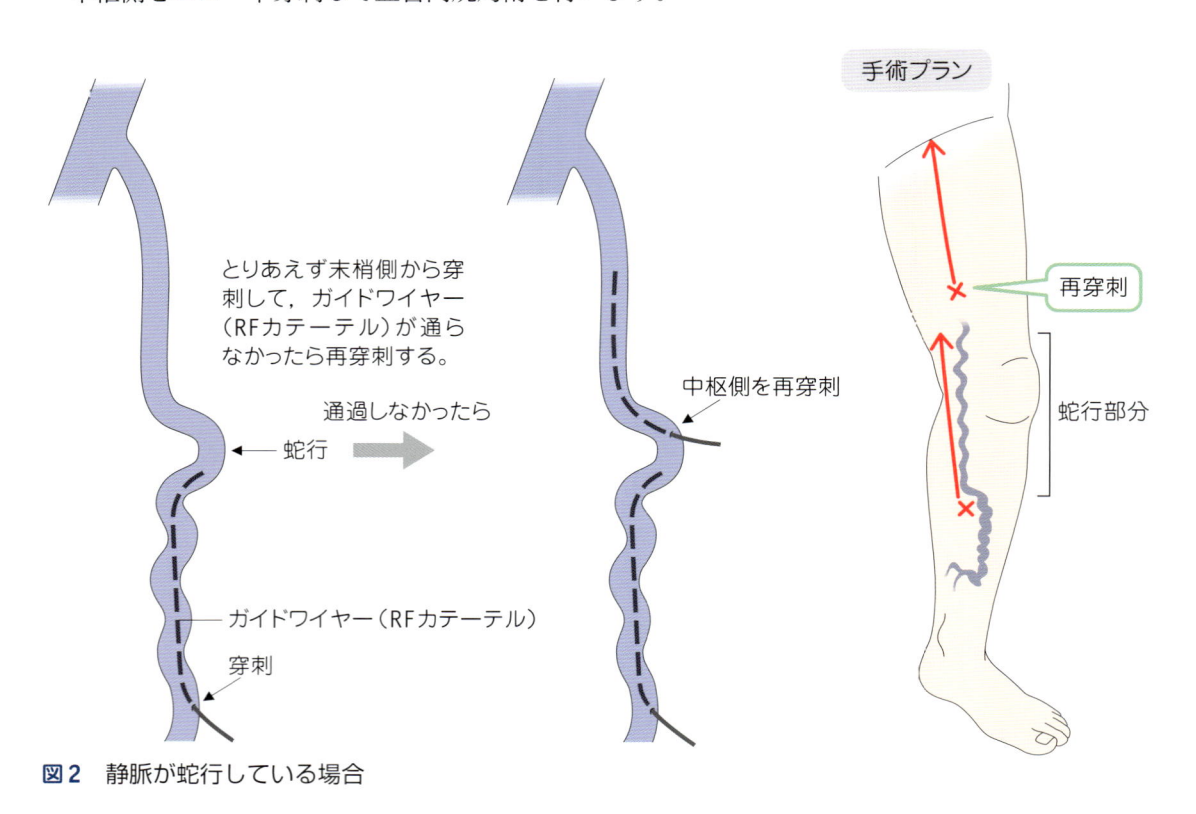

とりあえず末梢側から穿刺して，ガイドワイヤー（RFカテーテル）が通らなかったら再穿刺する。

通過しなかったら →

← 蛇行

中枢側を再穿刺

ガイドワイヤー（RFカテーテル）
穿刺

手術プラン
再穿刺
蛇行部分

図2 静脈が蛇行している場合

8) 二次性静脈瘤である（DVTの既往がある）

▶二次性静脈瘤は，基本的に血管内焼灼術を含む下肢静脈瘤治療すべての禁忌です。
▶禁忌なのは，深部静脈が閉塞して表在静脈が側副血行路になっているからではなく，DVTの既往がある場合，既知の血栓性素因がなくても血栓形成傾向があるからです。
▶しかし，すべての二次性静脈瘤が禁忌かというとそうでもありません。

- 深部静脈が閉塞して側副血行路として静脈が拡張している古典的な二次性静脈瘤ではなく，深部静脈は再疎通で開存し，表在静脈に弁不全を生じている場合もあります。
- この場合は表在静脈を治療すると症状は改善します。
- まず，弾性ストッキング等で保存的治療を行い，患者さん本人も病状と治療の危険性をよく理解した上であれば，稀に血管内焼灼術の適応となる場合もあります。

9) 副伏在静脈瘤がある

- 副伏在静脈瘤も血管内焼灼術の適応となります。
- GSVとASVに同時に弁不全を認める場合は，両者を穿刺して血管内焼灼術を行います（**第9章179頁参照**）。
- ASVは蛇行が強く，ガイドワイヤー（RFカテーテル）が挿入できない場合があります。
- また，ASVは焼灼距離が短く，ClosureFAST™カテーテル（焼灼長7cm）によるRFAの適応外の場合があります。

10) 大伏在静脈瘤および小伏在静脈瘤が両方ある

- GSVおよびSSV不全がある場合は，術中に体位変換をして両者に血管内焼灼術を行います。
- 片方の静脈が細い場合（4mm以下）や高齢者の場合は，主たる逆流源の静脈のみを治療します。
- 治療の順番は，①静脈径の太いほうから，②静脈径がほぼ同じ場合はGSVから，血管内焼灼術を行います（**第9章179頁参照**）。
- 980nmレーザーではファイバー先端がなまってしまうので，後から焼灼を行う静脈のレーザー出力を2W高くしますが，1,470nmレーザーでは出力を変える必要はありません。

11) うっ滞性潰瘍がある

- うっ滞潰瘍の有無と血管内焼灼術の適応は無関係で，むしろ，うっ滞性潰瘍や皮膚炎のある重症例は血管内焼灼術のよい適応です。
- 血管内焼灼術とストリッピング手術は下肢静脈瘤に対する治療効果は同じですので，重症度によって術式を選択する必要はありません。
- ただし，うっ滞性潰瘍はMRSA感染を伴っている場合があり，創部に重篤なMRSA感染を起こす危険性があります。

> MRSA（−）ならうっ滞性潰瘍は血管内焼灼術のよい適応！

▶初診時に潰瘍の培養検査を行いMRSAが検出された場合は，厳重な圧迫療法を行って潰瘍が完全に閉鎖してから血管内焼灼術を行います。

12) 血栓性静脈炎の既往がある

▶表在性血栓性静脈炎があっても血管内焼灼術は可能ですが，血栓性素因がある場合がありますので，術前にプロテインS，C欠損症や抗リン脂質抗体の有無を必ずチェックします。
▶表在性血栓性静脈炎が伏在静脈内にある場合は，ガイドワイヤー（RFカテーテル）が通過しないことがあるので注意が必要です。
▶また，血栓性静脈炎を起こした直後の場合は，血栓の消退とともに瘤が縮小するため，半年程度保存的に経過観察をしてから改めて手術適応を検討します。

その他のトラブル

1) バイアスピリン®等，抗血栓薬を内服している

▶必要性の少ない抗血栓療法の場合は，主治医に確認していったん抗血栓療法を中止し，治療後に再開します（**第4章61頁参照**）。
▶内服中止が難しい場合は，エコー下穿刺で血管内焼灼術のみを行い，下腿の瘤切除は行わず3カ月経過を観察して瘤が残存した場合は硬化療法を追加します。

2) 膠原病がある

▶膠原病があっても落ちついているか，寛解していれば血管内焼灼術は可能です。
▶しかし，静脈血栓症を合併しやすい疾患（ベーチェット病など），抗リン脂質抗体症候群を合併する場合，疾患の治療にステロイドや免疫抑制薬を使用している場合は，血管内焼灼術を含めた静脈瘤の治療は基本的に行えません（**第4章63頁表7参照**）。

3) 心筋梗塞の既往がある，狭心症を合併している

▶単に胸痛があっただけで狭心症と診断されていることも多いので，冠動脈造影や心筋シンチグラフィーなどの検査を行っているかど

うか，診断の経緯をよく聞く必要があります。
- 血管内焼灼術の侵襲は軽いので心機能等は問題となりませんが，TLA麻酔にエピネフリンが含まれているため心筋梗塞や狭心症の患者さんでは注意が必要です。
- 筆者らは心筋梗塞，狭心症の既往があっても，既にステント，冠動脈バイパス手術などの治療が行われていて冠動脈の狭窄が残っていなければ血管内焼灼術の適応としています。
- 冠動脈の狭窄があっても病状が落ちついている場合は，主治医へ手術の可否を確認の上，エピネフリンを添加しないTLA麻酔で血管内焼灼術を行います（**第5章85頁参照**）。

4）精神疾患がある

- 状態が安定していて，本人が治療の必要性，内容をきちんと認識できるようであれば血管内焼灼術の適応となります。
- 内服薬を確認し，抗精神病薬を多量に服用している場合は，相互作用の可能性があるためプロポフォールの使用は控えるようにします。
- 最近ではクロルプロマジンに代表される抗精神病薬がDVTの危険因子とされているため，可能であれば中止します。
- 中止が難しい場合は，DVTのリスクが高いことをインフォームドコンセントし，適応（有症状，うっ滞性皮膚炎）を厳しく考える必要があります。

5）ピル，ホルモン製剤を内服している

- ピルに代表されるホルモン製剤は全般的に血栓症のリスクがあるので，内服中は血管内焼灼術を含めた下肢静脈瘤の治療は行えません。
- ホルモン製剤は更年期障害の治療や，男性でも前立腺がんの治療に使用されることがあるので注意が必要です。
- 中止が可能な場合は，1カ月前に中止し術後2週間で再開します。

6）局所麻酔薬アレルギーがある

- 局所麻酔薬（リドカイン）にアレルギーがある場合は，全身麻酔で治療を行うか，リドカイン以外の局所麻酔薬の使用を検討します。
- しかし，本当のリドカインアレルギーは少なく，添加されている保存薬に対するアレルギーであったり，迷走神経反射やエピネフリンへの反応である場合が多いので，アレルギーが起きた状況を詳細に

聴取する必要があります。
- また，血管内焼灼術時の鎮静に使用されるプロポフォールは，乳化剤としてグリセリン，精製卵黄レシチンおよびダイズ油が使用されています。
- したがって，卵，大豆アレルギーのある場合はプロポフォールが使用できません。
- プロポフォールは白濁していますがこれは乳化のためであり，牛乳アレルギーは大丈夫です。

7) 血小板が少ない

- 血小板数5万/μL以上を血管内焼灼術の適応とし，10万以下では瘤切除は行いません。
- C型慢性肝炎の場合は，肝硬変による血小板低下を起こしていることがあるので，注意が必要です。

8) 感染症がある

- 感染症の有無は血管内焼灼術の適応とは関係がなく，各施設の基準に則って治療を行います。
- もちろんディスポ機材はすべて使い捨てとし，再滅菌は行いません。
- HCV抗体陽性の場合は，肝機能障害による血小板低下に注意が必要です。

2. 準備編

1) 座位がとれない手術台である

- 座位がとれない手術台でも血管内焼灼術は可能です。
- しかし，できれば体位変換が可能な手術台を使用することをお勧めします。

2) 部屋が暗くできない

- エコー下操作が多いので，できるだけカーテン等で部屋を暗くできるようにします。
- しかし，暗くしすぎると手元の操作ができなくなってしまうので，

ほどほどの暗さになるように調整しておく必要があります。

3) 術中にエコー装置が壊れた！

▶ 基本的には血管内焼灼術にエコー装置は必須です。
▶ しかし，何らかの事情で術中にエコー装置が使用できなくなった場合，エコー装置がなくても血管内焼灼術を行うことができます。
▶ 小切開法で静脈アクセスを行い，TLA麻酔は盲目的に浸潤します。
▶ 焼灼開始部位はEVLAの場合はaiming beamを，RFAの場合はマーカーと温度センサーを目安にして決定します。
▶ しかし，あくまで緊急時の方法であり，通常の場合はお勧めしません。

4) TLA麻酔のつくり方がわからない

▶ TLA作製時に一番重要なのは，確実に混合しているかどうかをチェックすることです。
▶ スタッフが慣れないうちは，術野に滅菌カップを用意してもらい，術者の目前で混合します。
▶ スタッフにあらかじめ作製してもらう場合は，必ずダブルチェックを行います。
▶ TLA麻酔は生理食塩水，キシロカイン®注射液「1％」エピレナミン含有，メイロン®を混合して作製しますが，それぞれの量はおおまかでよく，細かく計量する必要はありません（**第5章83頁参照**）。
▶ 生理食塩水は開栓タイプのものを用意すると混合するのが簡単です。

3. 治療編

穿刺

1) 静脈が細くなり見つけられない

▶ 静脈が攣縮を起こしていると考えられます。
▶ ホットパックで温める，ターニケットやゴムバンドで中枢側を駆血する，頭高位にする等の処置をします。
▶ どうしても穿刺が難しければ，早めにあきらめて小切開法にて静脈にアクセスします。

2）エコー下穿刺がうまくできない

▶エコー下穿刺は慣れないと難しく感じますが，症例を重ねれば必ずできるようになります。
▶チェックポイントは，①穿刺する静脈の状態，②プローブのグリップ，③穿刺針の刺入方向です（**第5章78頁参照**）。
▶まず，半座位をとって静脈をできるだけ拡張させ，静脈が太くて刺しやすい穿刺部位を選択します。
▶術者は必ず椅子を使用して，肘と手首を患者さんの身体で固定します。
▶エコープローブは下半分をつまむように持ち，手首と小指の外側を支点として軽く浮かせるようにします（**第5章79頁参照**）。
▶プローブの中心軸を通る面と穿刺針の刺入方向を一致させます。
▶"15分"で穿刺が成功しなかったら小切開法に移行しますが，はじめから小切開法でアプローチをするのはやめましょう。

3）穿刺針から血液が逆流しない

▶静脈穿刺後に内套を抜去しても血液の逆流が認められない場合，血液が逆流するまで外套をゆっくりと引き抜きます。
▶それでも血液が逆流しなかったり，逆流してもポタポタと少量しか認められない場合は，すぐにあきらめて再穿刺します（**第5章77頁参照**）。

ガイドワイヤー（RFカテーテル）・シース挿入に関するトラブル

1）エコーでガイドワイヤー（RFカテーテル）がみえない

▶静脈内に挿入したガイドワイヤー（RFカテーテル）がエコーで描出できない場合，それは静脈内にないのであって，たまたま見えないのではありません。
▶必ず遠位側からエコーの"短軸像"で走行を追います（**図3**）。
▶ガイドワイヤー（RFカテーテル）が見えないまま手技を続行してはいけません！

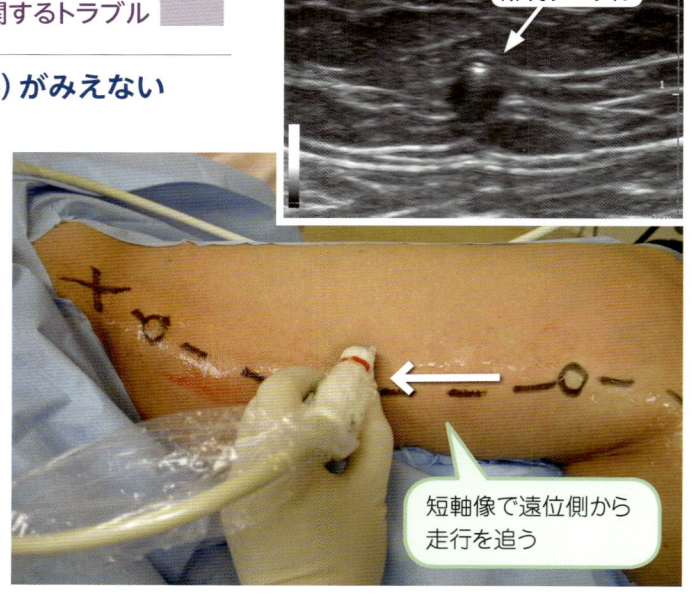

図3 ガイドワイヤー（RFカテーテル）の見つけ方

2) ガイドワイヤー（RFカテーテル）挿入時に抵抗があり，上がらない

▶ 留置針に挿入してすぐに抵抗がある場合は，そもそも留置針が静脈内に入っていないので，粘っても意味はなく，すぐに抜去して再穿刺します。

▶ ガイドワイヤーがすべって挿入できているかどうかわかりにくい場合は，ケースの中のワイヤー末端をみると，挿入できているかどうかがわかります（**図4**）。

▶ 静脈の途中でガイドワイヤーが引っかかって挿入できない場合は，**表1**の操作を順番に行います。

▶ その際，ガイドワイヤーが引っかかっている部位をエコー下に観察しながら先端の向きの修正を行います（**図5**）。

▶ ClosureFAST™ カテーテルの場合は，まず用手的に誘導し，だめな場合はガイドワイヤーを使用します（**第8章147頁8参照**）。

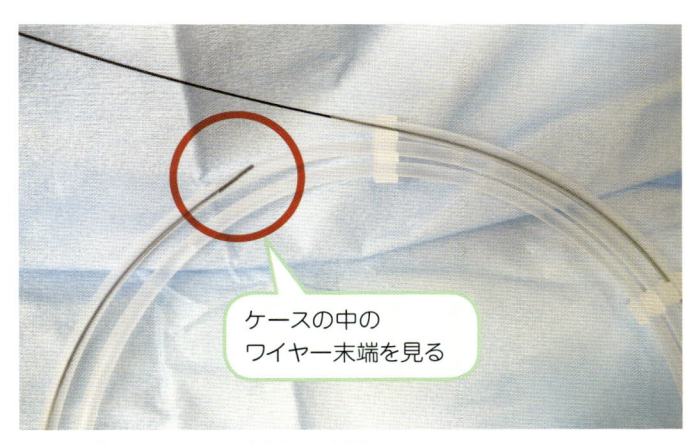

図4 ガイドワイヤー挿入の確認

表1　ガイドワイヤーが引っかかったときの処置

1) ワイヤーを出し入れする
2) ワイヤーのケースを回す
3) 手でワイヤー先端の向きを修正する
4) 患者の体位変換を行う
5) シースを挿入する
6) ワイヤーを抜き，シースのみで挿入する

⬇

5～10分であきらめて，再穿刺あるいは小切開アクセスに変更する。

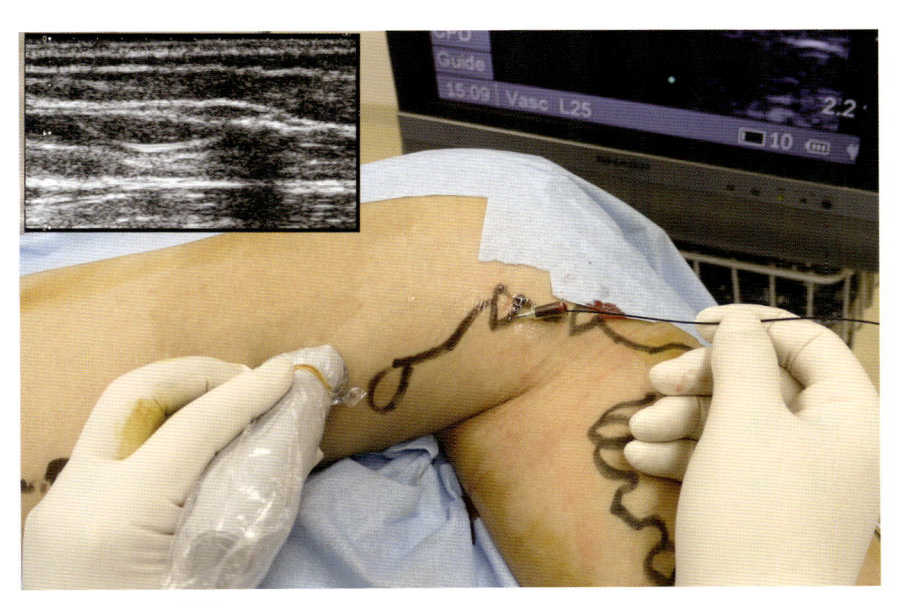

図5　エコーで操作

3) ガイドワイヤーが抜けてしまった

▶ ガイドワイヤーが抜けてしまった場合は，再穿刺あるいは小切開アクセスでガイドワイヤーを再挿入するしかありません。

▶ ガイドワイヤーが抜けてしまうのは，誤って引っかけて抜いてしまう場合と，ガイドワイヤー自体のたわみによって自然に抜けてしまう場合があります（**図6**）。

▶ 術者は穿刺部付近でガイドワイヤーを押さえて，抜けないように注意します。

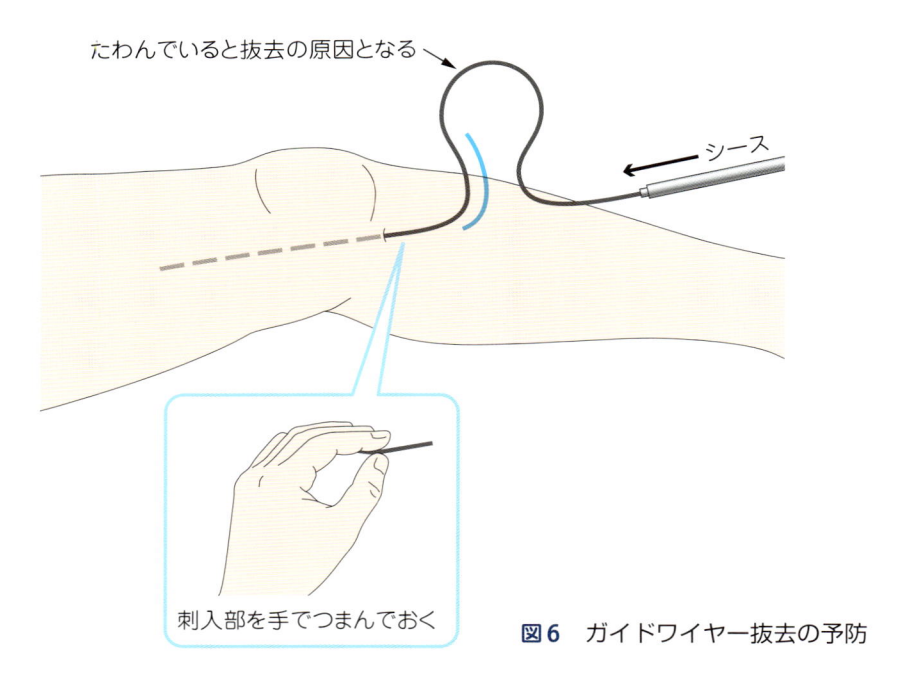

たわんでいると抜去の原因となる
シース
刺入部を手でつまんでおく

図6 ガイドワイヤー抜去の予防

4) シースが挿入できない

▶ 血管内焼灼術で使用されるシースは太いので（6あるいは7Fr），穿刺針の外套であらかじめ穿刺部皮膚を拡張しておきます（**第7章131頁⓾，第8章144頁❸参照**）。

▶ 左手で穿刺部皮膚を牽引して緊張させ，シースとガイドワイヤー全体を一直線状にして，時計方向にシースをねじりながら挿入します。

▶ 挿入できない場合は，尖刃メスでガイドワイヤーに沿うように穿刺部皮膚を突き刺してからシースを挿入します。

5) シースが上がらない

▶ ガイドワイヤーが静脈内に確実に入っているのに，シースが途中で引っかかって中枢側に上がらない場合，①ガイドワイヤーが穿刺部

①穿刺部でいったん血管外に出ている。　②瘤状変化の中でとぐろを巻いている。

血管外　ガイドワイヤー

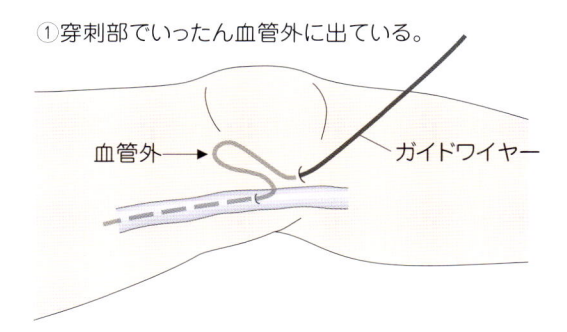

瘤状変化

③穿刺枝から深部静脈に入っている。

穿通枝
深部静脈

④SFJで枝に迷入している。

深部静脈

⑤SFJで下向きに入っている。

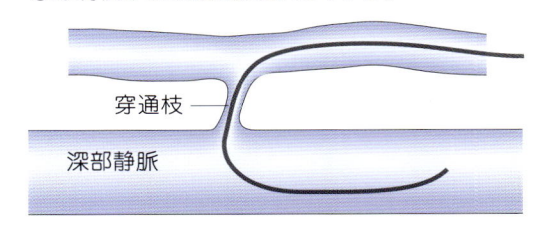

図7 シースが上がらない場合

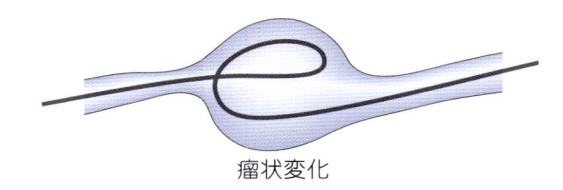

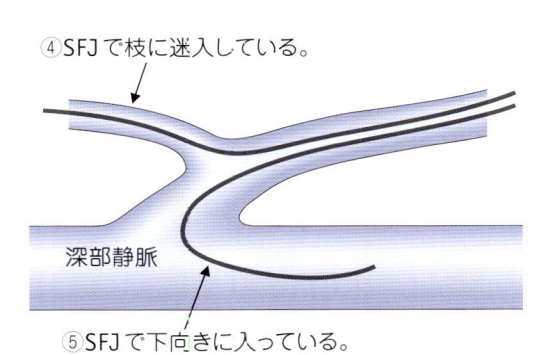

でいったん静脈外に出ている，②瘤状変化の中でとぐろを巻いている，③穿通枝から深部静脈に入っている，④SFJで枝に迷入している，⑤SFJで下向きに入っている，などの理由が考えられます（**図7**）。
▶エコーでガイドワイヤーの走行を全長にわたって確認し，とぐろを巻いていたり，穿通枝や枝に迷入している場合は方向を修正します。
▶穿刺部で静脈外に出ている場合は，再穿刺か小切開法に切り替えます。

6）シースにファイバーが挿入できない

▶シースにファイバーが挿入できないのは，シースが挿入前に折れ曲がってくせがついているか，SFJ（SPJ）の角度が急峻か，あるいはSFJでシースが末梢側に折れ曲がって挿入されているからです。
▶SFJ（SPJ）の角度が急峻な場合は，少しシースを抜去してファイバーを入るところまで挿入し，シースごとSFJ（SPJ）を越えるまで挿入します。
▶SFJでシースが末梢側に折れ曲がっているのはSFJに破格がある場合が多く（**第9章153頁参照**），エコー観察下にシースをSFJまで抜去します。

TLA麻酔に関するトラブル

1) TLA麻酔がsaphenous compartmentにうまく拡がらない

▶ 針の先端がsaphenous compartmentにきちんと入っていないと，TLA麻酔はきれいに浸潤できません。
▶ エコーは長軸像でシース（RFカテーテル）を描出し，同じ画面でTLA麻酔の注射針を同時に描出します**(第5章88頁参照)**。
▶ 注射針の先端がシース（RFカテーテル）ぎりぎりに来るように誘導し，シースから周囲組織をはがすようにTLA麻酔を浸潤していきます。

2) TLA麻酔をしたらSFJ・SEVがわからない

▶ TLA麻酔時に空気を注入しない限り，SFJ・SEVは必ずエコーで描出できます。
▶ SFJ・SEVがわからない場合は，まず"短軸像で"GSVを末梢から中枢に向かってスキャンします。
▶ SFJの手前でGSVに合流するSEVを認めるので，そこを軸としてプローブを回転させて長軸像にすると，モニターの中心がちょうどSEV合流部になります**(第5章92頁図37参照)**。
▶ エコーでSFJ・SEVが同定できない場合は，EVLAではaiming beamの透過光，RFAではマーカーと温度センサーを目安にします。

3) SPJの位置がわからない

▶ SFJに比べ，SPJはTLA麻酔後にエコーで描出しにくくなります。また破格も多く，はっきりしたSPJがない場合もあります。
▶ 術前エコーでSPJの解剖をよく把握し，術前マーキングの際はSPJの高さを正確にマーキングしておきます。
▶ TLA麻酔後にSPJの位置がわからないときは，皮膚表面のマーキングを目安に焼灼開始位置を決定します。

レーザーおよび高周波焼灼に関するトラブル

1) aiming beamが見えない

▶肥満等でSFJが深い場合，aiming beamが見えない場合があります。

▶部屋の照明を暗くするとほとんどの場合は透過光を確認できますが，それでも見えない場合は，ファイバーが深部静脈内にある可能性が高いため，エコーでファイバーの先端をよく観察します。

▶また，既にレーザー焼灼を開始した後は，aiming beamが見えない場合があります。

2) レーザーが照射できない

▶フットスイッチを押してもレーザーが照射されない場合，表2のような原因が考えられます。

▶操作パネル，緊急停止スイッチ，ファイバーの接続部および電源の接続部を確認し，レーザー装置を再起動してみます。

▶ファイバーの不具合が疑われる場合はファイバーを交換します。

▶以上を試みても照射できない場合は，製造販売元に連絡をします。

表2 レーザーが照射できない原因

- レーザー装置が照射可能な状態ではない（stand-by等）
- 緊急停止スイッチが押し込まれている
- ファイバーの接続が不十分
- 背側の電源コードがしっかりはまっていない
- ファイバー再使用
- ファイバーの不良

3) 高周波焼灼ができない

▶ClosureFAST™カテーテルは温度センサーがいったん30℃以上にならないと起動しないので，最初にRFジェネレーターと接続しないでRFカテーテル挿入した場合は，本体の強制スタートのボタンを押します（図8）。

▶本体とRFカテーテルの接続，電源の接続部を確認し，RFジェネレーターを再起動してみます。

▶一旦焼灼が開始した後に停止した場合は，深部静脈

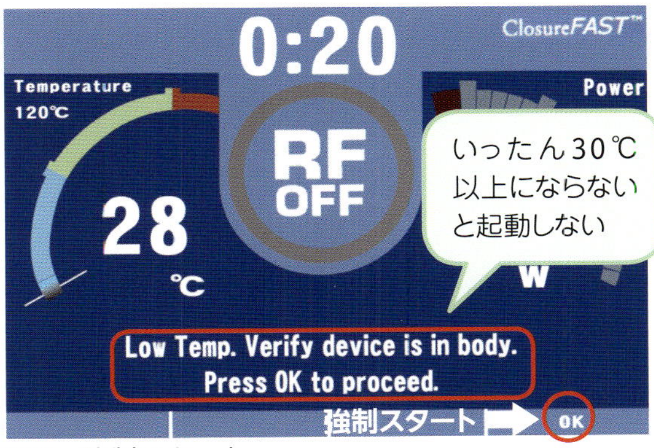

図8 強制スタート

内での焼灼が疑われるので，RFカテーテル先端の位置を再度チェックします。
- RFカテーテルの不具合が疑われる場合は，ガイドワイヤーを挿入してRFカテーテルを交換します。
- 以上を試みても焼灼できない場合は，製造販売元に連絡をします。

4) 焼灼中に痛みがある，TLA麻酔が効かない

- TLA麻酔が適切な部位に浸潤されていれば焼灼中に痛みはまったくなく，麻酔の量や濃度とは関係ありません。
- 焼灼中に痛みを訴えたら焼灼をすぐに中止して，エコー下にTLA麻酔を追加します。
- TLA麻酔を追加しても痛みがある場合は，その部位はあきらめてファイバー（RFカテーテル）を数cm引き抜いて焼灼を再開します。
- 念のため，TLA麻酔にリドカインが確実に混入されているかどうかを確認します。

> 最悪なのは"我慢して下さい"。痛がったらすぐに焼灼中止！

5) 深部静脈内で焼灼を行ってしまった

- 最も避けるべき事態ですが，深部静脈内での焼灼による合併症の報告例は現在までのところありません。
- 恐らく深部静脈は太くて血流量が多いので，短時間焼灼を行っても静脈の閉塞は起こらないと考えられます。
- しかし，長時間焼灼を行った場合は，DVTや静脈穿孔による出血を起こす可能性があります。
- 万が一，長時間，深部静脈内で焼灼を行った場合は，腹部骨盤CTを撮影して後腹膜血腫の有無を検索する必要があります。

6) 静脈が閉塞していない

- ファイバー（RFカテーテル）が目標の静脈に挿入されていない，焼灼が行われなかった，レーザー出力が弱い，あるいは牽引速度が速すぎた，などが考えられます。
- 特に，ガイドワイヤーを使用した場合は，目標の静脈以外にワイヤーが迷入した可能性があります。
- 1,470nmレーザーとClosureFAST™カテーテルによる焼灼後は，若干中心部に芯があるようにドーナツ状に開存していますが，いずれ閉塞します。

▶ GSVを閉塞した場合，側副血行路としてASVが開存してGSVが開存しているように見える場合があります。

4. 術後編

術直後のトラブル

1) 手術台から立ち上がれない，歩けない

▶ TLA麻酔による偶発的な神経ブロック(**第6章121頁参照**)あるいは腓骨神経麻痺の可能性があります。

▶ 偶発的な神経ブロックは，大伏在静脈瘤では大腿神経，小伏在静脈瘤では脛骨神経をブロックすることによって起こります。

▶ 下肢，特に膝に力が入らないという訴えが多く，無理に立たせると転倒の危険があります。

▶ 安静にしていれば2〜3時間で自然に回復するので，帰宅前に膝の屈伸運動をしてもらい，可能ならば帰宅してもらいます。

▶ 足部の背屈ができない下垂足(drop foot)があれば，腓骨神経麻痺を疑います。

▶ SSVの焼灼時に，膝窩部より5cm以上頭側から焼灼を開始すると総腓骨神経障害の危険性があります(**第5章93頁参照**)。

▶ 腓骨神経麻痺を疑った場合は専門医による診断，治療が必要です。

2) しびれている

▶ 手術直後から翌朝までTLA麻酔を行った範囲は感覚がないか鈍い状態が続きます。

▶ これは，TLA麻酔の効果で，エピネフリンによるリドカインの吸収抑制により約18時間持続します。

▶ 患者さんには「心配はない，明日以降回復する」と説明します。

3) 包帯から出血している

▶ TLA麻酔後は，血液が混じった淡赤色の麻酔液が多量にしみ出てきます。

▶ 治療後はガーゼや吸収パッドを当てますが，麻酔液が吸収しきれない場合もあります。

- これを患者さんが出血と勘違いすることがよくありますので，事前に心配ないと説明しておきます。
- また，包帯からではありませんが，圧迫していない部位に起こった皮下出血を出血と訴えてくることもあります。
- stab avulsionの創部から出血することが稀にありますが，静脈性出血ですので心配ありませんが，可能ならば来院してもらって弾性包帯を巻き直します。
- 再診が難しければ下肢を挙上して押さえてもらい，布団等が汚れないようにゴミ袋等で脚をくるむように指示します。

4）足がつった

- 治療当日からその晩にかけて，よく足がつります。
- 原因は不明ですが，ほとんどの場合当日だけであり，持続することはありません。

翌日〜1週間のトラブル

1）大腿部がかぶれた，かゆみがある

- 弾性包帯あるいは弾性ストッキングによる接触性皮膚炎で，手術後に強く圧迫するためしばしば起こります。
- リンデロン®等のステロイド軟膏が有効で，かゆみが強い場合は3〜5日間，抗アレルギー薬の内服を併用します。
- その後も持続するようであれば，普段使用しているストッキングを下に着用してもらったり，ハイソックスタイプのストッキングへの変更を検討します。

2）大腿部に水疱ができた

- 包帯がずれたり，高い枕子や厚いガーゼを当てるなど皮膚との段差が大きい場合に水疱ができます。
- 意外に痛みが強く色素沈着を起こし，半年から1年程度跡が残ります。
- 水疱を形成したら，18G針で水疱を破って排液し，キズパワーパッド™を貼付します（**第6章123頁参照**）。
- 包帯を巻くときにずれがないように巻き，枕子やガーゼの厚さをできるだけ薄くすると起こりにくくなります。

3) 皮下出血が起きた

- 980nmレーザーによる血管内焼灼術後は10～40％程度に大腿部皮下出血が認められます。
- しかし，皮下出血は疼痛を起こすことは少なく，基本的には外見上の問題です。
- 約3週間で自然に消失するので，あらかじめ皮下出血が起こることと，下腿に拡がってから消失することを患者さんに話しておきます。
- 皮下出血そのものに対する処置は必要ありませんが，広範囲の皮下出血では血腫を形成している場合があります。
- 皮下出血と異なり，血腫は血栓性静脈炎による疼痛が起こります。
- 血腫による疼痛がある場合は，クーリング，鎮痛薬，サポーターによる大腿部の固定で対処します(**第6章111頁参照**)。

4) 治療翌日に痛みがある

- 血管内焼灼術直後に強い痛みが起こることはありません。
- 不安が強い患者さんに疼痛の訴えが多いので，今後の経過および現在の状態について詳しく説明します。
- 不安感が強そうな患者さんには，あらかじめ鎮痛薬を長めに(7～10日程度)処方します。

5) 静脈が閉塞していない

- 手順通りに血管内焼灼術を行っていれば，治療直後に静脈は必ず閉塞しています。
- 早期に閉塞していない場合，**表3**のような原因が考えられます。
- 治療後1カ月以内の早期再疎通あるいは静脈開存は，血管内焼灼術による再治療を検討します。

表3 早期静脈再疎通の原因

- ファイバー(RFカテーテル)が目的の静脈内に挿入されていなかった
- ファイバーの牽引が速すぎた
- レーザーの出力が低すぎた
- レーザーが照射されていなかった
- シース内で焼灼していた
- 焼灼中のRFカテーテルの圧迫が不十分だった

6）SFJ（SPJ）に浮遊する血栓がある

▶血管内焼灼術の1〜7％にSFJ（SPJ）にEHIT（PASTE）と呼ばれる血栓が認められますが，ほとんどの場合は1カ月程度で自然消失し，症候性の肺塞栓症を起こすことはありません。
▶EHIT Class 3以上では抗凝固療法を行います（**第6章117頁図12参照**）。

7）大腿部がつっぱる，痛みがある

▶ほとんどの症例で，治療後2〜3日すると大腿部のつっぱり感や圧痛が出現します。
▶通常2週間以内におさまるので，つらくなければ自然におさまると患者さんに説明して経過を観察します。
▶痛みが強ければ，鎮痛薬を追加して大腿部をサポーターで固定します（**第6章111頁参照**）。

遠隔期のトラブル

1）大腿部がしびれている

▶血管内焼灼術後に大腿部に軽度の知覚異常を認めることがあります。
▶静脈焼灼の影響よりもTLA麻酔あるいは麻酔の針による末梢神経の障害と考えられます。
▶通常，自然に回復するので，患者さんには6カ月から1年程度で治ると説明します。

2）弾性ストッキングがはけない

▶血管内焼灼術を行う前に弾性ストッキングの着用が最低3週間必要であることを説明し，着用が可能かどうかを確認しておきます。
▶不安がある場合は，治療前に弾性ストッキングを処方して着用してもらいます。
▶治療後に接触性皮膚炎や手の怪我等で着用が難しい場合は，ステロイド軟膏の使用，弾性包帯やハイソックスタイプに変更等の処置を行います。
▶最近では弾性ストッキングの術後着用期間は短縮される傾向にあるので，弾性ストッキングを着用しないで経過観察を行うこともできます。

3) 皮膚熱傷が起きた

▶ TLA麻酔を適切な部位に浸潤し，皮膚と静脈の間を1cm以上空けておけば皮膚熱傷が起こることはありません。
▶ 万が一皮膚熱傷を起こした場合は通常の創傷処置を行いますが，熱傷は皮膚全層から皮下組織に及んでいるため，炎症が落ちついた時点でdebridementと皮膚縫合が必要になる場合があります。

4) 神経障害が起きた

▶ TLA麻酔の影響があるため，治療直後は知覚神経障害ははっきりせず，1週間から1カ月程度経過してからしびれ等の訴えで診断されます。
▶ 範囲が狭い場合は，そのまま経過観察すれば6〜12カ月で自然回復します。
▶ 範囲が広い場合は3〜6カ月程度ビタミンB_{12}を内服させますが，50％程度は神経障害が完全に回復せず残存します。
▶ しかし，知覚神経障害が残存しても日常生活に支障をきたすことは少なく，ほとんどの場合は気にならなくなります。
▶ 神経障害の愁訴が強い場合は，リリカ®を服用させるか，ペインクリニックに相談します。

5) 再疎通が起きた

▶ いったん閉塞した静脈が再度開存する再疎通は，主に静脈が血栓性閉塞した場合に起こります。
▶ 静脈の血栓性閉塞はレーザー出力の不足，ファイバーの牽引が速すぎるなどにより静脈壁に十分な傷害が与えられなかったことにより起こります。
▶ 治療後3カ月以内に認められることが多いですが，1年以上経過しても起こることがあります。
▶ 治療静脈の径が2mm以下になれば再疎通は起こりません。
▶ 静脈の再疎通が起きても焼灼によって静脈壁はある程度硬くなっているので，すぐに臨床的な再発はしません。
▶ したがって，再疎通しても，臨床的な再発がなければ追加の治療を行う必要はありません。
▶ 肉眼的に明らかな再発を認めた場合はフォーム硬化療法を行います。
▶ 早期の再疎通で静脈径が太い場合は，再治療を検討しますが，焼灼

によって静脈がもろくなっているのでストリッピングではなく，再度血管内焼灼術を行います。

6) 再発が起きた

▶ 術後の再発は①SFJ/SPJの分枝再発，②焼灼静脈の再疎通，③副伏在静脈不全，あるいは④不全穿通枝，によって起こります。
▶ 肉眼的な静脈瘤や症状を認める場合は，治療を行います。
▶ 治療は，フォーム硬化療法を第一選択とし，硬化療法が無効な場合，外科的治療を検討します（**第5章104頁参照**）。

Textbook of Endovenous Ablation for Varicose Veins

参考資料

参考資料として血管内焼灼術を行う際に必要な物品の供給先，下肢静脈瘤診療に必要な書類等および2011年1月に施行された6学会による下肢静脈瘤に対する血管内焼灼術の実施基準を掲載します。

1. 下肢静脈瘤の治療に必要な医療機器と供給先

☐ 内は商品名

▶ 血管内レーザー治療を含む下肢静脈瘤の治療にはレーザー装置以外にも多くの医療機器が必要です。以下のリストは下肢静脈瘤の治療を行うのに必要な主な医療機器とその供給先です。あくまでも筆者らが知っている，あるいは使用している範囲の物ですが参考にして下さい。（註：2015年12月現在の情報です。）

●レーザーおよび高周波焼灼装置・備品

ELVeS® レーザー1470（波長1470nm）・ラディアル2リングファイバー

ELVeS® レーザー（波長980nm）・光ファイバー／イントロデューサー

株式会社インテグラル
〒141-0021
東京都品川区上大崎 2-25-2
新目黒東急ビル 11F
Tel：03-6417-0810
Fax：03-6417-0853
www.varixlaser.jp

ClosureFast™ カテーテル・ClosureRFG™ ジェネレーター

日本コヴィディエン株式会社
2016年3月22日より
〒108-0075
東京都港区港南 1-2-70
品川シーズンテラス
Tel：0120-998-971
www.medtronic.co.jp
＊2015年メドトロニック株式会社に買収

Endotherme™1470

株式会社メディコスヒラタ　大阪本社
〒550-0002
大阪市西区江戸堀 3-8-8
Tel：06-6443-2288
Fax：06-6445-2458
www.medicos-hirata.co.jp/

●イントロジューサーシース・覆布

メディキットスーパーシース®7.0F×11cm

カテーテルイントロジューサー®3.0F×70cm, 50cm, 6.0F×50cm

【パック化ディスポーザブル製品】

メディキットカテーテルイントロジューサーキット®（レーザー用タイプ）品番 CK4416

メディキットカテーテルイントロジューサーキット®（RF用タイプ）品番 CK4449

メディキット株式会社
〒113-0034
東京都文京区湯島 1-13-2
Tel：03-3839-0202
Fax：03-3839-3977
www.medikit.co.jp/

●注射針

デントロニクス注射針No.30® (0.30×12mm)

株式会社デントロニクス
〒169-0075
東京都新宿区高田馬場1-30-15
Tel：03-3209-7121
Fax：03-3232-6764
www.dentronics.co.jp/

テルモカテラン針®20G 70mm

テルモ株式会社
〒151-0072
東京都渋谷区幡ヶ谷2-44-1
Tel：0120-12-8195
Fax：0465-81-4253
www.terumo.co.jp/

●ガイドワイヤー

ラジフォーカス®ガイドワイヤーM 0.025", 0.032", 0.035"

ラジフォーカス®ガイドワイヤーM 0.025" 150cm・スティッフタイプ・アングル形

＊0.025"はClosureFAST™カテーテル用

テルモ株式会社
〒151-0072
東京都渋谷区幡ヶ谷2-44-1
Tel：0120-12-8195
Fax：0465-81-4253
www.terumo.co.jp/

ガイドワイヤーVF-AG2515-4T® 0.025" 150cm・アングル型

ガイドワイヤーVF-AG3215-4T® 0.032" 150cm・アングル型

ガイドワイヤーVF-AG3515-4T® 0.035" 150cm・アングル型

ガデリウス・メディカル株式会社
〒107-0052
東京都港区赤坂7-1-1
青山安田ビル4F
Tel：03-5414-8753
Fax：03-5414-8756
www.gadeliusmedical.com/

メディキットガイドワイヤー®AR326K (TX) 0.032" 150cm・アングル型

メディキット株式会社
〒113-0034
東京都文京区湯島1-13-2
Tel：03-3839-0202
Fax：03-3839-3977
www.medikit.co.jp/

●エコー装置

| Xario100™／Xario200™ | ほか

東芝メディカルシステムズ株式会社
〒108-0022
東京都港区海岸3-20-20
ヨコソーレインボータワー
Tel：03-6369-9641
Fax：03-6369-9651
www.toshiba-medical.co.jp/

| Venue 50 | ほか

GEヘルスケア・ジャパン株式会社
〒191-8503
東京都日野市旭が丘4-7-127
Tel：0120-202-021
www.gehealthcare.co.jp/

| ACUSON Freestyle™ |

シーメンスヘルスケア株式会社
〒141-8644
東京都品川区大崎1-11-1
ゲートシティ大崎ウエストタワー
Tel：03-3493-7520
Fax：03-3493-7521
www.healthcare.siemens.co.jp

| Venue 40 Vascular Access |

製造元：GEヘルスケア・ジャパン株式会社
販売元：日本コヴィディエン株式会社
〒108-0075
東京都港区港南1-2-70
品川シーズンテラス
Tel：0120-998-971
www.medtronic.co.jp

| ARIETTA60®／ARIETTA70®・Noblus® | ほか

日立アロカメディカル株式会社
〒181-8622
東京都三鷹市牟礼6-22-1
Tel：0422-45-5121
Fax：0422-45-7751
www.hitachi-aloka.co.jp

●TLA麻酔ポンプ

| Klein Infiltration Pump |　☞図1
| Tubing®（ポンプ用チューブ）|

HK Surgical, Inc.
1271 Puerta del Sol
San Clemente, CA 92673 USA
Tel：949-369-0101
Fax：949-369-9797
E-mail：hkinfo@hksurgical.com
www.hksurgical.com/

Wagner-Medical
P.O.Box 431
202 Dodd Street
Middlebourne, WV 26149 USA
Tel：304-758-2370
Fax：304-758-0055
E-mail：wagnermedical@hotmail.com
www.wagner-medical.com/

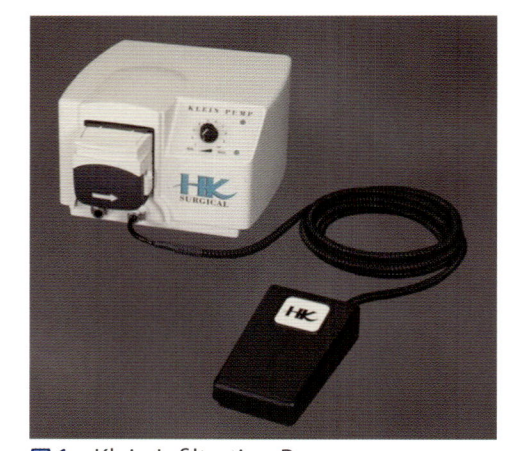

図1　Klein Infiltration Pump

Infiltration Tubing w/ single spike・品番 TVS#M0068SS

＊Klein Infiltration Pumpのチューブ代替品

Total Vein Systems
901 Yale Street
Houston, Texas 77008 USA
Tel：888-868-8346
Fax：713-863-1601
www.totalvein.com

●静脈フック・モスキート

榊血管鈎 ☞図2
モスキート血管鉗子

株式会社インテグラル
〒141-0021
東京都品川区上大崎2-25-2
新目黒東急ビル11F
Tel：03-6417-0810
Fax：03-6417-0853
www.varixlaser.jp

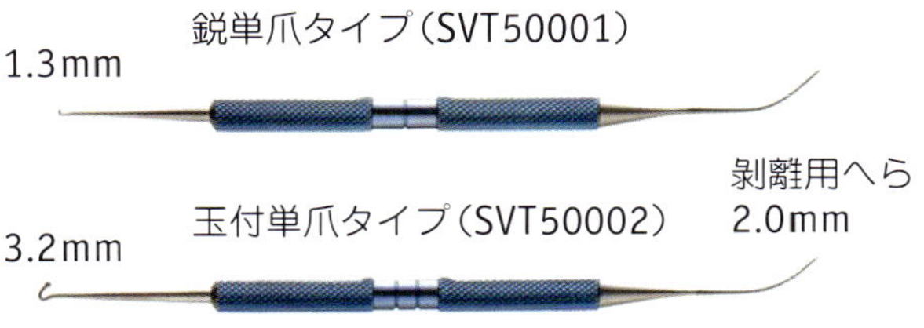

1.3mm　鋭単爪タイプ（SVT50001）

3.2mm　玉付単爪タイプ（SVT50002）　剥離用へら 2.0mm

Vein hooks®

Wagner-Medical
P.O.Box 431
202 Dodd Street
Middlebourne，WV 26149 USA
Tel：304-758-2370
Fax：304-758-0055
E-mail：wagnermedical@hotmail.com
www.wagner-medical.com/

図2　榊血管鈎

●弾性ストッキング

ジョブスト®
テルモ株式会社
〒151-0072
東京都渋谷区幡ヶ谷2-44-1
Tel：0120-12-8195
Fax：0465-81-4253
www.terumo.co.jp/

レックスフィット®
株式会社リムフィックス
〒113-0033
東京都文京区本郷3-3-12
ケイズビルディング4F
Tel：03-3818-8493
Fax：03-3818-8495
www.limfix.com

レッグサイエンス舞®
株式会社ジェイ・エム・エス
〒730-8652
広島県広島市中区加古町12-17
カスタマーサポートセンター
Tel：0120-200-517
www.jms.cc/

SIGVARIS®弾性ストッキング
販売元：九州メディカルサービス株式会社東京営業所
〒111-0056 東京都台東区小島2-20-7　扶桑御徒町ビル
Tel：03-3863-8028
Fax：03-3863-8029
www.kyushu-med.jp/

参考資料

●弾性ストッキング着脱補助用具

Doff N' Donner™ ☞ 図3

販売元：ガデリウス・メディカル株式会社
〒107-0052
東京都港区赤坂7-1-1
青山安田ビル4F
Tel：03-5414-8753
Fax：03-5414-8756
www.gadeliusmedical.com/

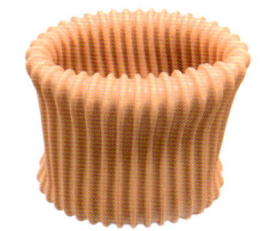

図3　Doff N' Donner™

ARION Magnide®・ARION Easy-Slide®・ARION Sim-Slide® ☞ 図4

販売元：九州メディカルサービス株式会社東京営業所
〒111-0056
東京都台東区小島2-20-7　扶桑御徒町ビル
Tel：03-3863-8028
Fax：03-3863-8029
www.kyushu-med.jp/

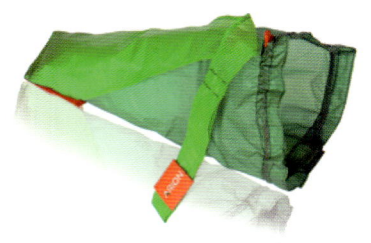

図4　ARION Magnide®

●滅菌ゼリー

アクアソニック滅菌ゲル®

ガデリウス・メディカル株式会社
〒107-0052
東京都港区赤坂7-1-1
青山安田ビル4F
Tel：03-5414-8753
Fax：03-5414-8756
www.gadeliusmedical.com/
Japan Medical Net：japan-medical-net.com/

●硬化剤

ポリドカスクレロール®0.5%・1%・3%注2mL

ゼリア新薬工業株式会社
〒103-8473
東京都中央区日本橋小舟町9-17
日本橋デュープレックスビル
Tel：03-3663-7431
Fax：03-3663-7401
www.zeria.co.jp

●ストリッパー

ナバトフ血栓除去子セット LD250-00

製造元：GEOMED社（ドイツ）
販売元：株式会社ジェイ・シー・ティー　関東支店
〒224-0001
神奈川県横浜市都筑区中川1-29
イイダビル4F
Tel：045-910-0867
Fax：045-912-7844
www.jct-inc.jp/

JMSディスポーザブル静脈ストリッパー・SV用ベル型ヘッド ワイヤ付・TLA針

株式会社ジェイ・エム・エス
〒140-0013
東京都品川区南大井1-13-5
新南大井ビル
第三営業部
Tel：03-6404-0604

2. 下肢静脈瘤診療に使用される書類

①超音波検査記録用紙

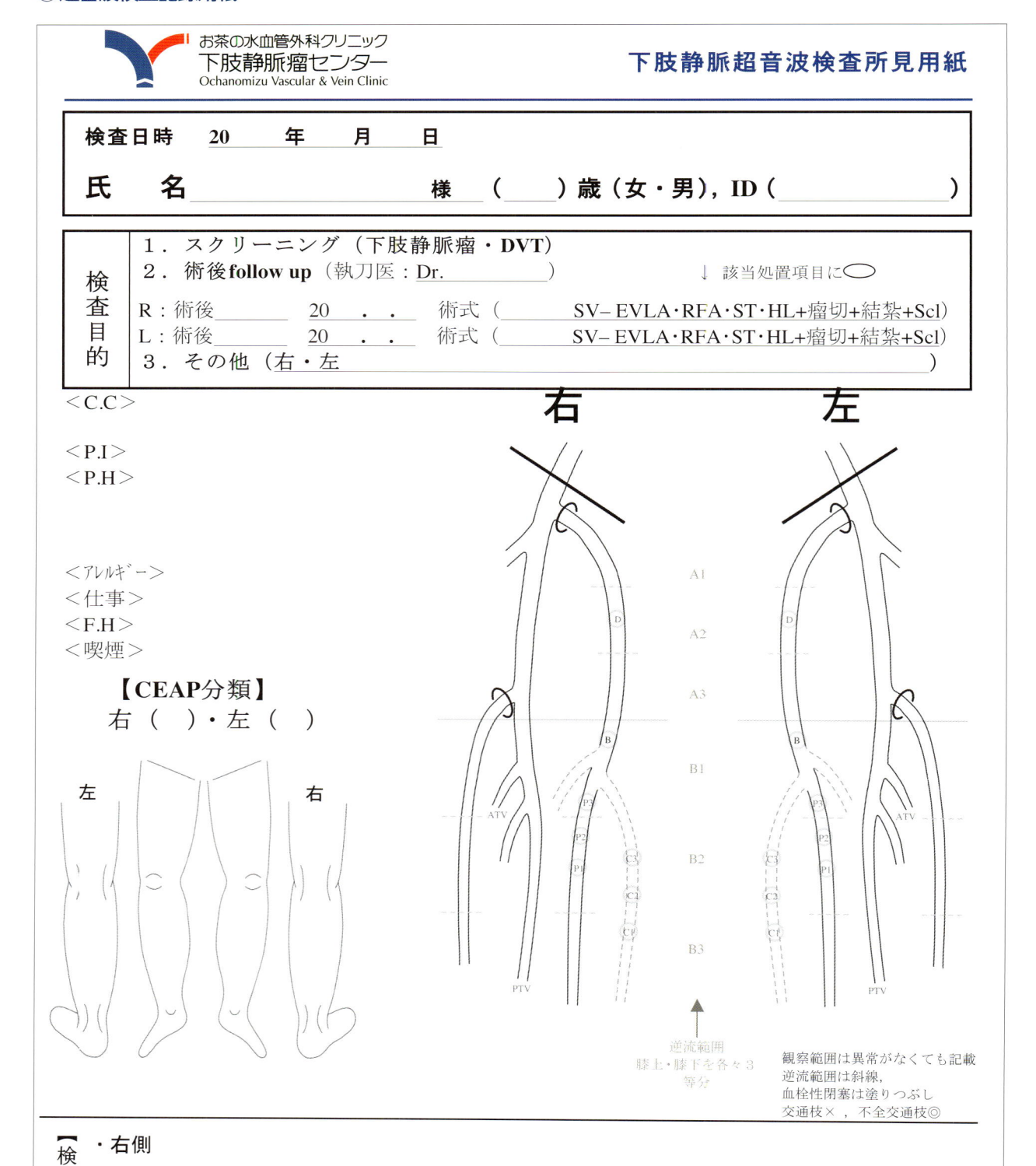

お茶の水血管外科クリニック　下肢静脈瘤センター
Ochanomizu Vascular & Vein Clinic

下肢静脈超音波検査所見用紙

検査日時　20　　年　　月　　日

氏　名　　　　　　　　　　　様　（　　）歳（女・男），ID（　　　　　　）

検査目的
1. スクリーニング（下肢静脈瘤・DVT）
2. 術後 follow up（執刀医：Dr.　　　　　　）　↓該当処置項目に◯
   R：術後　　　20　．．　術式（　　　SV–EVLA・RFA・ST・HL+瘤切+結紮+Scl）
   L：術後　　　20　．．　術式（　　　SV–EVLA・RFA・ST・HL+瘤切+結紮+Scl）
3. その他（右・左　　　　　　　　　　　　　　　　　　　　）

<C.C>

<P.I>
<P.H>

<アレルギー>
<仕事>
<F.H>
<喫煙>

【CEAP分類】
右（　）・左（　）

右　　　　　左

逆流範囲
膝上・膝下を各々3等分

観察範囲は異常がなくても記載
逆流範囲は斜線，
血栓性閉塞は塗りつぶし
交通枝×，不全交通枝◎

【検査所見】
・右側
・左側
・両側

検査者

参考資料

②手術説明書（GSV血管内治療）

お茶の水血管外科クリニック
下肢静脈瘤センター
Ochanomizu Vascular & Vein Clinic

手術・麻酔説明書・同意書

説明日　２０　　年　　月　　日
患者名　　　　　　　　　　　　説明医師

1. 手術の名称
　（右・左）大伏在静脈の血管内治療（レーザー／高周波による）

2. 手術・麻酔方法
　- 手術はあお向けになり、局所麻酔と静脈麻酔にて行います。
　- 足に細い針を刺すか皮膚を切って、レーザーファイバー（高周波カテーテル）を大伏在静脈の中に通し、中からレーザー（高周波）を照射し静脈を焼いて閉鎖します。
　- 残った静脈瘤は、別の場所を切って取り除く（静脈瘤切除術）か、硬化剤を静脈に注入して固めます（硬化療法）。
　- 手術時間は約１時間で、手術中に異常がなければ当日中に歩いて帰宅できます。

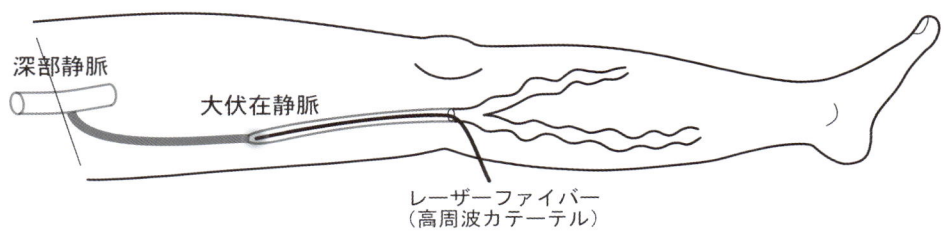

（図：深部静脈、大伏在静脈、レーザーファイバー（高周波カテーテル））

3. 合併症
　- 薬によるアレルギー：手術の時に使う麻酔薬等でアレルギーをおこすことがあります。ひどい場合には、まれに血圧が低下したり、心停止になることがあります。
　- 深部静脈血栓症：エコノミークラス症候群とも言います。足の奥にある静脈に血栓（血のかたまり）ができ足がはれたり、血栓が移動して肺の血管に詰まり呼吸困難を起こし（肺塞栓症）、入院治療が必要になることがあります。（1000人に１人）。
　- 神経障害：足の皮膚の感覚が部分的ににぶくなることがあります。回復には１年程度かかり、神経障害が残る場合もありますが、歩行や運動に影響はありません。
　- 血栓性静脈炎：残った静脈瘤が固くなり、痛くなったり、皮膚に色がつくことがあります。次第に改善しますが、治るまで半年以上かかります。
　- 太ももの皮下出血、痛み：時におこりますが、２−３週間でよくなります。
　- その他の合併症：皮下血腫、傷の出血・化膿、リンパ漏、動静脈瘻、皮膚のやけど
　- 合併症にはできる限り対処致します。また状況によっては関連する病院に入院していただく場合もありますのでご了承下さい。

4. その他特記事項

③手術説明書（SSV血管内治療）

お茶の水血管外科クリニック　下肢静脈瘤センター
Ochanomizu Vascular & Vein Clinic

手術・麻酔説明書・同意書

説明日　２０　　　年　　　月　　　日

患者名　　　　　　　　　　　　　　説明医師

1. 手術の名称
   （右・左）小伏在静脈の血管内治療（レーザー／高周波による）

2. 手術・麻酔方法
   - 手術はうつぶせで、局所麻酔と静脈麻酔にて行います。
   - ふくらはぎに細い針を刺すか皮膚を切って、レーザーファイバー（高周波カテーテル）を小伏在静脈の中に通し、中からレーザー（高周波）を照射し静脈を焼いて閉鎖します。
   - 残った静脈瘤は、別の場所を切って取り除く（静脈瘤切除術）か、硬化剤を静脈に注入して固めます（硬化療法）。
   - 手術時間は約40分で、手術中に異常がなければ当日中に歩いて帰宅できます。

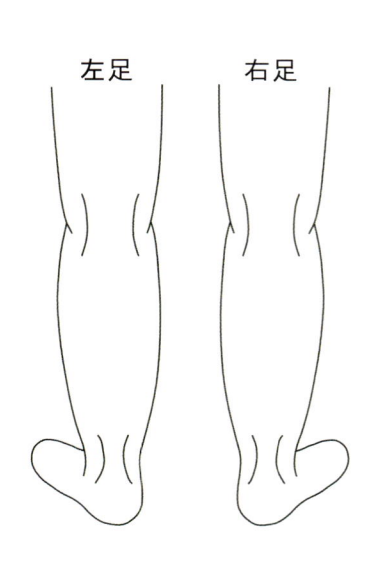

   左足　　右足

3. 合併症
   - 薬によるアレルギー：手術の時に使う麻酔薬等でアレルギーをおこすことがあります。ひどい場合には、まれに血圧が低下したり、心停止になることがあります。
   - 深部静脈血栓症：エコノミークラス症候群とも言います。足の奥にある静脈に血栓（血のかたまり）ができ足がはれたり、血栓が移動して肺の血管に詰まり呼吸困難を起こし（肺塞栓症）、入院治療が必要になることがあります。（1000人に1人）。
   - 神経障害：足の皮膚の感覚が部分的ににぶくなることがあります。回復には1年程度かかり、神経障害が残る場合もありますが、歩行や運動に影響はありません。
   - 血栓性静脈炎：残った静脈瘤が固くなり、痛くなったり、皮膚に色がつくことがあります。次第に改善しますが、治るまで半年以上かかります。
   - 皮下出血、ふくらはぎの痛み：時におこりますが、2-3週間でよくなります。
   - その他の合併症：皮下血腫、傷の出血・化膿、リンパ漏、動静脈瘻、皮膚のやけど
   - 合併症にはできる限り対処致します。また状況によっては関連する病院に入院していただく場合もありますのでご了承下さい。

4. その他特記事項

④血管内治療クリティカルパス

日帰り手術を受けられた方へ（ 右脚・左脚 ）

来院日	手術当日	1日目	2日目	3日目	4日目	5日目	6日目	約1ヶ月目
	手術	消毒・超音波検査・診察	(/)	(/)	(/)	(/)	(/)	診察 超音波検査

弾性ストッキング
- 手術当日：日中と夜間 夜も脱がないでください
- 1日目：日中と夜間 夜もはずせません
- 2日目以降：日中と夜間 シャワー・入浴時を除き、弾性ストッキングを履いてください
- 日中のみ：太もものつっぱり感があれば"日中のみ"着用してください
- 夜寝る時は履かなくても結構です

太もものサポーター
- 夜もはずせません／夕方にはずしてください

ふくらはぎの包帯
- 夜もはずせません

薬
- 抗生物質は3日間・鎮痛剤と胃薬は5日間服用してください

シャワー・入浴
- シャワー・入浴はできません
- シャワーのみ可能です（石けんを使用できます）
- 入浴できます

日常生活・スポーツ・旅行
- 家事・散歩・近所への買い物はできます
- 術後2週間は激しいスポーツ・旅行は控えてください

仕事
- 事務仕事は当日からできます
- 重労働・立ち仕事の方は手術後2-3日間休服をとってください
- 長時間の立ち仕事（1日8時間以上）は術後1週間は避けてください

食事
- 手術前は制限がありますが（1枚目を参照）、手術後は食事の制限はありません

飲酒
- 手術後3日間はお酒は控えてください

お茶の水血管外科クリニック
下肢静脈瘤センター
Ochanomizu Vascular & Vein Clinic

- 治療後1ヶ月間は長時間（15分以上）の正座は控えてください
- 術後の経過には個人差があります
- ご不安・不明な点がございましたらお気軽にご相談ください

〒101-0062
東京都千代田区神田駿河台2-1-4
TEL 0120-36-4184, 03-5281-4103

⑤**手術説明書（GSVストリッピング手術）**

お茶の水血管外科クリニック
下肢静脈瘤センター
Ochanomizu Vascular & Vein Clinic

手術・麻酔説明書・同意書

説明日　２０　　　年　　　月　　　日

患者名　　　　　　　　　　　　　　説明医師　　　　　　　　　　　　

1. 手術の名称
　（右・左）大伏在静脈のストリッピング手術

2. 手術・麻酔方法
   - 手術はあお向けになり、局所麻酔と静脈麻酔にて行います。
   - 足のつけ根と膝の周辺を切り、大伏在静脈の中にワイヤーを通して抜き取ります（ストリッピング手術）。
   - 残った静脈瘤は、別の場所を切って取り除く（静脈瘤切除術）か、硬化剤を静脈に注入して固めます（硬化療法）。
   - 手術時間は約１時間で、手術中に異常がなければ当日中に歩いて帰宅できます。

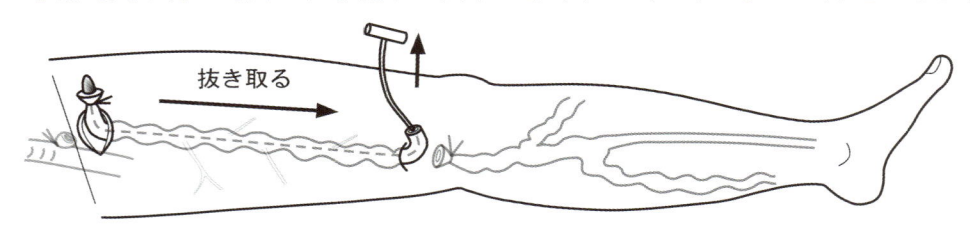

3. 合併症
   - 薬によるアレルギー：手術の時に使う麻酔薬等でアレルギーをおこすことがあります。ひどい場合には、まれに血圧が低下したり、心停止になることがあります。
   - 深部静脈血栓症：エコノミークラス症候群とも言います。足の奥にある静脈に血栓（血のかたまり）ができ足がはれたり、血栓が移動して肺の血管に詰まり呼吸困難を起こし（肺塞栓症）、入院治療が必要になることがあります。（1000人に1-2人）。
   - 神経障害：足の皮膚の感覚が部分的ににぶくなることがあります。回復には１年程度かかり、神経障害が残る場合もありますが、歩行や運動に影響はありません。
   - 血栓性静脈炎：残った静脈瘤が固くなり、痛くなったり、皮膚に色がつくことがあります。次第に改善しますが、治るまで半年以上かかります。
   - その他の合併症：皮下血腫、傷の出血・化膿、リンパ漏・深部動静脈の損傷
   - 合併症にはできる限り対処致します。また状況によっては関連する病院に入院していただく場合もありますのでご了承下さい。

4. その他特記事項

⑥ 手術説明書（SSVストリッピング手術）

お茶の水血管外科クリニック　下肢静脈瘤センター
Ochanomizu Vascular & Vein Clinic

手術・麻酔説明書・同意書

説明日　２０＿＿＿年＿＿＿月＿＿＿日

患者名　＿＿＿＿＿＿＿＿＿＿＿　　説明医師　＿＿＿＿＿＿＿＿＿＿＿

1. 手術の名称
　　（右・左）小伏在静脈のストリッピング手術

2. 手術・麻酔方法
　- 手術はうつぶせで、局所麻酔と静脈麻酔にて行います。
　- 膝の裏とふくらはぎを切り、小伏在静脈の中にワイヤーを通して抜き取ります（ストリッピング手術）。
　- 残った静脈瘤は、別の場所を切って取り除く（静脈瘤切除術）か、硬化剤を静脈に注入して固めます（硬化療法）。
　- 手術時間は約40分で、手術中に異常がなければ当日中に歩いて帰宅できます。

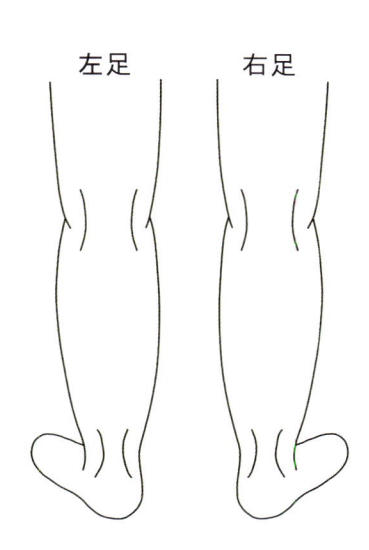

　　　　　　　　　　左足　　右足

3. 合併症
　- 薬によるアレルギー：手術の時に使う麻酔薬等でアレルギーをおこすことがあります。ひどい場合には、まれに血圧が低下したり、心停止になることがあります。
　- 深部静脈血栓症：エコノミークラス症候群とも言います。足の奥にある静脈に血栓（血のかたまり）ができ足がはれたり、血栓が移動して肺の血管に詰まり呼吸困難を起こし（肺塞栓症）、入院治療が必要になることがあります。（1000人に1-2人）。
　- 神経障害：足の皮膚の感覚が部分的ににぶくなることがあります。回復には１年程度かかり、神経障害が残る場合もありますが、歩行や運動に影響はありません。
　- 血栓性静脈炎：残った静脈瘤が固くなり、痛くなったり、皮膚に色がつくことがあります。次第に改善しますが、治るまで半年以上かかります。
　- その他の合併症：皮下血腫、傷の出血・化膿、リンパ漏・深部動静脈の損傷
　- 合併症にはできる限り対処致します。また状況によっては関連する病院に入院していただく場合もありますのでご了承下さい。

4. その他特記事項

⑦同意書

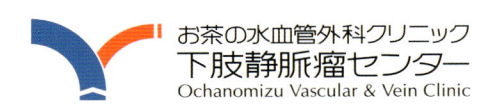

手術・麻酔説明書・同意書

同意書

私は、表記の説明を受け、手術を受けることに同意します。手術・麻酔の実施中において必要があった場合のその他の処置等についても同意します。

２０＿＿＿年＿＿＿月＿＿＿日

患者氏名＿＿＿＿＿＿＿＿＿＿＿＿＿印

住　　所＿＿＿＿＿＿＿＿＿＿＿＿＿＿＿＿＿＿

親族又は代理人（配偶者、子、兄弟姉妹、その他＿＿＿＿＿＿＿）

氏　　名＿＿＿＿＿＿＿＿＿＿＿＿＿印

住　　所＿＿＿＿＿＿＿＿＿＿＿＿＿＿＿＿＿＿

お茶の水血管外科クリニック院長・担当医殿

⑧硬化療法の説明書

硬化療法について

硬化療法とは

悪くなった静脈に、硬化剤という血管を固めてしまう薬を注入してつぶしてしまう治療法です。つぶれた静脈は、約6ヶ月で体に吸収されなくなってしまいます。硬化療法で表面の静脈をつぶしてしまっても、深いところの静脈が流れているので心配ありません。

治療前の注意（重要！）（わからない方はクリニックにお問い合わせ下さい。）

- 以下の薬を飲んでいる方は治療ができません。→ステロイド剤、ホルモン剤（ピル等）、エビスタ、ビビアント、セレスタミン
- 喘息で治療中の方、最近喘息の発作があった方は治療ができません。

治療後の注意

- 治療当日を含め3日間は入浴と飲酒、激しい運動ができません。
- 激しいスポーツや旅行は、治療後1週間くらい避けて下さい。
- ゆるいズボンか長いスカートとゆとりのあるひも靴でお越し下さい（治療後は、足に厚いガーゼを当てて弾性ストッキングを履きます）。
- 弾性ストッキングは約1ヶ月間着用して下さい（5日後までは入浴時以外昼夜24時間、その後は日中のみ着用します）。

治療方法

1. 立った状態で、静脈瘤に細い注射針を刺します。
2. そのまま横になり、硬化剤を注入します。
3. 針を抜き、血管に沿ってガーゼを当て、弾性ストッキングを履いて圧迫します。

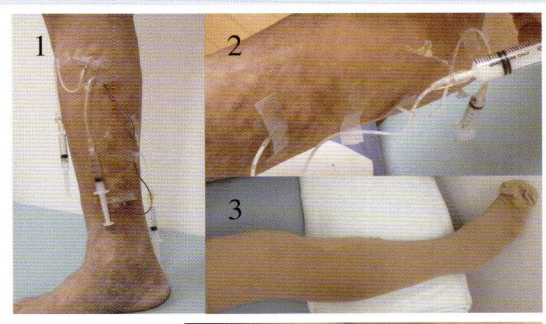

＊クモの巣状静脈瘤の場合
- クモの巣状静脈瘤・細い静脈瘤の場合は、横になったまま直接注射をします。
- 特殊な細い針を使用します。

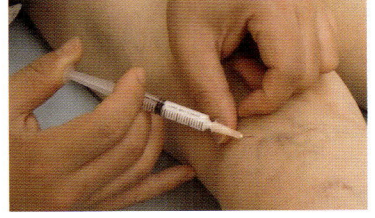

おもな合併症

- 治療直後の咳・目がチカチカする、皮下出血、色素沈着、瘤内血栓（しこり）
- まれに皮膚潰瘍、深部静脈血栓症（エコノミークラス症候群）、脳梗塞、硬化剤のアレルギーが起こることが報告されています

お茶の水血管外科クリニック　0120-36-4184・03-5281-4103

⑨硬化療法クリティカルパス

硬化療法を受けられる方へ

ID.　　　お名前　　　　　　　様

	治療当日 (/)	1日目 (/)	2日目 (/)	3日目 (/)	4日目 (/)	5日目 (/)	6日目 (/)	約1ヶ月目 (/)
診察	治療							治療後の診察
弾性ストッキングの着用	日中と夜間　弾性ストッキングを脱がないで下さい。	日中と夜間　シャワー・入浴時を除き、弾性ストッキングを履いて下さい					日中のみ　夜寝る時は履かなくても結構です	
スポーツ	スポーツは控えて下さい				"激しい"スポーツは控えて下さい			
シャワー・入浴	シャワー・入浴はできません	夕方より入浴できます（小さい絆創膏、ガーゼ、弾性ストッキングは入浴時にははずして下さい）						
仕事	長時間の立ち仕事は避けて下さい（1日8時間以上）							
飲酒	お酒は控えて下さい							

1ヶ月間は長時間の正座は避けて下さい

・治療後1週間位たつと、静脈瘤は硬くなり以前より盛り上がります。
・赤くなったり腫れたりするこもあります。
・静脈瘤から離れた場所が痛くなる事もあります。
・しばらくすると茶色になります。
・これらは治療による効果ですのでご心配いりません。
・ご不安・不明な点がございましたらお気軽にご相談ください。

お茶の水血管外科クリニック
下肢静脈瘤センター
Ochanomizu Vascular & Vein Clinic

〒101-0062
東京都千代田区神田駿河台2-1-4
TEL 03-5281-4103

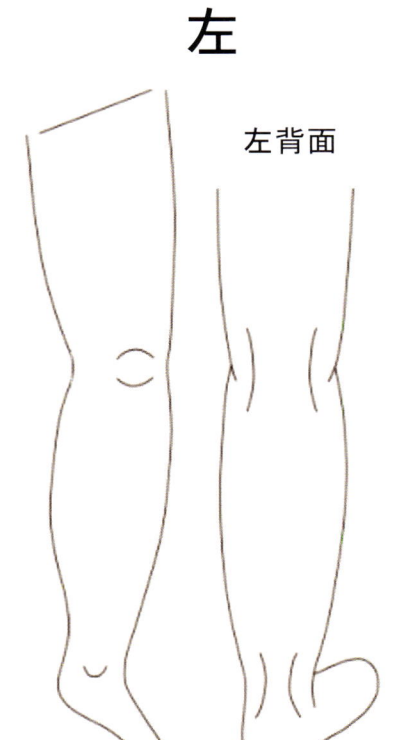

⑩ 手術記録（血管内焼灼術）

お茶の水血管外科クリニック
下肢静脈瘤センター
Ochanomizu Vascular & Vein Clinic

血管内治療手術記録

手術日時　2016 年　　　月　　　日　　　：　～　　：　　（　　分）
氏　　名＿＿＿＿＿＿＿＿＿＿＿＿（　　）歳（ 男・女 ），ID（　　　　　）

患肢・静脈	（ 右・左 ）（ GSV・SSV・ACC ）　CEAP　（ 2・3・4a・4b・5・6 ）
術　者	助手
治療方法	☐ 1470nm2ring・（　　）W（　　　）J（　　　）秒（　　）cm ☐ ラジオ波・（　　）回（　　）cm（　　）秒　☐ 他（　　）
アプローチ	（ 穿刺 ・ 小切開 ・ 高位結紮 ・ その他　　　　　　　）
付加術式	（ 瘤切除 ・ 硬化療法（　　）ml ・ その他　　　　　　　）
麻　酔	TLA＿＿＿ml+生食＿＿＿ml，Propofol＿＿＿mg，局麻＿＿＿ml
特記事項	ガイドワイヤ（なし・あり）体位変換（なし・あり）

右　　　　　　　　　　　　　　　　**左**

右背面　　　　　　　　　　　　　　　左背面

記載＿＿＿＿＿＿＿＿＿

参考資料

243

⑪手術記録（ストリッピング手術他）

下肢静脈瘤手術記録

お茶の水血管外科クリニック
下肢静脈瘤センター
Ochanomizu Vascular & Vein Clinic

手術日時　　20　年　月　日　　　：　～　：　（　　分）

氏　　名＿＿＿＿＿＿＿＿＿＿（　　）歳（男・女），ID（　　　　）

患　肢	（右・左）	術　者	
CEAP分類	（2・3・4・5・6）	助　手	
術　式	GSV　（ストリッピング・HLのみ・その他＿＿＿＿＿＿＿） SSV　（ストリッピング・HLのみ・その他＿＿＿＿＿＿＿） （術中硬化療法・瘤切除・その他＿＿＿＿＿＿＿）		
麻　酔	TLA＿＿＿ml+生食＿＿ml，Propofol＿＿＿mg，局麻＿＿ml		
ストリッピング	抜去静脈長＿＿＿cm，SFJ枝結紮＿＿＿本 静脈切断（なし・あり〈放置・再ストリッピング・切除〉）		
硬化療法	（フォーム〈0.5%・1:5・6ml〉・液体＿＿%＿＿ml）		
特記事項			

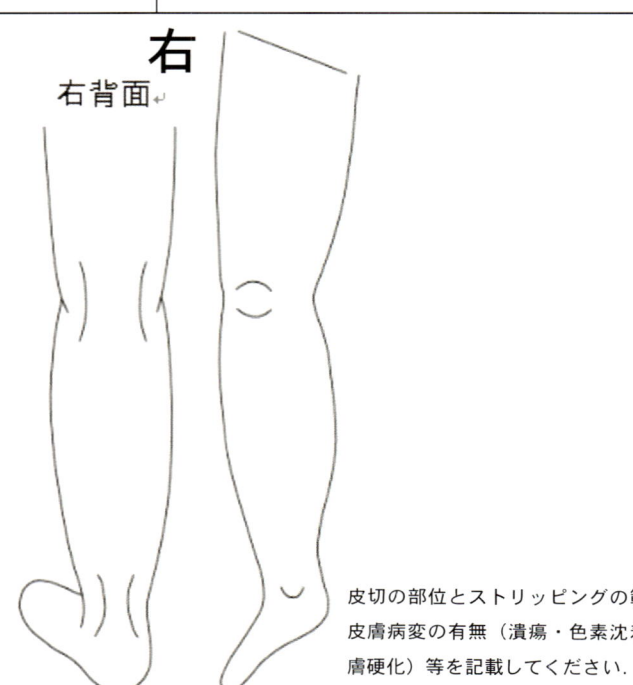

右　　　　　　　　　　　　　　左

右背面　　　　　　　　　　　　左背面

皮切の部位とストリッピングの範囲，皮膚病変の有無（潰瘍・色素沈着・皮膚硬化）等を記載してください．

記載＿＿＿＿＿＿＿

参考資料

244

⑫ **超音波検査記録の実際**

お茶の水血管外科クリニック
下肢静脈瘤センター
Ochanomizu Vascular & Vein Clinic

下肢静脈超音波検査所見用紙

検査日時　20　年　月　日

氏　名 _____様（ 61 ）歳（男・㊛），ID（_____）

検査目的
1. スクリーニング（下肢静脈瘤・DVT）
2. 術後 follow up（執刀医：Dr. _____）　　↓ 該当処置項目に ○
   R：術後_____，200 / /，術式（_____ SV – ST・EVLT・HL+瘤切+結紮+Scl ）
   L：術後_____，200 / /，術式（_____ SV – ST・EVLT・HL+瘤切+結紮+Scl ）
3. その他（右・左 _____ ）

<C.C> 左の見ため、つる（左）
<P.I>
<P.H>
<アレルギー>
<仕事>
<F.H>
<喫煙>

【CEAP分類】
右（ ）左（ ）

観察範囲は異常がなくても記載
逆流範囲は斜線，
血栓性閉塞は塗りつぶし
交通枝×，不全交通枝◎

【検査所見】
・右側　　GSV不全
・左側　　GSV不全
・両側　　DVT(−)

検査者 _____

参考資料

245

⑬ 手術記録の実際

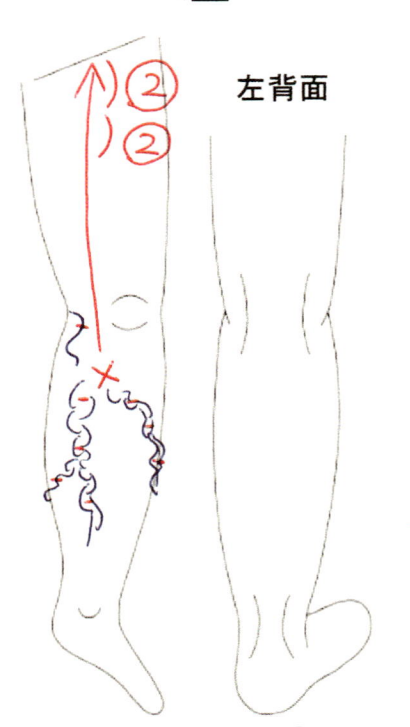

血管内治療手術記録

お茶の水血管外科クリニック
下肢静脈瘤センター
Ochanomizu Vascular & Vein Clinic

手術日時	20 年　月　日　10:33 ～ 11:02（29 分）
氏　名	（64）歳（男・⦿女），ID（　　　）

患肢・静脈	（右・⦿左）（⦿GSV・SSV・ACC） CEAP （⦿2・3・4a・4b・5・6）
術者	助手
治療方法	□ 1470nm2ring・（　）W（　）J（　）秒（　）cm ☑ ラジオ波・（8）回（37）cm（160）秒　□ 他（　）
アプローチ	（⦿穿刺）・小切開・高位結紮・その他＿＿＿
付加術式	（⦿瘤切除）・硬化療法（　）ml・その他＿＿＿
麻酔	TLA 430 ml ＋ 生食＿＿ ml, Propofol 30 mg, 局麻 1 ml
特記事項	ガイドワイヤ（⦿なし・あり）体位変換（⦿なし・あり）

右　　　　　　　　　　　　左

右背面　　　　　　　　　　左背面

記載 ㊞

3. 下肢静脈瘤に対する血管内焼灼術の実施基準

【適応】
伏在静脈に弁不全を有する1次性下肢静脈瘤

【実施施設基準】
設備機器：
血管を観察できる超音波検査装置を有し，伏在静脈のストリッピング及び高位結紮術が行える設備を有すること

専門医の常勤：
日本脈管学会が認定する脈管専門医，3学会構成心臓血管外科専門医機構の認定する心臓血管外科専門医，日本インターベンショナルラジオロジー学会専門医，日本皮膚科学会専門医あるいは日本形成外科学会専門医が常勤すること

実施施設認定は実施医がいることが必要：
実施施設については実施医がいてその施設で血管内焼灼術ができることが前提になります。

循環器医または血管外科医の協力：
循環器医または血管外科医が常勤しているか，深部静脈血栓症・肺塞栓症などの重篤な合併症発生の際に速やかに専門施設に搬送できること

【実施医基準】
下記の項目のいずれにも該当すること

1. 学会資格：
日本静脈学会，日本脈管学会，日本血管外科学会，日本インターベンショナルラジオロジー学会，日本皮膚科学会，日本形成外科学会のいずれかの会員であること

2. 基礎経験：
- 下肢静脈瘤の診断と治療を20例以上経験すること
  ただし伏在静脈のストリッピング，高位結紮術あるいは下肢静脈瘤に関する血管内治療を術者として5例以上かつ超音波検査を術者として5例以上経験すること
  なお，10例以上の血管内焼灼術を指導医のもと第一助手としておこなった場合は，下肢静脈瘤に対する5例の血管内治療経験として認める
- 深部静脈血栓症の診断と治療に精通していること

3. 研修義務：
第1回～第7回血管内レーザー焼灼術，第8回以降下肢静脈瘤血管内焼灼術の研修プログラム*を受講していること

【指導医基準】下記の項目のいずれにも該当すること
 1．学会資格：
- 脈管専門医，心臓血管外科専門医，日本インターベンショナルラジオロジー学会専門医，日本皮膚科学会専門医あるいは日本形成外科学会専門医のいずれかを有すること
- 下肢静脈瘤血管内焼灼術実施・管理委員会の業務に関与すること
 2．施行実績：
実施医の基準に加え，これまでに下肢静脈瘤の血管内焼灼術を術者として20例以上経験していること

【付帯事項】
調査体制：
追跡調査に協力すること
本基準の改定：
本基準は，臨床使用の状況等をもとに随時必要な改定を行うこと

下肢静脈瘤血管内焼灼術実施・管理委員会の設置：
日本静脈学会は研修プログラムの遂行，実施施設等の登録，市販後調査など血管内焼灼術のスムーズな運営のために「下肢静脈瘤血管内焼灼術実施・管理委員会」を設置する

＊研修プログラム参照

【関連学会】
日本静脈学会（The Japanese Society of Phlebology）
日本脈管学会（Japanese College of Angiology）
日本血管外科学会（The Japanese Society for Vascular Surgery）
日本インターベンショナルラジオロジー学会（The Japanese Society of Interventional Radiology）
日本皮膚科学会（The Japanese Dermatological Association）
日本形成外科学会（Japan Society of Plastic and Reconstructive Surgery）

＊実施医基準研修プログラム（血管内焼灼術）
- 講義
- 装置の取り扱い講習
- 穿刺手技等シミュレーション
- 超音波検査の実習
- 症例見学：実際の症例の見学またはビデオ学習

附則
 1．本実施基準は平成23年1月6日より施行する
 2．本実施基準は平成26年8月1日より改正する
 3．本実施基準は平成27年7月10日より改正する

（下肢静脈瘤血管内焼灼術実施・管理委員会「下肢静脈瘤に対する血管内焼灼術の実施基準」http://www.jevlt.org/ja/committee/rule.html，2016年1月閲覧）

＊内容については，今後変更の可能性があるので，常に日本静脈学会ホームページで最新版を参照すること．

index

数字

1％キシロカインE　84
11番メス　190
15分ルール　71

欧文

A

AASV　43
aiming beam　219
AC（alternating current）　25
ambulatory phlebectomy　187
ASV　43
Aulus Cornelius Celsus　2

B

Boné　3
Bモード　35

C

carbonization　18
Celeron RFITT™　5
chromosphere　19
Clarivein™　10
ClosureFAST™カテーテル　4, 27
ClosurePLUS™カテーテル　4, 27
Closureカテーテル　27
coagulation　18
conduction heating　27
Crochet　191

D

De medicina　2
Dodd穿通枝不全　154, 207
duplex scanning　37
DVT　48, 113

E

EFE（endovenous fluence equivalent）　97
EHIT（endovenous heat-induced thrombus）　113, 114
ELVeS Radial 2ring™ fiber　9, 22
ELVeS Radial™ fiber　21
Endotherma™ 1470　9
EVLA　7
EVLT™　7
EVRF®（Endo Venous Radio Frequency）　5

F

fluence　97

G

Giacomini vein（静脈）　42, 172
GSV　41
　——の浅在化　154
　——の重複　153

H

HSLW（hemoglobin-specific laser wavelength）　19

I

IH（induction heatings）　26

L

LASER（Light Amplification by Stimulated Emission of Radiation）　14
LEED（linear endovenous energy density）　96
Leonardo®　9

M

MRSA　209

N

Navarro　3

249

索引

NOAC（novel oral anticoagulants） 61

P

PASTE（post ablation superficial thrombus extension） 115
PASV 43
PE 113
PMDA（独立行政法人医薬品医療機器総合機構） 8
Politowski 3

R

radial 2ring fiber 22
radial fiber 21
RECOVERY Study 29
Restoreカテーテル 4
REVAS（recurrence varices after surgery） 104
RFカテーテル 215
RFジェネレーター 144
Ringlight radial fiber 9
Robert Muller 187

S

saphenous compartment 40, 86
saphenous eye 40
SEV 91
SFJの破格 46, 153
SPJ 42
　——の破格 170

SSV 42
stab avulsion法 187
stab avulsion用モスキート鉗子 191
steam bubble theory 16
sticking 95
　——現象 22

T

telangiectasia matting 201
thigh extension of the SSV 42
TLA麻酔（tumescent local anesthesia） 82, 132, 147, 189

V

vaporization 18
Varady 191
Varithena® 10
Venaseal™ 11
Venefit™ procedure 27
VNUS closureRFS™ Stylet 4
VNUS Closure system™ 4
VNUS Medical Technologies 3

W

WSLW（water-specific laser wavelength） 19

和文

あ
アゾール系抗真菌薬　83, 84
圧迫療法　101

い
イグザレルト®　117
陰部静脈瘤　206

う
うっ滞性潰瘍　209

え
エコー下TLA麻酔　86
エコー下穿刺　70, 131, 144
エジプト人の眼　40
エドキサバン　117
エビスタ®　60
エピネフリン　82
エレメントコイル　28
エンドレーザー法　7
塩酸ラロキシフェン　60

お
温度センサー　98

か
カテラン針　86
カラードプラ法　35, 38, 105
ガイドライン　52
ガイドワイヤー　147, 215
下肢静脈瘤に対する血管内焼灼術の実施基準　10, 247
下肢静脈瘤に対する血管内治療のガイドライン　9
下肢静脈瘤に対する血管内レーザー焼灼術の実施基準　9
可動マーカ　145
潰瘍性大腸炎　62

外陰部動脈　90
合併症　109
壁のたわみ　76
肝硬変　83, 85
関節リウマチ　62

き
キズパワーパッド™　123
逆向きTLA麻酔　89
逆流源　47
逆流時間　38
吸収係数　18
筋膜　40

く
クローン病　62
偶発的神経ブロック　121

け
脛骨神経　50, 119
血管内焼灼術　2
　——の指導医基準　248
　——の実施医基準　247
　——の実施施設基準　247
　——の除外基準　53
　——の適応　52
血腫　123
血小板　212
血栓性静脈炎　123, 156, 210
牽引速度　96
牽引方法　194

こ
コンベックス型　34
高位結紮術後再発　55, 155
高位結紮法　70
高周波　25

251

索引

――焼灼　98, 149
――電流　26
抗凝固薬　55, 61
抗凝固療法　117
抗血小板薬　55, 61
抗精神病薬　61
抗リウマチ薬　62
抗リン脂質抗体症候群　62
交互に替わる電流（AC）　25
交流電流　25
光熱作用　14
後方副伏在静脈（PASV）　43

さ

サポーター　200
坐骨神経　93, 119
再疎通　104, 225
再発　104, 226
――静脈瘤（REVAS）　104

し

シース　216
シングルパッドA　200
手術台　67
手術体位　130
周波数　25
出力　15
術後圧迫療法　101
術後エコー　102
術後処置　199
術前マーキング　68, 129, 138, 144
照射エネルギー密度（LEED）　96
焼灼開始部位　91
焼灼サイクル　100
焼灼静脈長　59
焼灼長　145
小切開法　70

小伏在静脈（SSV）　42
――－膝窩静脈接合部（SPJ）　42
――瘤　138, 170
静脈エコー検査　34
静脈径　44, 56
静脈の牽引　194
静脈の吊り上げ　193
静脈の攣縮　78
新規抗凝固薬（NOAC）　61
神経障害　119, 201, 225
深部静脈血栓症（DVT）　48

す

ステリストリップ™　199
ステロイド　60
水疱形成　123

せ

セーフティーマーキング　136
セルディンガー法　78
セレスタミン®　60
生活指導　102
赤外線　14
穿刺部位　72
尖刃　190
浅腹壁静脈（SEV）　91
前方副伏在静脈（AASV）　43

そ

総腓骨神経　119
――障害　93
創部感染　201
創部出血　201

た

大腿筋膜　40
大腿部サポーター　101

252

大腿部疼痛　110
大腿部皮下出血　112
大伏在静脈（GSV）　41
　　──瘤　128, 152
縦引き　195
炭化物質　18
炭酸水素ナトリウム（メイロン®）　82
短軸法　73
弾性ストッキング　101, 224
弾性包帯　101

ち
チトクロームP450 3A4（CYP3A4）阻害薬　62, 83, 84
長軸法　73
陳旧性血栓　49

て
低位分枝型　155
電磁波　14, 25
伝導加熱　27

と
トリコフィックス®　200
ドプラ法　35
動静脈瘻　90, 122
動脈損傷　90

な
内側腓腹皮神経　92, 120

に
二次性静脈瘤　208

の
嚢状瘤　45, 58

は
ハイブリッド型フック　191
バイアスピリン®　61
パルスドプラ検査　37
パルスドプラ法　35
パルス発振　15
波長1,320nmレーザー　6
波長810nmレーザー　6
端引き　195
発振形式　15

ひ
ピークパワー　15
皮下出血　112
皮膚切開　191
皮膚熱傷　121, 225
腓腹筋静脈血栓　170
腓腹神経　50
　　──障害　119
光吸収物質　19
光侵達度　18
光ファイバー　16
標準的術式　152

ふ
ファイバー牽引　96
フォーム硬化療法　105
フック　190
プレスキャン　74
プローブ　79
部分的内腔開存　103
伏在筋膜　40
伏在静脈　40
　　──径　44
副腎皮質ステロイド　60
副伏在静脈（ASV）　43
　　──瘤　179

索引

分枝再発　104
分枝静脈瘤　186

へ
ヘモグロビン特異性波長（HSLW）　19
ヘルベッサー®　83
ベーチェット病　62

ほ
ホルモン製剤　60
ポリドカスクレロール™　53
蜂窩織炎　123
紡錘状瘤　45, 58

ま
マーキング　188
マクロライド系抗菌薬　83, 84

み
ミッキーマウスサイン　46
ミルキング法　36
水特異性波長（WSLW）　19

め
免疫抑制薬　62

も
モスキート鉗子　191
毛細血管の新生　201

ゆ
誘導加熱（IH）　26

よ
横引き　194

り
リクシアナ®　117
リニア型　34
リバーロキサバン　117
リンパ瘻　123, 201
瘤状変化　45, 58, 152, 171, 207

れ
レーザー（LASER）　14
　——照射　94
　——照射条件　135
　——焼灼　94
　——ストリッピング　8
　——装置　128
連続発振　15

わ
ワソラン®　83
ワルファリン　61, 117

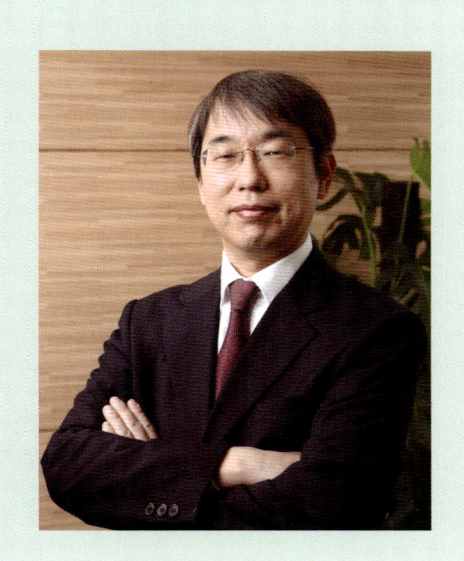

著 者

広川 雅之（ひろかわ まさゆき）
お茶の水血管外科クリニック院長

1987年　高知医科大学医学部卒業
1991年　同大医学部大学院修了
1993年　米国ジョンズ・ホプキンス大学医学部留学
1999年　高知医科大学手術部助手
2000年　東京医科歯科大学第一外科入局
2005年　東京医科歯科大学血管外科講師
2005年　現職（東京医科歯科大学血管外科非常勤講師）

日本外科学会専門医，脈管専門医，日本静脈学会評議員，
日本脈管学会評議員

Textbook of Endovenous Ablation for Varicose Veins

下肢静脈瘤
血管内焼灼術 改題改訂第2版
レーザーおよび高周波焼灼術

定価（本体12,000円＋税）
2011年 7月10日　第1版
2016年 3月 1日　第2版
著　者　　広川 雅之
発行者　　梅澤 俊彦
発行所　　日本医事新報社　www.jmedj.co.jp
　　　　　〒101-8718　東京都千代田区神田駿河台2-9
　　　　　電話（販売）03-3292-1555　（編集）03-3292-1557
　　　　　振替口座　00100-3-25171
印　刷　　ラン印刷社

© Masayuki Hirokawa 2016 Printed in Japan
ISBN978-4-7849-6201-3　C3047　¥12000E

・本書の複製権・翻訳権・上映権・譲渡権・公衆送信権（送信可能化権を含む）は
　（株）日本医事新報社が保有します。

JCOPY ＜（社）出版者著作権管理機構 委託出版物＞

本書の無断複写は著作権法上での例外を除き禁じられています。複写される場合は，
そのつど事前に，（社）出版者著作権管理機構（電話 03-3513-6969，FAX 03-3513-6979，
e-mail:info@jcopy.or.jp）の許諾を得てください。